ENFERMEDADES CRONICAS

N. GHATAK

Traducido al Español por
Martha Taylor De Zorrilla

B. Jain Publishers (P) Ltd.
An ISO 9001 : 2000 Certified Company
USA — EUROPE — INDIA

ENFERMEDADES CRONICAS

Edición en Español por: 1998
4 Impresión: 2012

Este libro se vende sujeto a la condicion de que for ningún motivo sea prestado, re-vendido, alquilado a cuaquier otra circumstancia, sin el permisso del editor

Traducido al Español por
Martha Taylor De Zorrilla
Homeópatas Hahnemann, A.C.
Guadalajara, México

© Todos los derechos reservados con el editor

Publicado por Kuldeep Jain Por

B. JAIN PUBLISHERS (P) LTD.
1921/10, Chuna Mandi, Paharganj, New Delhi 110 055 (INDIA)
Tel.: +91-11-4567 1000   Fax: +91-11-4567 1010
Email: info@bjain.com   Website: www.bjain.com

Impreso en la India por
J.J. Offset Printers

ISBN: 978-81-319-1839-5

ENFERMEDADES CRONICAS

N. GHATAK

PREFACIO

Si alguien nos preguntara el motivo por el cual, lo que hoy es la Escuela Médica Homeopática Argentina, se ha mantenido inmune a la contaminación organicista que, en forma prácticamente universal, ha distorsionado hasta tornar irreconocible a la verdadera imagen de la Homeopatía, no vacilaríamos en señalar, como tal, a la feliz conjunción de dos factores. El primero, la formación, allá por los años treinta, de un pequeño núcleo no solo de inteligencias privilegiadas, lo que no hubiera sido poco, sino fundamentalmente, de finas intuiciones y sensibilidades pulidas: Armando J. Grosso, Carlos M. Fisch, Tomás Pascual Paschero y Jorge Masi Elizalde, nuestro Maestro. El segundo, que hayan dispuesto, tempranamente, para culminar su apasionada adhesión a la exégesis hahnemanniana de James Tyler Kent, de una de las obras más perfectas y menos conocidas de la literatura Homeopática: Enfermedades Crónicas. Su Causa y Curación, de N. Ghatak.

No sabemos con certeza cómo llegó a sus manos. Sí, en cambio, recordamos muy bien lo terminante del tono utilizado por nuestro Maestro para señalárnosla como la depositaria de la última clave para la compresnión definitiva del Arte.

Debemos confesar que, sus primeras lecturas, defraudaron algo nuestras expectativas. Parecía ser, *simplemente, una versión algo más explícita, algo más refinada, algo más precisa en señalar la prescripción miasmática como desideratum de la terapéutica homeopática, una variante, diríamos incluso, de la* Filosofía de Kent. *Nos equivocábamos como lo hiciera, hace poco tiempo cuando se la hiciéramos conocer, un eminente homeópata mexicano interesado en los miasmas, quien, tras de lo que suponemos superficial ojeada, nos dijera: "No agrega nada nuevo." Y, sin embargo, tal como lo querían nuestros maestros, esta pequeña obra descorre el velo para la cabal comprensión del significado de la Doctrina de los Miasmas Crónicos.*

Sabemos que en su Filosofía, *Kent esclarece la Psora al identificarla con la susceptibilidad al desorden exterior adquirida como consecuencia del propio interno desorden por el mal pensamiento, por el deseo morboso, por la disconformidad, en fin, con la Ley Natural.*

"Mientras el hombre continuaba pensando lo que era verdad y mantenía aquello que era bueno para su vecino, lo que era de derecho y además justo, quedó sobre la tierra libre de la susceptibilidad a la enfermedad porque tal era el estado en el que fué creado."

Preciso concepto que nos explica claramente lo que tanto nos desconcertara en Hahnemann: que señalara a la Psora como base de afecciones de actitud lesional opuesta, destructivas unas e hipertróficas las otras. Es que, como vemos, la Psora no tiene una actitud lesional. Es lo previo a las mismas. Ni inhibición, ni destrucción, ni hipertrofia, ni perversión. Eso vendrá después, con la acción.

"No es debido a las acciones de su cuerpo, como lo encontramos en la sífilis y la sycosis...", "... es un estado de susceptibilidad a las enfermedades que proviene de desear el mal, de pensar en lo que es falso..."

Es la única y verdadera enfermedad, como enfáticamente remarca Ghatak.

Pero, como contrapartida a tan exacta definición de la Psora, Kent nos deja a oscuras sobre los otros dos miasmas, salvo su condición de resultantes de la acción que sigue al pensamiento, al deseo morboso, e, incluso, permite que subsista el equívoco de su adquisición por la supresión de las respectivas infecciones.

En este aspecto, Ghatak, lo complementa y lo supera. Aunque repitiendo el concepto infeccioso, quizá mecánicamente, lo desvirtúa por comopleto con razonamientos imipecables.

"Pensamientos perversos primero, luego acciones perversas y nunca acciones perversas antes que pensamientos perversos. Es la mente la que moldea al cuerpo. El cuerpo, es en realidad, una manifestación concreta de la mente. Así como es la mente es el cuerpo."

Quien tal sostiene, mal puede atribuír la causa primera de la enfermedad a ninguna infección suprimida; por más que sus estigmas somáticos se hagan evidentes después de la misma cosa, que en última instancia, e interpretándolos a la luz de todos sus restantes pensamientos, es lo que en realidad, pretenden decirnos tanto Ghatak como Kent.

Y continúa Ghatak puntualizando conceptos sobre la Psora como armónica secuencia del pensamiento kentiano:

"La mente psórica es inquieta. Nunca está tranquila, nunca satisfecha con nada. Esta inquietud mental se manifiesta, además, en su sentimiento y en su voluntad."

"Es quizá necesario anotar que este estado de inquietud mental, trae agudeza en la inteligencia, porque la inquietud mental significa sensibilidad y la sensibilidad es el poder de entender las cosas fácilmente..."

"La Psora es supersensible." "Esta agudeza de sentir la Psora está en relación con su mente."

"El sistema que no es anteriormente psórico no puede recibir a la sífilis o a la sycosis porque, éstas se originan en la acción mala y perversa, tal como la Psora es el pensamiento malo y perverso. Las acciones sobrevienen luego del pensamiento."

Hasta aquí, Ghatak nos impide, con su lúcida exposición, mantener la más mínima duda sobre la Psora, pero, siendo los otros dos miasmas tan deametralmente opuestos en sus características lesionales, ¿no deberían admitir igual diferencia en la esencia de su acción inicial? La disconformidad, la insatisfacción psórica, llevan a la mala acción, pero ¿en dónde radica la causa del distinto sentido lesional de cada uno de los miasmas llamados venéreos? Siguiendo a Kent y a Ghatak, el cuerpo, su forma o su lesión, son concretados por la mente; en consecuencia, inferimos que debe de haber una cierta "especificidad" en el pensamiento determinante de la acción con consecuencias sifilíticas o sycóticas. Pero Kent, nada nos dice sobre el particular. ¿Será Ghatak el encargado de echar luz sobre el tema? Sigámoslo hasta sus últimos capítulos y allí, en apretada síntesis que maravilla, alcanzaremos la culminación explicatoria que anhelábamos.

"La Psora hace a la mente sobreactiva, la Sycosis mal activa y la Sífilis inactiva. La Psora es rápida, la Sycosis mala y la Sífilis lenta. El Psórico es inteligente, el Sycótico dañino, y el Sifilítico idiota."

"... la mentalidad de la Sycosis es suspicaz, dañina, vil, egoísta y olvidadiza." "De las tres funciones de la mente, afecto, inteligencia y memoria, el efecto de la Sycosis es más prominente en el afecto y la memoria."

Y, respecto a la Sífilis: *"... ataca e implanta su daño característico (la destrucción) en la parte más fina de la víctima, en su mente."* Y se extiende en la descripción de los resultados, poniendo el acento en la progresiva destrucción de los afectos, de los instintos, comenzando por el de la conservación.

¡Qué perfecta coherencia! Susceptibilidad, irritabilidad, hipersensibilidad al medio causada por el voluntario apartarse del plan armonioso del Creador. Sufrimiento puro. Y, después, la necesidad de reaccionar, de adaptarse lo mejor posible al desorden y entonces, la acción. Acción que lo aparte del sufrimiento, la huída, la negación de la vida: la Sífilis destructiva y catatónica. Acción que lo eleve por encima de lo que lo hace sufrir, no importa que, ni quién, sacrifique para conseguirlo: la Sycosis autoendiosada y paranoide.

Nos hemos extendido, muy especialmente, en el aporte de Ghatak al conocimiento miasmático porque, ésta cuidada traducción, producto del esfuerzo y la pasión médica de nuestra distinguida discípula, Dra. María Clara Bandoel, aparece en el momento exacto para salir al cruce de interpretaciones sobre el tema, muy en auge en la actualidad, quizá por el atractivo que siempre han ofrecido, a las mentes formadas en la medicina académica, las explicaciones basadas en el organicismo. Dichas teorías nos alarman bastante, ya que al empeñarse sus autores en encontrar los miasmas exclusivamente en las actitudes lesionales de la célula, olvidan lo previo a la lesión, la susceptibilidad, la irritabilidad, la inquietud funcional de la célula, que todavía no tiene una actitud definida ni persistente y nos muestra un constante alternar de hiper e hipofunción. Al olvidar esta etapa previa en la que reconocemos la clara imágen de la Psora, se ven obligados a una serie de artificios disquisitivos para poder ubicar tres actitudes distintas en donde sólo hay dos. Es así que separan, como diferentes, la inhibición de la destrucción, a todas luces simples degradaciones de la misma cosa, para otorgarla salomónicamente, la mitad inicial (inhibición) a la Psora, a la que por lo menos, le respetan la jerarquía de *primer miasma, dejando el resto (destrucción manifiesta) para la Sífilis. Consiguen así, disfrazar de Psórico a un Sifilítico en sus comienzos, con evidente y grave riesgo para el diagnóstico terapéutico. Creemos, o mejor dicho, queremos creer que la meditación de estas páginas aparte de tamaño error, si no a ellos, a quienes confiadamente los siguen.*

No seríamos justos para con esta magnífica obra, si no destacáramos los demás temas tratados en la misma con igual maestría que lo referente a los miasmas.

En primer lugar, debemos de poner de relieve el capítulo destinado a la supresión. *En él, Ghatak especifica, como ningún otro autor, las posibilidades de suprimir con medicamentos homeopáticos, cosa de la que han dado en descreer numerosos "homeópatas" modernos. No es en esto original, pero sí más explícito. En efecto, ya Hahnemann en sus* Enfermedades Crónicas *nos alerta sobre la posibilidad de que nuetros medicamentos actúen en forma "enantiopática", es decir, supresiva. Igualmente, Kent, al describir la duodécima observación pronóstica, obviamente después de la administración de un medicamento homeopático, lo señala claramente. Sin embargo, hay oídos que necesitan voces mucho más fuertes para oír. Las encontrarán en estas páginas: "Puede haber una tan mala supresión por medicinas homeopáticas tal como por los métodos descritos antes..."*

No menos importante es subrayar la peculiar inistencia del autor en alertar contra la repetición de la dósis una vez provocada una reacción en el paciente. Lo decimos porque, aunque parezca inverosímil, numerosos médicos que gustan denominarse homeópatas, han encontrado solución a su ansiedad y básico descreimiento, administrando diariamente de las primeras a las más altas potencias sin suspenderlas ante la aparición de respuesta.

Por supuesto que también hay ingenieros a los que se les derrumban los puentes....

Nos resulta especialmente grato dirigir la atención del lector sobre el capítulo "Indicaciones al paciente durante el curso del tratamiento", en él, Ghatak pone en su lugar a quienes, más que médicos, parecen viejecillas aprehensivas por la forma en que aplastan al paciente con toda suerte de prohibiciones y tabúes, innecesarios las más de las veces: " Deben darse tales indicaciones, por lo tanto, sólo cuando es realmente necesario para ayudar al proceso de curación y no desconcertar al pobre paciente con todas clases de instrucciones necias acerca de esto y aquello. Nosotros vemos algunos médicos que, directamente, suprimen el hábito de fumar durante el curso del tratamiento y yo temo que esto es ir muy lejos. "El médico debe prescribir estas indicaciones con sumo cuidado y consideración y también ver si con eso, la libertad del paciente es innecesariamente interferida."

Pero donde indiscutiblemente mayor provecho encontraremos, es en los capítulos dedicados a la prescripción miasmática. Un breve comentario al respecto nos parece necesario. Muchos de nuestros discípulos inducidos por nosotros al estudio de los miasmas y a la prescripción correspondiente, han generalizado demasiado el concepto y prescriben "para el miasma en actividad", "para el último miasma en aparecer", sin tener en cuenta la real latencia o la parcial subsistencia de los otros; derivando así a una toma parcial del caso, fuente de peligrosas supresiones. La cuidadosa y meditada lectura de Ghatak los volverá al buen sendero. "... y los otros dos miasmas están en el fondo en ese momento..." Al respecto; debemos tener bien en cuenta lo que bien podríamos llamar "el argumento" de la enfermedad. La misma, en resumidas cuentas, es la forma individual de vivir la angustia existencial (Psora) y los mecanismos arbitrados para *aplacarla (Sífilis o Sycosis). Ahora bien, dichos mecanismos pueden cumplir su objetivo en forma casi perfecta o muy a medias. La resultante será el silencio casi total de la sintomatología psórica o su permanencia, más o menos completa, a la par de los síntomas del miasma venéreo actuante. En el primer caso, es obvio que el síndrome mínimo de valor máximo será construído solamente con los síntomas del miasma actual. Pero, en el segundo, la primera prescripción deberá basarse en ambas sintomatologías.*

No podemos terminar este ya extenso prólogo, producto del profundo encanto intelectual que nos provoca comentar al gran Maestro hindú, sin hacer una clara advertencia que deberíamos poner de acápite en todas las reediciones de Hahnemann, Kent, Ghatak y todos los grandes homeópatas de otrora. Por más grande veneración que les profesemos, debemos evitar la pérdida de la objetividad crítica. No debemos olvidar que a su obra, a sus interpretaciones, se han ido agregando años y años de práctica homeopática que poco a poco, han permitido seguir puliendo y perfeccionando y, ¿por qué no?, rectificando en algunos casos sus opiniones. Así, Kent perfecciona a Hahnemann y Ghatak a Kent. De no haberse atrevido estos últimos a disentir parcialmente con su preclaro antecesor, todavía pensaríamos que la Psora se adquiere por intermedio del Sarcoptes scabiei. *O que las patogenesias son una intoxicación obligatoria y no la suscitación de la idiosincracia del experimentador. El Arte estriba en saber captar la coherente esencia de la Doctrina y en base a ella, atreverse a desechar las interpretaciones en desarmonía con sus grandes lineamientos, los haya sostenido quien los hubiere sostenido. Un ejemplo para justificar nuestra aparente irreverencia: ¿no serían erróneas las conclusiones a las que arribaría Hahnemann sobre un caso de Lachesis que se hubiera visto obligado a tratar con medicamentos parcialmente similares al caso en la honesta ignorancia de que un día existiría Lachesis?*

Leales a este criterio, debemos confesar al lector que consideramos parcialmente erróneas las afirmaciones de Ghatak sobre la elección de potencia, totalmente equivocado el criterio de "medicamento de acción más profunda" y que disentimos en gran númnero de las interpretaciones de los casos presentados al final de la obra. Igualmente nos resulta un imperativo de conciencia señalar que no creemos en la existencia de medicamentos anti-psóricos, anti-sycóticos, anti-sifilíticos ni apsóricos. Todos son trimiasmáticos, todos de igual profundidad de acción frente a su paciente simillimum y fundamentalmente, a ninguno le impide actuar ninguna otra cosa que no sea el haber sido antidotados en el momento de su ingestión o su mala selección para el estado actual del caso.

Prometeríamos tratar a fondo estas disensiones en una utópica obrita titulada "Comentarios a Ghatak" si no fuéramos tristemente conscientes de nuestra proverbial abulia. Pero dejamos abierta la remota posibilidad...

LA CAUSA DE LA ENFERMEDAD

Algunos están siempre tan ocupados en averiguar las causas de las diferentes enfermedades que difícilmente encuentran tiempo para ver lo más importante de su quehacer como médicos - aquello llamado "curar". Para los verdaderos homeópatas sin embargo, esto es en grado sumo malgasto de tiempo y energía y hasta cierto punto lleva a seguir un sendero errado, perdiendo la vista de la "verdad". Varias opiniones fueron expresadas respecto a la causa y origen de la malaria. Algunos dicen que gérmenes de la malaria se producen en pantanos, charcos y zanjas y una especie de mosquito los acarrean hasta el ser humano, mientras otros han discernido además otras causas a través de costosas y laboriosas investigaciones. El método alopático de tratamiento es un método de tratamiento por los contrarios, de tal modo, esta búsqueda de averiguar la causa de una enfermedad particular es necesaria para los alópatas. Pero para uno que entiende Homeopatía y se ha compenetrado realmente de su espíritu, esta causa de enfermedad no es exterior al paciente y lo llamado circunstancias externas, que inmediatamente preceden a la enfermedad y es vista como la causa, es realmente sólo una causa excitante.

(Las lesiones mecánicas por ej., quemaduras, la caída desde un árbol, o un corte en la cadera, no son enfermedades propiamente dichas, ya que ellas no implican algún desorden en el normal proceso, por lo que están fuera de nuestras consideraciones aquí).

La verdadera causa de la enfermedad está en el paciente mismo. Hay algunos en las zonas maláricas que están exentos de infección y la causa de esto podría ser investigada.

El verdadero homeópata conoce que Gelsemium curará un caso de fiebre si los síntomas particulares del caso son similares a los síntomas particulares del medicamento, no importando si la fiebre ha sido causada o no por la malaria. Pero el médico alópata tiene que conocer si la fiebre ha sido causada por la malaria, así en ese caso y sólo en ese caso puede él prescribir Quinina para matar los gérmenes.

Ud. es un homeópata y no ganará nada con el conocimiento de si la fiebre es malaria o no, y no puede dar otro medicamento que Gelsemium cuando es Gelsemium solo el que corresponde al caso.

Su tarea es sólo estudiar la materia médica de la droga y ajustar la droga al paciente. Su tratamiento no se basa en la causa (excitante) y Ud. no tiene que matar al gérmen. Por supuesto, hay que admitir que tiene que tener algún conocimiento de las causas externas existentes, las cuales tienen que ser evitadas para una prevención de la enfermedad, pero no para ser tratada. Hay otros peligros por cierto, si como homeópata no toma en cuenta la *causa interna* y se inquieta por la causa excitante externa solamente. Suponga que un paciente Gelsemium que ha sido curado con Gelsemium, tiene una recaída luego de un corto tiempo; o suponga que un paciente Gelsemium no está del todo curado con Gelsemium; llegará enseguida a la conclusión de que para la fiebre no hay otra medicina que Quinina, que en Homeopatía no hay tratamiento para la fiebre y así en más.

Entonces estará en una posición de combatir la situación con la droga adecuada antipsórica, antisicótica o antisifilítica.

Si no tiene conocimiento de la causa interna de la enfermedad, y si no tiene la idea necesaria en cada caso, la prescripción homeopática no es posible.

Una medicina en base a la causa excitante puede ser necesaria a veces, por ejem.: el resfrío debido a nadar, diarrea debida a desvelos nocturnos, etc. Pero en estos casos, la causa excitante será uno de los síntomas del caso, y la totalidad de los síntomas y no un síntoma sólo, decidirá la selección del remedio. No es Homeopatía prescribir para las causas externas excitantes solamente.

Tres cosas son esencialmente necesarias para una verdadera prescripción homeopática:
1) La Ley de la similitud: "Similia Similibus Curantur".
2) La dósis mínima.
3) La aplicación de una sóla medicina (no mezclada) por vez.

Hay otras cosas además, pero estas tres son las más fundamentales.

LA CAUSA REAL DE LA ENFERMEDAD

Ahora, ¿cuál es la causa real de la enfermedad? Ésta es una cuestión que necesita ser discutida con cuidado. Samuel Hahnemann dijo que "Psora es la causa real de todas las enfermedades, que todas las enfermedades son sólo exacerbaciones de la "Psora" latente.

Nosotros raramente entendemos el real significado de la expresión "Psora". Algunos entienden esto como "sarna" o como alguna clase de enfermedad de la piel, pero no es así. Sarna o enfermedad de la piel no es "psora", aunque ambos son "efectos" de la Psora. La sarna y enfermedades de la piel son algunas de las manifestaciones de la "Psora". "Psora" es la *causa* y la sarna y las enfermedades de la piel, sus *efectos*.

Si usted tiene "sarna" esto dá a entender que tiene "Psora", - que Ud. es psórico, porque es imposible para alguien tener "sarna" sin "Psora"-. "Psora" es una condición del sistema que precede a la "sarna" y hace posible al sistema tenerla. De ese modo, la Psora está primero y la sarna luego, y será por lo tanto un error identificar Psora con sarna, esto llevaría a una confusión.

Pero, ¿qué es la "Psora"? ¿Cuál es su esencia? Esta es sólo *una condición del sistema que lo capacita para desarrollar enfermedades.* Pero ¿cómo sobrevino esta condición? Mientras el hombre vivió estrictamente de acuerdo con las leyes de Dios, mientras el hombre pensó, sintió y quiso de acuerdo a como debía hacerlo, como una creación de Dios, que es toda perfección, éste no estaba enfermo. Mas tan pronto como él se permitió desviarse y comenzó a consentir falsos pensamientos y falsos deseos y falsas proyecciones acerca de su prójimo, violando sus leyes y abusando del peculiar don de la libertad de la voluntad (de la cual él está dotado y la que le hace posible tanto pensar bien como pensar mal), hubo un "desorden en su mente". Y fué este desorden mental que llegó gradualmente a reflejarse en su cuerpo físico y esto fue la *aparición primaria de la Psora*. Es por este "desorden" (primero en la mente y luego reflejado en el cuerpo) que el hombre adquirió la susceptibilidad a enfermarse. No existió esta susceptibilidad mientras no existió el mal pensamiento porque él fué creado perfecto y él estuvo destinado a ser perfecto y fué su propio desatino que lo llevó al mal pensamiento y que produjo el "desorden". Permítannos poner en claro que el "desorden" al que se hace referencia era todavía un desorden en el "pensamiento". No había aún un desorden en la "acción" Pero este "desorden en el pensamiento", sólo hizo "el desorden de la acción", porque luego del "pensamiento" viene la "acción." La mente se volvió mala y la condición esencial y primaria de la mala acción creada.

La mala acción sobrevino y en su curso todas las enfermedades del hombre.

El mal pensamiento apareció y si nosotros pensamos cuidadosamente sobre el tema quizá entenderemos por qué ésta peculiar condición de la mente, la cual promueve el mal pensamiento, está siempre emparentada con una "picazón interna". Esta "picazón interna de la mente", por así decirlo, proporciona el primer requisito de todas las enfermedades humanas.

El mal pensamiento y la mala voluntad apareció primero, y éstos gradualmente forjaron algunos cambios en el cuerpo externo, porque el cuerpo externo está siempre en armonía con la mente interna. La "picazón" interna de la mente, por decirlo así, se manifiesta en la picazón externa, porque el cuerpo es sólo una reflexión externa de la mente. El desorden externo en correspondencia con el desorden interno es la manifestación de la Psora.

Es a través de esta vía que el hombre adquirió la susceptibilidad a enfermarse, que es como decir, que él adquirió la condición que lo hizo subordinado a la destrucción de la naturaleza externa (causas excitantes) y perdió todo el poder de resistirla.

Ya fué puesto en claro que el pensamiento perverso es casi un prurito interno, el prurito mental y la picazón externa del cuerpo sólo una manifestación del prurito mental. Como en realidad la primera aparición de la Psora en el cuerpo humano fué en la forma de una clase de prurito con exudación, quizá fué por eso que algunos tuvieron el error de identificarla con la "sarna" y pensaron que "Psora" significa "sarna". Pero no es así como se la explica.

La sarna es sólo la expresión activa de la Psora y no la propia Psora. Sólo que no puede haber sarna sin que hubiera antes Psora. En realidad, la sarna es una evidente indicación de la existencia de Psora. Si hay Psora debe haber picazón; no hay picazón en erupciones debidas al abuso de mercurio. Está quizá suficientemente claro ahora, qué se entiende exactamente por "Psora". Esta es una condición del cuerpo físico, inducida por el pensamiento perverso y es la causa primaria de todas las enfermedades del hombre. Esta es una condición adquirida, la cual es ahora inherente a la energía vital humana y la cual dá a esa energía, su tendencia a enfermarse.

Note por favor, que ésta "Psora" es trasmitida de generación en generación y gradualmente se desarrolla de modo más y más perjudicial.

Hay otras dos cosas (miasmas) detrás de la Psora que enferman al hombre, y ellas son Sycosis y Sífilis. Un detallado estudio de esto será hecho más adelante, pero es necesario decir ahora que ellas no pueden atacar el cuerpo humano y enfermar al hombre sin que la Psora esté antes.

El sistema que no es anteriormente psórico no puede recibir a la sífilis o sycosis, porque éstas se originan en la *acción* mala y perversa, tal como la Psora en el *pensamiento* malo y perverso. Las acciones siempre sobrevienen luego del pensamiento. Nosotros pensamos algo primero y luego actuamos de acuerdo a eso. El pensamiento perverso primero y la acción perversa después. El hombre pensó mal primero y luego actuó mal. Si no hubiera tenido malos pensamientos, la mala acción no hubiera sido posible para él. De este modo, el hombre debe tener Psora primero y luego Sífilis y Sicosis.

Esta Psora es en sí misma la causa de miles de enfermedades y cuando está unida a otros factores, ella continúa su proceso mortal por la más empedernida vía.

Las siguientes son algunas de las uniones de la Psora con otros factores.

1) El método de tratamiento alopático, que en vez de liberar al paciente de la mancha psórica y así erradicar la causa primera de una enfermedad particular, la cual al final, es sólo una temporaria erupción de la Psora como ya fué explicado, éste sólo la lleva hacia adentro por medio de fuertes drogas. Rápidamente, muy rápidamente alivia su aparición en algunos casos por la remoción externa de la sarna o el prurito, la manifestación externa de la Psora, por medio de aplicaciones externas de drogas, pero esto sólo da a la enfermedad un viraje hacia el interior y el resultado es que órganos internos son gradualmente afectados. Si un niño ha tenido sarna, la medicación externa puede por supuesto suprimirla rápidamente, pero no es la curación del niño el hecho que la sarna no sea visible. Las aplicaciones externas sólo llevan la enfermedad de la piel hacia algún otro órgano interno. Quizá, el sistema nervioso es atacado en este tiempo y una cefalea severa aparece.

El alópata dirá ahora seguramente: "La sarna ha sido curada, no hay trazas de ella. La cefalea es ahora una nueva enfermedad." Y él volverá a tratar esta "nueva" enfermedad y volverá a suprimir con el mismo modo empedernido. Quizá Opium o alguna otra cosa será dada y el paciente dejará de sentir dolor. Siendo sacada de la piel, la Psora se movilizó hacia el sistema nervioso y ahora removida del sistema nervioso, se establece en el corazón.

Así aparece una enfermedad tras otra con todas sus "novedades" y por supuesto, ninguna de ellas es nueva, todas ellas son sólo expresiones diferentes de la misma cosa "Psora". Y así es como estas "nuevas" enfermedades aparecen, sólo en relación con la supresión de la "Psora" con drogas inapropiadas, en vez de ser curadas y llevadas al exterior del sistema. Yo he curado miles de casos crónicos, casos inveterados que tenían una historia de enfermedades de piel suprimidas con medicamentos homeopáticos como Sulphur, Psorinum, Mezereum, Natrum mur., Sepia, etc.. prescritos de acuerdo a la ley de la similitud.

Allen, Kent, Farrington, tienen innumerables historias de tales curaciones, y cada verdadero homeópata tiene experiencias similares en el curso de su propia práctica.

Hay una evidente realidad, que todas las variadas enfermedades con todos sus eruditos nombres, son sólo frutos del árbol padre: "Psora". La clase de tratamiento supresivo descrito, en realidad no es tratamiento. Es sólo un método de supresión y transformación de una manifestación de la Psora en otra de un carácter más severo. Estas drogas no dinamizadas pueden hacer fácilmente a los casos curables en casos de difícil cura y aún incurables.

2) Psora unida a Sicosis y Sífilis, que entonces la hace más maligna y destructiva. Un homeópata correcto, puede curar radicalmente la Sífilis o. Sicosis (gonorrea) cuando éstas han sido adquiridas recientemente y cuando no están mezcladas y unidas a otras cosas. Pero si una inyección ha sido dada en el interín, la energía de la enfermedad toma el camino hacia el interior y entonces se une a la Psora y hace al sistema una fortaleza de variadas enfermedades.

Reumatismo, tuberculosis, etc. son el resultado de este tipo de conjunción de Psora, Sicosis y Sífilis.

3) La aplicación de drogas homeopáticas, de un botiquín homeopático y por un homeópata no necesariamente hace tratamiento homeopático, como la gente puede creer. El tratamiento para que sea homeopático, debe estar acorde a los tres principios fundamentales de 1) Similitud. 2) Dósis mínimas y 3) La aplicación de sólo una medicina por vez.

Si yo hago una selección de la medicina, ignorando lo relativo a estos tres principios, o uno o dos de ellos y prescribo Belladona para la cefalea, Aconitum para la fiebre, Arsenicum para el resfrío o si mezclo dos o tres medicamentos, o si prescribo dos o tres de ellos juntos al mismo tiempo o en forma alternada o si los uso en muy poca potencia, mi prescripción está lejos de ser homeopática y no trae una cura permanente, a lo sumo si alivia algunos síntomas del paciente.

Aconitum puede bajar la temperatura, pero esto no puede llamarse "curación", porque la reducción de la temperatura por el uso no homeopático de Aconitum (no de acuerdo a los principios descritos), sólo deprime al corazón, con la consecuente disminución de la irrigación de la periferia y muestra una bajada en la temperatura.

Pero esta subsecuente reacción resultará peligrosa. Todo homeópata bien informado, sabe qué peligroso es el uso no homeopático (no siguiendo el principio de similitud) de Veratrum Viride en la neumonía.

Hay algunos llamados homeópatas que alternan dos o tres medicinas por vez y hay otros también que usan sólo las potencias como 1x, 2x, 3x. Este tipo de tratamiento homeopático no puede nunca *curar* al paciente y esta no es una vía superior al tratmiento alopático ya que sólo *suprime* la enfermedad. El homeópata que prescribe repetidas dósis de Ceanothus en T:M: o en 1x por meses, tan pronto como encuentra el bazo agrandado, o quien recomienda Blatu Orientalis durante el tratamiento de un ataque de asma, no merece el honorable título de Homeópata.

Su tratamiento agrava la actividad de la Psora y la vuelve hacia adentro, en vez de llevarla a la superficie. Puede hacer la enfermedad incurable y él ha creado nuevas enfermedades por su falla, justo como el alópata. El es un homeópata fracasado.

Si de cualquier modo, Ud. objeta lo dicho y le falta establecer hechos y realidades de que la medicación alopática y el tipo de homeopatía descrito ya sólo suprime enfermedades y crea nuevas en su lugar, si Ud. objeta el muy razonable hecho de que la "psora" es la causa primera de todas las enfermedades, yo puedo extender mis argumentos después. Tengo la esperanza de aclarar esta materia en lo más profundo. Si el tratamiento de un paciente en particular es llevado en la correcta línea homeopática, los siguientes hechos aparecerán:

a) Ud. toma la historia y síntomas de un paciente y encuentra que los síntomas presentes datan de 4 o 5 años atrás. Suponga que él ha tenido una ligera fiebre a la tarde todos los días, hay tos, alguna quemazón, un escalofrío interno, pérdida de apetito y diarrea. Suponga que este paciente solía tener ataques de fiebre intermitente anteriormente y que fué tratado con Quinina, etc. y que previo a esta fiebre intermitente, ha tenido un eczema en sus pies y que éste fué removido por algún ungüento. Suponga que antes de calmarse esto, él ha tenido otro tipo de enfermedad en la piel sobre todo su cuerpo la cual tenía una exudación sanguinolenta y tenía picazón y ardor intolerable a la noche en la cama.

Luego de estudiar el caso cuidadosamente, Ud. encuentra que él prefiere el calor y no tolera el frío, que no tolera la leche y que está malhumorado. Por estos síntomas constitucionales Ud. le dá Arsenicum Album en la potencia C.M. y luego de dos o tres meses, Ud. verá que la totalidad de los síntomas presentes del caso desaparecieron, pero el paciente vendrá y dirá: "la vieja fiebre intermitente que solía tener dos o tres años atrás ha reaparecido. Ud. abre la historia ahora y encuentra que el paciente tiene actualmente la fiebre intermitente de los dos o tres años anteriores.

Ahora, Ud. tiene que entender que ésta reaparición de un síntoma antiguo es una indicación favorable. Si ahora espera cuidadosamente y deja actuar su medicina sin otro medicamento en el interín, verá ciertamente que todos los síntomas antiguos no han sido "curados", sólo "suprimidos" por el tratamiento alopático y que gradualmente reaparecerán en el orden inverso y serán curados. Al final de todo, aparecerá la primera manifestación de "Psora" en la forma de prurito seco y desaparecerá por sí sola.

Su paciente estará "curado" y "curado radicalmente."

Con este modo de aparición gradual de los síntomas antiguos, en el orden inverso a su comienzo y su gradual y automoática desaparición uno tras otro hasta la expresión final de la imagen primaria de la "Psora", la cual ha sido suprimida y era la causa de todas las enfermedades, no tendrá duda que ahora ha sido aniquilada. El médico alópata dá a esta "Psora" nombres diferentes, en sus estados diferentes de expresión, primero sarna, luego eczema, luego fiebre intermitente y al final tuberculosis a la presente condición del paciente.

En realidad, estas condiciones diferentes del paciente son todas, manifestaciones de una misma cosa: "Psora".

b) Bastante seguuido, verá que los síntomas del paciente desaparecen por un tiempo bajo su tratamiento, pero ellos reaparecen pronto y que el paciente no es curado "permanentemente." En tales casos, deberá darle una medicina homeopática antipsórica, seleccionada por la similitud de los síntomas y hasta que no haga eso, el paciente nunca curará permanentemente.

Esto muestra claramente que era la "psora" que estaba obstaculizando el proceso de curación.

CAPITULO 111

LA ENFERMEDAD Y EL PACIENTE

Todos los otros métodos de tratamiento que no sean Homeopatía, tratan la "enfermedad" parcitular, no importándole cual puede ser la condición del paciente.

Si uno ha tenido neumonía, entonces el tratamiento será el mismo que el de otro caso de neumonía. Puede haber sólo alguna diferencia en la dósis en relación a la diferente edad de ambos y eso es todo. Si el "nombre de la enfermedad" es enseguida acertado, no hay dificultad.

Hay un método definido para el tratamiento de esa "enfermedad" y este método será rígidamente seguido. Si de los dos pacientes con neumonía, uno es incapaz de tolerar antiflogísticos calientes debido a una inherente sensación de quemazón en el cuerpo y el otro encuentra alivio con las aplicaciones de cataplasmas calientes en relación a su sensación de escalofríos y ambos son tratados por el mismo médico, entonces él prescribirá cataplasmas calientes para los dos. Porque él dogmáticamente afirmará que la mucosidad resistente de los pulmones no puede aflojarse, excepto con estas cataplasmas.

Fíjese aquí: uno de los pacientes tiene deseos de calor, mientras que el otro, deseos de fresco, pero ésta "diferencia entre los pacientes" no hace diferente el plan de su tratamiento, porque ambos tienen la misma enfermedad: neumonía y su tarea es curar la neumonía. Lejos está de hacer alguna diferencia en el plan de tratamiento a seguir en dos casos diferentes en su naturaleza y dirá: "aunque el paciente no quiera aplicaciones calientes, éstas deben ser aplicadas."

Suponga que hay tres pacientes que tienen fiebre intermitente: Uno tiene los paroxismos entre las 9 y 10 de la mañana, con escalofríos y sed violenta durante la fiebre y cefalea severa; el otro tiene el ataque a las 15 o 16 horas, con quemazón en las manos y pies, sin sed; mientras que en el tercero, el comienzo es al anochecer; la fiebre sigue durante toda la noche con inquietud y sed de pequeños, pero frecuentes sorbos. En los tres casos, todos los otros caminos que no sean Homeopatía, tendrán una posición a tomar en el tratamiento. Tan pronto como se haga el correcto diagnóstico de "fiebre", la Alopatía introducirá Quinina en los tres casos.

Es absolutamente innecesario ver las peculiaridades individuales de los diferentes casos porque la "fiebre" es el objeto del tratamiento.

Pueden multiplicarse los ejemplos que muestran que la "enfermedad" es el único objeto que debe ser removido y ellos no tendrán inquietud acerca de la curación del "paciente". Si un médico de esta clase es incapaz de encontrar cuál es la "enfermedad", es el acabose para él. Él enseguida dirá "el diagnóstico es absolutamente necesario para el tratamiento del caso: ¿cómo puede haber un tratamiento razonable, por cierto, hasta que la "enfermedad sea diagnosticada"? Esto sería como tirar piedras en la obscuridad y esto, por supuesto, no es científico." Algunos médicos más serán llamados enseguida para este estado y se harán los esfuerzos posibles para acertar el "nombre de la enfermedad" Si de alguna manera se tiene el infortunio que los médicos llamados no concuerden, hay un peligro por delante si la enfermedad no es diagnosticada, aunque todos los médicos fuercen sus cerebros al extremo, porque el paciente quizá marche rápido a su sepultura.

Yo recuerdo un caso. En septiembre de 1916 debía estar en un lugar (Barabazar, Mt. Manbhun) para actuar como ábrbitro en un juicio civil de un Baber Chandi Charan Modak. El pobre tenía un gran problema. Un niño suyo de 8 años estaba en las puertas de la muerte. Tenía alta temperatura, 50 a 60 deposiciones fétidas, sed, inquietud, etc. y los varios médicos que lo atendían no eran capaces de acertar para su satisfacción cuál era la real "enfermedad", si la diarrea era la causa de la fiebre o la fiebre la causa de la diarrea. Y mientras esto no se decidía, no administraban ninguna medicina en tanto que el estado del paciente se volvía desesperado. En el interín fuí introducido por un compañero como médico homeópata y fué posible su curación con unas cuantas dósis de Arsenicum 30. Todos los médicos, excepto los homeópatas, están ansiosos por hacer el diagnóstico de la "enfermedad", porque con su método no pueden tratar hasta que la "enfermedad" es diagnosticada.

Pero este no es el caso de los homeópatas. Para éstos, está el "paciente" y eso es todo. Ellos tienen la humildad de admitir que nunca es posible conocer la "enfermedad", el conocimiento humano jamás llegará tan lejos. Los homeópatas pueden sólo entender por un estudio de los síntomas físicos y mentales que si el hombre no está en condiciones normales, (o que no tendría que tener estos síntomas), que él está enfermo; y ellos intentarán volver al hombre a su condición normal de salud y esto significa la curación del paciente.

No es quizás tan fácil de entender lo dicho y es por lo tanto necesario explayarse más extensamente. Permítanme dar algunos ejemplos primero para dilucidar los fundamentos luego.

Un hombre llega al consultorio y dice: "Dr. yo he sufrido de constipación en los últimos 8 a 9 años. He consultado a varios médicos y ellos me han indicado que tomara algunos purgantes ocasionalmente y también me dijeron que mi hígado falla. Pero algunos examinaron mi hígado y no encontraron nada anormal en él."

Lo siguiente muestra que el hombre no tenía "enfermedad" todavía. Si luego de algún tiempo ellos encuentran el hígado agrandado, entonces dirán: "Oh sí, Ud. tiene una hipertrofia hepática."

Mientras el "paciente" experimenta sólo "algunos inconvenientes y malestares", ellos no pueden admitir la existencia de alguna "enfermedad", pero tan pronto como aparece alguna anormalidad "orgánica" que puede ser sentida con sus manos, tocada con sus dedos o acertada con sus instrumentos científicos, alguna enfermedad es encontrada.

Si una mujer sufre de un dolor en su abdómen inferior por varios meses sin la formación de un tumor, aún no hay "enfermedad" con eso; y quizá sólo un purgante es prescrito. Pero tan pronto como el tumor es palpado, ellos dirán: "¡Oh! Ud. había tenido un tumor y tiene que ser removido por medio de una operación."

De nuevo suponga que un hombre ha alcanzado tal estado de susceptibilidad al frío que no tolera la mínima exposición al mismo. El frío más ligero le acarrea una tos y el médico alópata dirá: "¡No es nada! sólo tenga cuidado de evitar las exposiciones. "Por qué este hombre toma frío fácilmente y por qué otro en las mismas circunstancias no, son factores que ellos nunca investigan. Cuando quizá a los 30 o 32 años el hombre ha alcanzado una condición crítica, el médico le dirá "Ud. había tenido tisis, es incurable". Evite el frío y tome aceite de hígado de bacalao", etc., etc.

Con los ejemplos citados, está suficientemente claro que éstos médicos dan un nombre" a la enfermedad sólo cuando pueden percibirla con sus sentidos, palpar alguna anormalidad física, y luego de dar a la "enfermedad" un nombre, el cual es "diagnóstico", ellos usan los medicamentos que han sido usados previamente por otros médicos en esta enfermedad.

Si Ud. es un homéopata, si es un "verdadero" homeópata, por supuesto sabe que el hombre que actualmente está moribundo de tisis, ha estado enfermo mucho tiempo atrás y no en el momento que el médico percibió alguna anormalidad palpable en su sistema físico. Él ha estado enfermo sin duda, cuando él se resfriaba fácilmente y quizá antes de esto. Si hubiera podido ser curado entonces, él no estaría moribundo ahora.

Alguien a quien se le diagnostica un tumor actual debe haberlo desarrollado mucho tiempo atrás y debería haber sido tratado entonces. Si el paciente hubiera sido devuelto a su condición normal de salud, su energía vital hubiera hecho desempeñar sus funciones normalmente y reemplazado las fallas del sistema, pero como esto no pasó, ha desempeñado sus funciones en forma anormal y en lugar de una formación normal de tejidos, ha formado anormalidades tales como un tumor.

Es por lo tanto, que lo que es "diagnosticado como enfermedad hoy en día, no es realmente enfermedad, pero sí sus efectos." Cuando las funciones se desarrollan anormalmente y de ellas resultan varias cosas que los alópatas pueden percibir con sus sentidos, ellos llaman a eso "enfermedad" y llega a su comprensión sólo aquello que viene mucho después como "efecto" de la enfermedad, la cual ha comenzado su curso mucho antes. Por qué un hombre desarrolla estos cambios anormales en su cuerpo mientras que otros no, es un tema que jamás llama la atención. Si de cualquier modo Ud. es un verdadero homeópata, entonces debe entender que por una "enfermedad" particular, "todo el hombre" está enfermo y no que una parte de su cuerpo está enferma. Esto es sólo así, de tal modo que cuando el hombre está enfermo, su enfermedad es "expresada" en un órgano particular, tal como el hígado, corazón, riñones y es en realidad que el hombre estaba enfermo mucho antes que estas expresiones de enfermedad sobrevinieran. Y si Ud. lo hubiera curado entonces, no hubiera habido ninguna expresión de anormalidad en su cuerpo físico, tal como es percibido por los sentidos físicos y "diagnosticado" como "enfermedad."

Al respecto, debemos entender que es el "paciente", el "hombre enfermo", que debe ser tratado y no la enfermedad, porque la así llamada enfermedad, no lo es realmente, es sólo la expresión de ella. Si nosotros podemos tratar al hombre enfermo y volverlo a la salud como fué dicho y hacer ejercer las funciones y los procesos vitales normales, las así llamadas enfermedades - que sólo son expresiones y efectos de la enfermedad real y que son sólo objeto de tratamiento y remoción por el alópata y otros sistemas de medicina, - desaparecerán automáticamente. Porque cuando sea capaz de ejercer las funciones y procesos vitales en forma normal, el hombre no estará mucho tiempo más enfermo como para desarrollar anormalidades en ninguna dirección.

Pero, ¿quién está enfermo? Si nosotros estamos para tratar la enfermedad, debemos entender claramente quién es el que está enfermo: de otro modo no nos sería posible tratarlo. Hemos dicho ya, en realidad, que este "hombre" está enfermo y no su cuerpo, pero ¿quién es este "hombre"? ¿No es éste su cuerpo? No. Si el cuerpo fuera el hombre, entonces el cuerpo no podría ser del hombre.

De este modo, el cuerpo le corresponda al hombre, pero no es el hombre mismo. Decimos comúnmente: la mano del hombre, el hígado del hombre, la cabeza del hombre, el cuerpo del hombre. Ahora, el "hombre" no puede por lo tanto, ser la mano, la cabeza, el hígado, o todo el cuerpo tomado junto. Todas las partes diferentes del cuerpo y aún todo el cuerpo, "pertenecen al hombre, son propiedades del hombre, y de tal modo ellas son "diferentes del hombre y el hombre también, diferente de ellas."

Si yo digo: "yo me siento enfermo", significo que este "yo" que es diferente de mi cuerpo y que no es mi cuerpo, está enfermo. Como sucede a menudo, cuando un hombre entra a su consultorle y le dice: "Yo me siento enfermo", Ud. examina su cuerpo parte por parte, de todos los modos posibles y al final no encuentra nada anormal en él, nada en el bazo y corazón, nada en ninguna parte de su cuerpo. No obstante, el hombre se queja, él se siente enfermo.

¿Qué significa esto? ¿Está mintiendo? No. Es real que "él" está enfermo, pero su enfermedad no ha sido todavía "expresada en su cuerpo", en las diferentes partes del mismo, y si Ud. lo deja a él, estará enfermo así por algún tiempo, encontrará entonces que la enfermedad que durante un tiempo estaba confinada en "él" solamente, ha atravesado gradualmente su cuerpo físico y se ha comenzado a expresar en su hígado como un agrandamiento, en su corazón como una dilatación y así en más. Es por supuesto un error, un error criminal, suponer que este hombre no está enfermo. Si no está enfermo, ¿qué es eso de que no tiene un sueño profundo, qué es eso de que no tiene apetito, qué es eso de que está mal humorado, no encuentra placer en la compañía, y no tiene afecto por su familia y sus relaciones? ¿Por qué estas particularidades en él, las cuales no se encuentran en otros? Si penetramos profundamente en el problema, nosotros debemos encontrar que este hombre está realmente enfermo y que no está mintiendo: "él está enfermo en su interior, en el centro de sí mismo, sólo que ésta enfermedad no ha sido expresada taodavía en el cuerpo externo material." "La enfermedad ha comenzado en el interior, en el "centro" de su comienzo", en su "mente", en su "pensamiento", "sentimiento y voluntad", y esto gradualmente aparecerá en el cuerpo externo. "La enfermedad ha comenzado en el centro y ésta irá hacia la periferia - de la mente hacia el cuerpo - del espíritu a la materia." Porque la materia, el cuerpo es sólo una reflexión de la mente; lo "subjetivo de la mente" ha sido expresado en la "materialidad del cuerpo". Lo que yace en la mente como "pensamiento" es expresado en materia en el cuerpo. Compare aquí las notables líneas de Rabindranath: "el niño pregunta a su madre: ¿dónde me hiciste tú? La madre le responde: tú estabas latente en mi mente. Tú eres la manifestación concreta de mi voluntad."

El cuerpo es la creación de la mente. ¿Duda que esto sea verdad? ¿No ha encontrado Ud. diferencias en el cuerpo físico en correspondencia con las diferentes mentes? ¿No es un hecho que el cuerpo físico, la apariencia, expresiones, etc. de un santo son diferentes de las de un villano y asesino?

Ciertamente: y la explicación es que aquellos buenos pensamientos y nobles sentimientos de un santo, forman el cuerpo de una manera, dándoles belleza en todo él, mientras que los pensamientos y propensiones perversos del asesino lo forman de otra manera, haciéndolo repugnante y feroz. Si estudia al mundo en este aspecto, no tendrá la menor duda y se convencerá que es la mente la que crea el cuerpo y la forma, haciéndolo lo que es y no de otra manera.

"De este modo, es como la enfermedad: comienza primero en la mente, en el pensamiento, sentimiento y voluntad y es como luego es expresada en el cuerpo físico, hígado, bazo, riñones."

Es el pensamiento, sentimiento y voluntad que forma al cuerpo y sus partes diferentes, dándole la condición de enfermarse. La enfermedad, entonces, comienza en el interior y luego aparece en el exterior, del centro a la periferia, de la mente al cuerpo. "Si este es el curso de la enfermedad, entonces el curso de la curación también debe ser el mismo, es decir, del centro a la periferia, de la mente al cuerpo, porque si no se hace así, si se intenta la curación de la periferia al centro, del cuerpo a la mente, el efecto de la enfermedad habrá sido sólo removido y la causa, que está en el centro, en la mente, seguirá su trabajo y producirá los efectos en el exterior." Con remover los efectos, Ud. no remueve la causa. La destrucción del efecto, no es la destrucción de la causa.

Un tísico viene a Ud. y por un exámen encuentra alguna destrucción pulmonar y algunos bacilos tuberculosos, pero Ud. debe saber que la condición degenerativa pulmonar y los bacilos son sólo los efectos y la expresión de la enfermedad. Los bacilos son completamente inocuos. Si Ud. espera cuidadosamente, encontrará cuando ellos aparecen. Ellos aparecen cuando el pulmón ha degenerado en un cierto grado, que los microbios aparecen en una zona mutilada, estropeada. La caverna aparece primero y luego el microbio, sólo para alimentarse de la porción descompuesta y así al parar esta absorción, vuelve a destruírse el pulmón.

No es que las cavernas sean causadas por los microbios, o que los microbios tuvieran que estar antes que el proceso de cavernización comenzara, ya que no hay procedimiento bacteriológico que haya descubierto microbios en manchas pulmonares antes que se produjeran las cavernas. Los gérmenes tuberculosos aparecen después que se forman las cavernas en el tejido pulmonar y ellos vienen quizá para limpiar la masa cavernosa y liberar al pulmón de degeneraciones siguientes. Estos gérmenes no son por lo tanto el medio causal de la tuberculosis, la cual el hombre sufre. La causa de la tuberculosis está mucho más lejos; y si no tiene ojo para ver tan lejos, toma a este germen por la causa, este gérmen que encuentra enfrente suyo y el cual percibe con sus sentidos y entonces proyecta los modos de su destrucción. El caso de la tuberculosis o cualquier otra enfermedad es más sutil que esto; y Ud. lo puede ver sólo con el ojo de la razón."

Nosotros ahora entendimos que la enfermedad primero comienza en la mente y luego atraviesa las partes del cuerpo físico y que la curación debe por lo tanto comenzar en la mente y gradualmente aparecer en el cuerpo.

"Es la mente por lo tanto el comienzo de la enfermedad y también de la curación", y Samuel Hahnemann, el padre del verdadero arte de curar, ha advertido que para la selección de un medicamento a dar en un caso, de acuerdo a la totalidad sintomática, la mayor atención debe ser puesta en los síntomas mentales. El "yo" en la expresión "yo estoy enfermo" la cual nosotros decimos si queremos expresar nuestras enfermedades al médico, apunta a la mente, para nuestro propósito, ya que en realidad este "yo" está situado profundamente en nuestra mente. Pero nosotros no necesitamos ir más lejos que esto. Si por el "yo" nosotros podemos aprender a entender la mente y si nosotros ponemos especial atención en los síntomas mentales para seleccionar una medicina, nuestro objetivo estará realizado.

Hemos tenido en realidad alguna discusión reviendo la "enfermedad y su "diagnóstico", pero tenemos, sin embargo que aclarar estas cosas más adelante. Ud. es un homeópata y en su tarea de la "curación" del paciente, "la enfermedad" o el "nombre" de la enfermedad no tendrá uso. Ud. tiene que ver al paciente solamente y entenderlo cabalmente. Tome por ejemplo: hay cuatro pacientes que han venido a verlo. De acuerdo al diagnóstico alopático, uno tiene disentería, el segundo fiebre y dolor dentario, el tercero una diarrea severa y el cuarto fiebre tifoidea. Si todos estos cuatro pacientes tienen inquietud mental, sed inextinguible de pequeños sorbos y tomas frecuentes y deseos de calor, entonces Arsenicum será la medicina para los cuatro. Suponga ahora, por ejemplo, que los cuatro pacientes tienen cólera (como lo diagnostican los alópatas), y suponga que los síntomas en cada caso son diferentes; entonces uno puede requerir Arsenicum, otro Veratrum, el tercero Camphora y el cuarto Aconitum. Así, puede ver que sus prescripciones no se hacen en base al "nombre" de la enfermedad, sino en base a la "peculiaridad" del paciente; esta peculiaridad es la que marca la diferencia entre un paciente particular y otro.

Es por las "diferencias personales" de los distintos casos, que reclaman medicinas diferentes, aunque los cuatro pacientes puedan sufrir la misma "enfermedad" y por el contrario, es la "personal" similitud de los cuatro casos, que requieren la misma medicina, aunque la "enfermedad" puede ser diferente. Entonces, ve que no tiene nada que hacer con el nombre de la enfermedad; éste no le ayudará bajo ningún aspecto. No sólo que no lo ayuda, sino que a menudo interfiere con su prescripción, ya que el conocimiento del nombre de la enfermedad puede crear una parcialidad en Ud. y en vez de dar primacía en la elección sólo a lo particular del medicamento, aparecerán una cantidad de medicamentos que han sido usados en esa enfermedad particular. El "paciente" es por lo tanto, todo lo que tiene que considerar. Estúdielo a él cuidadosamente y escriba en el libro de su memoria que "trata al paciente, al hombre enfermo y no a la enfermedad."

Para un homeópata, esta es una máxima que no puede pasar por alto.

No es poco usual que encontremos gente en una zona palúdica, a veces durante una epidemia, la cual no está toda atacada de malaria y por el contrario, hay gente que nunca ha estado libre de la misma a pesar de todo tratamiento posible. Nosotros decimos que el paludismo es algo peligroso. Esto es encontrar faltas en los objetos externos solamente y nunca esforzarse por explicar lo relativo a estas diferencias. Por qué uno no se enferma de malaria mientras que otro nunca está libre de ella, es un factor que debería llamar nuestra atención, pero en vez de hacer esto, uno que ha sido atacado de paludismo y no está libre de esto, es hartado con quinina en dósis cada vez mayores y cuando ya no tiene esperanza, la víctima infortunada es mandada a que cambie de clima. Esto está en relación con una confesión de que no hay más esfuerzos en el arte para él, y si pudiera por lo tanto dejar el lugar y aliviar al medico de su responsabilidad, mejor.

Si pensamos correctamente, veremos que es un error decir que la malaria no deja al paciente, es el paciente que no deja la malaria.

¿Qué beneficio puede hacer el cambio de clima? Si el paciente no deja la malaria, él no la dejará aunque cambie de zona. La energía vital en él ha llegado a un punto tal, que es incapaz de volver atrás, a la condición normal y volverlo a la salud otra vez.

Hay uno cuya energía vital es tal, que no es atacado por enfermedad alguna y si es atacado, recobra sus fuerzas en poco tiempo, mientras que hay otro por el contrario, cuya energía vital es tal que es atacado fácilmente por cualquier enfermedad y tan pronto como es atacado, no puede recobrarse fácilmente. ¿Cuál es la causa de esta diferencia entre ambas energías vitales? ¿Es que Dios, Grande y Bueno, nos ha hecho a uno enfermo y a otro sano? No. Somos nosotros mismos los que hemos dañado nuestra energía vital y la debilitamos, a través de nuestras acciones, ¿cuáles o por medio de qué acciones? Lo explicaré. En efecto, son sólo nuestras acciones las responsables de todas estas diferencias.

Si de cualquier modo es verdad que somos nosotros mismos los que afectamos nuestra energía vital y la debilitamos en todos los aspectos y así somos susceptibles a las influencias externas, entonces, ¿cómo podemos esperar la curación del "paciente" por el tratamiento de la enfermedad? El tratamiento del paciente es lo necesario y el tratamiento del "paciente" significa "tratar su mente, porque la mente - y no el cuerpo - es el paciente" Es por eso que hoy día está enfermo, sólo porque está enferma su mente. Si su mente no estuviera así, no tendría él, "el paciente" que estar enfermo. La enfermedad comenzó en su mente y luego ha sido expresada en su cuerpo, desde el centro hacia la periferia.

Cortar las ramas, no es cortar el árbol y de modo semejante, la enfermedad no puede ser demolida por la remoción de la expresión en el cuerpo de ésta. La diferencia entre individuo e individuo, refiriéndose a la diferencia entre sus respectivas mentes, y luego la diferencia entre acciones y cuerpo físico, hace la diferencia de sus enfermedades.

Esto sugiere la necesidad de usar diferentes medicinas para curarlos y el médico debe tomar ese camino para encontrar la droga de la enfermedad, porque es ésto, lo que es curable. Nosotros somos necios. Nosotros mismos, por nuestras acciones, nos exponemos a las influencias de la naturaleza externa.

Nos resfriamos cuando sopla el viento del este y luego nos quejamos: "el viento del este es muy perjudicial" ¡Qué elegante es encontrar faltas en el viento del este! Nosotros sabemos que no todo el mundo se resfría con éste y sin embargo, le echamos la culpa al viento del este...

El defecto, la falta, está realmente en ciertos sistemas. Todos los vientos y todos los climas son igualmente placenteros para uno que está sano, es decir, para el que tiene su sistema en condiciones normales. "Yo no tolera la leche, me dá flatulencia y acidez". La falta ¿está en la leche o en mí? Hay otros que no pueden pasar sin tomar leche, si no, tienen constipación. ¿Por qué? Ellos deben estar enfermos como yo que no tolero la leche. Si uno está realmente sano, debe sentir el mismo gusto por todas las clases de comida y la misma capacidad de tolerarlas. El niño tiene una caída debido seguro a un descuido y él patea el lugar que lo hizo caer! Y nosotros hacemos exactamente lo mismo. Somos nosotros los que fallamos. Los pensamientos perversos han dado forma y carácter a nuestro cuerpo y lo han hecho esclavo de las iinfluencias externas y nosotros nos quejamos. ¡El viento del este es dañino!

Ahora la pregunta es: ¿cómo podemos curar la enfermedad? ¿Cómo podemos saber qué medicina es necesaria para este paciente y cuál para el otro? La respuesta muy simple es ésta: Es la constitución del paciente la que sugerirá la medicina.

Por la constitución del paciente, me refiero a la totalidad de los síntomas que lo diferencian de un hombre sano y de otros pacientes.

"Así es la totalidad de los síntomas, y no el nombre de la enfermedad, la que nos ayudará a encontrar la medicina para volverlo a la salud."

Para curar al paciente, Ud. debe por lo tanto, estudiar y comprender:

1. Al "paciente", la personalidad del hombre enfermo y no a la enfermedad, la cual es sólo una expresión de la personalidad y no es por lo tanto identificable con él.
2. La totalidad de los síntomas y no el nombre de la enfermedad, el cual es sólo una convención técnica y que es consecuencia no suficientemente comprensible e inteligible.

CAPITULO IV

LA ENFERMEDAD DE LA MENTE Y DEL CUERPO

Son los trastornos del cuerpo los que generalmente son llamados "enfermedad" y es sólo para su remoción que la gente generalmente requiere la asistencia médica. La enfermedad de la mente no es considerada de tener muchas consecuencias hasta que no asumen tal dimensión como para atraer la atención y volver al hombre incapaz para sus tareas habituales, en otras palabras, las enfermedades mentales se reconocen como enfermedad sólo cuando el hombre es considerado insano y es así incapaz de realizar sus funciones habituales, es sólo entonces que algún curso de tratamiento es buscado. Si el hombre realiza sus tareas suficientemente para su propósito y para los propósitos de los que lo rodean, su condición mental nunca es observada, no importa cual sea dicha condición y así es como el tratamiento no es considerado necesario. Pero si nos fijamos más profundamente en el tema y observamos la condición mental de aquellos que nos rodean, quizá difícilmente encontramos un hombre con la mente sana, uno entre miles de individuos. Y así no hay ansiedad en nadie por liberar la mente de su enfermedad. Esto es realmente desafortunado.

Es un hecho patente que nuestros maestros a menudo fallan en corregir el carácter de sus alumnos con el mejor de sus esfuerzos. En algunos casos, advertencias amistosas, palabras duras y castigos corporales, igualmente fallan. Ellos quizá leen en la misma clase y tienen tal vez el mismo maestro y sin embargo, cada uno de ellos aprende sus lecciones y tiene los modos del carácter de manera diferente. Aunque estén rodeados por las mismas circunstancias, éstas no sirven para igualar sus conocimientos y caracteres. No sólo eso, sino que también los niños de los mismos padres crecen diferentes en mentalidad y carácter. Todo niño aprende en sus lecciones lo mismo: "diga la verdad", "no robe" y así en más. Pero esto produce efectos diferentes en los diferentes niños, ¿por qué es esto? Si Ud. advierte a un ladrón: "no robe", ¿dejará su práctica? No. Porque él roba; no puede estar sin robar, esto es ordinariamente explicado como un hábito. El ladrón tiene que robar porque no puede dejar de hacerlo en relación a su ya hecho hábito de robar. Pero ¿por qué tendría que tener, después de todo, el hábito de robar? ¿Por qué no podría haberse formado el hábito de "hacer bien al semejante"? Por lo tanto, la explicación del hábito no es convincente. Es por supuesto un hecho que uno se forma un hábito de algo, si eso se hace repetidamente, pero ¿cómo se puede formar un hábito de algo que se conoce que es malo? El ladrón conoce ciertamente que robar es malo; que la consecuencia para él es la cárcel cuando es atrapado y por lo tanto él debería evitar robar, pero sin embargo, él roba. ¿Cuál es su explicación? La explicación es que él no puede evitar esto, en relación a que "su mente está enferma." La mente sana, no puede tener el primer impulso de robar y nohablar de hacer un hábito de eso. La mente sana no puede tener la inclinación de mentir. Padres y maestros piensan que las advertencias e instrucciones, las amenazas y su actual poder son suficientes para cada caso, pero nosotros sabemos, para nuestro infortunio, que esto no sólo falla en la mayoría de los casos, sino que produce efectos desastrosos. Es bastante frecuente el caso en estos días, de jóvenes que se masturban y se enferman y no es que ellos adoptaron este modo por elección sino porque ellos estaban enfermos en sus mentes de tal modo que no pudieron evitarlo, como si lo hicieran por compulsión. Hay algunos jóvenes por supuesto, que lo aprenden de sus coompañeros y dan indulgencia a esto, como un modo de placer, pero encontramos algunos de ellos que dejan esto tan pronto como entienden que es mal, mientras algunos son incapaces de abandonarlo, aún cuando saben que es malo.

El hecho es que ésta compulsión o tendencia aparece por la enfermedad mental. Malos pensamientos y malas acciones son imposibles en una mente sana. Nosotros encontraremos esto siempre en nuestra vida.

A menudo vemos que cuando hay un desastre en la familia, por ejemplo, una muerte o un accidente, todos los miembros no se afectan del mismo modo y en la misma extensión. Uno afronta la desgracia con fortaleza mientras que el otro se decae. El primero de éstos tiene comparativamente más sana su mente que el otro y puede tener ejercitado el control sobre su mente para su necesario restablecimiento. "Es en las mentes debilitadas y enfermas que los hechos dejan más su estampa, mientras que en mentes sanas, éstos son comparativamente menos poderosos."

Es un hecho diario que encontramos alguna gente que se encoleriza por la más pequeña provocación o sin ella, mientras que otros duramente se mueven por circunstancias similares. Esta diferencia para responder a los estímulos es siempre proporcional a la diferencia de salud de sus mentes. El estímulo es el mismo y las mentes son sólo las diferentes (es decir las diferentes personas) y si la respuesta es diferente esto ¿no es atribuíble a la diferencia de su mente? Sí, y esta diferencia de sus mentes es una diferencia de salud.

Conozco un caso: un hombre de bien, el padre de una familia que acostumbraba seretamente romper la ropa de las mujeres de la familia y luego las reprendía por estos daños. En otros aspectos, este hombre tenía buena salud. Hasta que tuvo un ataque de fiebre tifoidea y se puso bajo mi tratamiento. Después de la recuperación de la fiebre tifoidea, me confesó acerca de su hábito y dijo que hacía eso sólo para encontrar una oportunidad de reprender a las mujeres y que no podía dejar de hacerlo aunque sabía que era más pérdida para él que para las mujeres, ya que las prendas tenían que ser suplantadas por él. Por supuesto, él se libró de éste hábito detestable luego de la recuperación de su fiebre tifoidea y esto significaba que si el medicamento dado durante el curso del tratamiento estaba actuando profundamente y éste curaba su mente. Después de todo, sólo era una expresión de que su mente estaba enferma.

Los niños no tienen el poder de suprimir su mal temperamento. Cuando crecen aprenden el arte de mostrar buenos modales, pero esto no significa que ellos estén realmente sanos en sus mentes. La gran tendencia a un pretendido bienestar es una indicación de enfermedad. Samuel Hahnemann sintió y dijo correctamente: "Todo hombre es un leproso moral"

Ha sido realmente discutido antes, que la enfermedad se origina en la mente. Los pensamientos perversos funden su estampa en el cuerpo físico y mueve a éste a la acción concordante y así aparecen las enfermedades. Pensamientos perversos primero, luego acciones perversas y nunca acciones perversas antes que pensamientos perversos. Es la mente la que moldea al cuerpo. El cuerpo es en realidad una manifestación concreta de la mente. Así como es la mente, es el cuerpo.

Si la mente está enferma, el cuerpo no puede dejar de estarlo. Si desea mantener el cuerpo sano, debe cuidar la salud mental primero. Es por eso que nuestros sabios desde antiguo, prescribían para nuestros jóvenes y niños un curso de entrenamiento de auto-control y así formaban sus caracteres. Era un curso de entrenamiento dirigido totalmente alrededor de la mente. Mientras hubo estos cursos de entrenamiento, había gente contenta con su mente y cuerpo sanos, pero éstos días han pasado! No hay quien cuida la mente y no mucho más el cuerpo, y todos los esfuerzos dirigidos hacia "tapar una buena grieta." Si uno está dañado en lo más profundo de su interior, no importa. Está todo bien si se puede dar una "apariencia" de bienestar y este estudiado esfuerzo de apariencia de bienestar se vuelve en sí mismo una suma de injurias, haciendo al cuerpo un verdadero caldo de cultivo de toda clase de enfermedades, las cuales son sólo suprimidas día a día y el eterno proceso de multiplicación de las enfermedades continúa.

Si la salud del cuerpo depende de la salud mental y si la real solución radica en volver la mente sana ¿cómo puede ser ésta afectada? Para contestar esta pregunta, es necesario antes que todo, encontrar por qué la mente se enferma. Porque la mente es sólo una condición pura, una condición inmaterial y espiritual del cuerpo material, el cuerpo material es sólo un producto de la mente. "Psora, Sífilis y Sicosis", enferman nuestro cuerpo, así como ellos enferman la mente. Cómo esto vino a ser, no es objeto de discusión ahora y pongamos sólo en claro la causa de la enfermedad de la mente y su curación. "Psora, Sífilis y Sicosis, son los padres de todas nuestras enfermedades, mentales y físicas." Cuando alguna cosa o alguna medicina actúa sobre nuestro cuerpo, el "primer alcance de su acción es en la mente." Tome por ejemplo: yo lo insulto por algo o por nada. ¿Dónde actúa este insulto primero? Este actúa en la mente antes de todo y luego en el cuerpo. El insulto duele en nuestra mente primero y luego siguen los síntomas físicos de llanto, palpitaciones, transpiración y aún desmayo. Así es como todas las cosas actúan sobre nosotros, "el comienzo de su acción es en la mente": ésta es la ley. Pero hay una cosa que debe ser tomada en consideración. Si la causa actuante es material, si no es tan sutil como la mente, no puede en este caso tener el poder de actuar sobre ésta. "Si algo actúa sobre la mente, eso tiene que estar en el mismo plano, con la misma sutileza que la mente", porque las cosas materiales ingresan al cuerpo primero y ahí se convierten en sutiles, en el orden de ser capaces de alcanzar la mente. La comida por ejemplo, entra al cuerpo como materia, es digerida y convertida en ingredientes asimilables por el cuerpo físico y es entonces que alcanzan la mente y le dan el poder de pensar, sentir y querer. Pero nosotros no hablamos de entidades materiales.

"Los miasmas Psora, Sífilis y Sicosis son muy finos, tan finos y sutiles como la mente y así es como ellos son capaces de actuar sobre ésta."

Las medicaciones homeopáticas en potencias bajas fallan en actuar sobre la mente, pero cuando están en potencias altas, su primera acción es en la mente. Esto ha sido encontrado en el curso de las experimentaciones de las drogas. Las drogas crudas y aquéllas que están en baja potencia, han demostrado su inmediata acción en el cuerpo de los experimentadores, mientras que las mismas drogas en potencias más altas, han comenzado su acción inmediata en la "mente" de los experimentadores y la acción aparecía gradualmente en su cuerpo. Los miasmas Psora, Sifilis y Sicosis son muy sutiles y en consecuencia, atacan la mente enseguida. "Pero esto es sin embargo, la infección primaria de la mente, hay infecciones más serias aún y yo trataré de esto luego."

Pero al respecto, tengo algo que decir: Parece que la ley eterna de la creación tiene un misterio detrás de ella y de lo nombrado, no se puede delimitar, ni su comienzo ni su final. Todos tienen la historia de la semilla y el árbol. Así como nunca es posible dcir que la semilla estuvo primero que el árbol o viceversa, así es con todo. Nadie puede decir si la nube está primero que la lluvia, si la lluvia es la causa de la nube o la nube es la causa de la lluvia. Esta es la eterna ley de la creación que el cerebro humano jamás resolverá. Hay algo que corrompe la mente y por otra parte, es la mente que crea algo que la corrompo. Si nosotros entendemos esta inevitable ley de la Naturaleza, nosotros seremos capaces de evitar muchas lógicas oscuras. Si de cualquier modo "si la infección primaria de la mente mencionada es corregida enseguida, el daño termina entonces, pero desgraciadamente esto no es nunca el caso." ¡Pobre amigo! El ha tenido una nueva grieta trabajando en el ferrocarril y Dios sólo sabe por qué adquirió gonorrea y comenzó a ser suspicaz. En realidad hasta entonces, era sincero y recto pero desde el momento que adquirió la gonorrea, pareció haber adquirido un repentino hábito de suprimir todo, de hacer todo en secreto. Esta es la realidad del caso y todo homeópata conoce cómo remediar la perversión.

Pero para infortunio de él, va al alópata a corregirse y le dice: "Señor, yo no sé por qué he tenido un dolor en el canal urinario mientras pasaba la orina y esto ha sido en los últimos días. Debido a que debo viajar contínuamente en tren para ganarme el pan y como yo no puedo dejar ésta sucia tarea, ¿puede ayudarme por favor con algunas inyecciones?" Fíjense en esto, "la misma tendencia a suprimir otra vez."!

El hombre suprime su mente cuando adquiere la gonorrea y vuelve a suprimir su mente nuevamente después de su contracción, cuando él va al médico, quien es en realidad el que provoca la supresión mental (la manifestación física de la supresión mental en forma de gonorrea). Las inyecciones son dadas entonces y la enfermedad local es suprimida y esto pasa a llamarse "tratamiento". Dios sólo sabe qué caro paga usted por cada tratamiento, a través de las consiguientes enfermedades que bajo diferentes y nuevos nombres aparecen, las que son sólo la consecuencia de esta "supresión", supresión mental y supresión de sus manifestaciones externas del cuerpo luego.

¿Pero, quién escucha esto?. ¿Quién cree que la supresión del prurito puede aparecer como asma? ¿Qué daño puede traer la supresión del prurito? El prurito es una enfermedad de la piel mientras que el asma es una enfermedad pulmonar. Estas son las críticas que le arrojarán. No hay vacilación ni pensamiento. Pero si usted es un homeópata, le corresponde hacer su tarea. Debe explicar la Verdad siempre y la Verdad debe ser reconocida tarde o temprano.

Si el paciente gonorréico referido hubiera tenido un verdadero curso de tratamiento muy distinto al de la supresión, entonces la mente se hubiera librado en seguida del vicio que había adquirido y el cuerpo salvado de las consecuencias de la enfermedad.

Pero pasa que ésta enfermedad es suprimida con unas cuantas inyecciones y hay una temporal o a veces permanente desaparición del síntoma físico doloroso o de la descarga, mientras que la energía de la enfermedad es sólo llevada adentro y entonces ésta ataca los órganos físicos internos de la más insidiosa manera.

Hay entonces una gradual declinación de la memoria, el temperamento se vuelve irritable y consecuentemente se instala en el sistema o un reumatismo, o catarro crónico, diabetes, etc. "El fluír de la energía vital ha sido alterado y hay un tumulto ahora."

Un pequeño caso ha sido citado sólo al respecto y mi objeto era sólo dar un ejemplo como para poner en claro que "el primer disturbio de la energía vital es causado por la infección primaria, mientras que la supresión por medio del tratamiento, causa la segunda" (aunque en un período posterior), debido a su característico antagonismo con el fluír de la energía vital. Si entonces llega a haber Sífilis, la Sicosis se una a ésta o si no hay Sífilis, ésta se une a la Psora, lo cual es indudable. Si quiza, hay una combinación de los tres, la complejidad producida es seria. A lo largo de este complejo de fuerzas (Psora, Sífilis y Sicosis), hay un gradual deterioro de la mente, el cual casi nunca es reconocido o remediado, hasta que resulta una palpable locura.

    Si entendemos la filosofía de la mente y la enfermedad y nosotros estudiamos cuidadosamente a nuestros respectivos pacientes crónicos, todo el mundo va a parecernos un equívoco asilo de dementes. Ninguno aparecerá como teniendo la mente sana. No hubiera habido miseria si sus mentes enfermas hubieran sido diagnosticadas, pero la alteración es tal, que se ha desarrollado en la así llamada salud, en lo más profundo del pensamiento y la acción, en aquellos en los que se ha depositado responsabilidades de un modo grave. Llena de pena encontrar que todo el mundo esté quizá errado. ¿Cómo puede haber alguna salud en el pensamiento y en la acción con una mente enferma? ¿Puede ser que un hombre sano, un hombre con una mente normal y sana, tenga deseos de licor? ¿Cómo puede uno con una mente sana pensar en hacer algo para su propio interés, aún a costa de los intereses de los demás? "La mente sana es una mente libre. No hay nada que la domine en ningún aspecto." El deseo de licor es una dominación y la tendencia de hacer daño al prójimo es lo mismo. Es por lo tanto, casi imposible tener el pensamiento realmente libre y sano en este mundo, aunque un médico haga para eso el mejor balance de la situación, porque éste sólo (el homeopático), es el verdadero tratamiento y la verdadera curación. "La cura del cuerpo sin la cura de la mente significa eclipsar la enfermedad mental." Esto es dañino. Encontramos ahora que el tratamiento supresor torna la enfermedad hacia adentro, que finalmente se fija en la mente y "esta mente es otra vez viciada y esto sobreviene luego de volver la energía de la enfermedad hacia adentro y en su vuelta causa miles de otras nuevas enfermedades."

La energía vital tiene una peculiar inherencia de tender a llevar hacia la superficie, es decir el cuerpo, todo lo que interfiere con su fluír y reasumir así su curso normal y la enfermedad mental así dá una marca concreta al cuerpo bajo el nombre de las diferentes enfermedades. Esta tendencia de la mente es una tendencia a una propia preservación pero si cada método dañino es aceptado para remover a tales enfermedades, cada enfermedad que es sacada del cuerpo se torna hacia adentro. Y entonces ataca las partes internas gradualmente. Es así como nohay ayuda para volver a la energía vital a su inherente proceso de auto-preservación y a recobrar su equilibrio y por el contrario se hace lo opuesto. La herida envenenada es así hecha, para realizar su trabajo en el interior con toda su mayor potencia. Lo externo es hecho desaparecer rápidamente. Las enfermedades de la piel han desaparecido, el drenaje de los oídos parado, y el paciente y el médico son tres veces benditos.!

Esta es la situación, éste es el médico, pero ésto es reconocido como la verdad, como el método racional y científico de tratamiento de la enfermedad. Pero ¿cómo se remedia esto? El único remedio reside en la educación de la gente para el entendimiento de la "verdadera curación.."

No hay hombre sin Psora en estos días, pero los otros dos miasmas Sicosis y Sífilis no se han desarrollado aún tanto y si se adquieren estos, (no el heredado), el paciente puede enseguida ser curado por un verdadero homeópata. Este destruirá la infección enseguida y parará a ésta de su fluír al interior. Alguna gente tiene la impresión que si hace esto o aquello luego del contacto con una mujer sifilítica o sicótica, no tiene posibilidad de daño alguno por el contacto, pero esto es una "impresión peligrosa" y es atribuíble enteramente a la ignorancia del médico. En primer lugar, esto es un incentivo para esa práctica, mientras que en segundo lugar este método de evitar la enfermedad es imposible porque la infección se desarrolla en el sistema, simultáneamente con el contacto, no importando si las manifestaciones físicas en forma de descarga gonorréica o chancro sifilítico puedan ser retardadas por un tiempo o detenidas del todo por ciertos lavados químicos. El hombre es falible y si ha habido una falta, es del todo tonto pretender suponer que ésta no se tiene porque cada pretendida suposición no puede hacer variar la realidad. La realidad, es la realidad firme y cruel. No hay medio para esto si usted sólo la ignora.. Si entonces no se es ciego al hecho e inmediatamente se esfuerza, puede haber remedio para la perversión. "Un verdadero homeópata debe ser consultado y él será capaz de erradicar el virus completamente del sistema y será imposible a éste seguir su trabajo perverso." Si de cualquier modo, medicinas patentadas o cualquier otro modo de tratamiento supresivo se hace, sólo la perversión se multiplicará y se acelerará el camino de la muerte.

"No hay absolutamente otro medio que el homeopático para "curar" la Sífilis y la Sicosis."

Aquellos que han recibido como tratmiento de la Sífilis y la Sicosis otro que no fuera el hoemopático, y se han suprimido, pueden por supuesto ser rescatados aún si a pesar de esto reciben luego un tratamiento homeopático por lo menos antes de unirse a sus propias esposas, pero si éste es retardado, la posibilidad de recuperación decrece más y más. Y si por el contrario, las esposas son contaminadas, ellas tendrán la enfermedad "en la misma forma que existe en el marido en el tiempo del contacto." Si como pasa a menudo la joven esposa no tenía enfermedad, sólo después del casamiento, cuando ella se embaraza por primera vez, comienzan a aparecer varias alteraciones. Si usted puede trazar la historia del marido en cada caso, encontrará Sífilis y Sicosis tratadas no homeopáticamente y suprimidas." Las variadas alteraciones referidas están más cerca de la típica descarga gonorréica que del chancro sifilítico, pero son siempre las formas de éstos, tal como existen en el marido, (como resultado de un tratamiento supresivo) en el tiempo del contacto con la mujer, que ésta adquiere". El parto de un feto muerto en cada embarazo, la muerte cuando nace el niño (excluyendo de esto las causas mecánicas), la esterilidad de la mujer, la insanía después del parto, son sólo algunos de los silenciosos ejemplos de la infección miasmática en mujeres jóvenes por la condición suprimida que sus maridos adquirieron. Imagine qué daño es hecho a las jóvenes inocentes por la sola pasajera e incontrolable codicia sexual del cónyuge en primer lugar y la subsiguiente remoción no científica de los miasmas por los tratamientos aceptados en segundo lugar. "Psora, Sífilis y Sicosis, pueden ser removidos del sistema de modo permanente sólo por la Homeopatía".

De cualquier modo, hay que hacer notar aquí que en los casos de adquisición directa de estos miasmas, "la verdadera curación se efectúa sólo cuando ellos desaparecen, luego de la aparición de sus primeras manifestaciones." Si esto no pasa en el curso del tratamiento homeopático, tome por cierto que el tratamiento no es correcto y que el paciente no ha sido "curado". En los casos sin embargo, en los que la infección no ha sido adquirida en forma directa pero que era inherente a los padres, etc., "el proceso curativo no muestra las manifestaciones primarias" pero hay ciertas indicaciones que dan inequívocas evidencias de una curación verdadera.

Cuanto más tiempo estén estos miasmas en el sistema, mayores y más complejos serán los efectos en el paciente. En algunos casos en que Sífilis y Sicosis no han sido adquiridos por los pacientes mismos, suponen que están libres de ellos, pero ésto es un gran error. Habitualmente todo el mundo tiene el hábito de resfriarse, de tener dolores reumáticos, de desarrollar forúnculos y abscesos, de tener sudor fétido y de sentirse malhumorado sin razón aparente. Hay algunos que sienten un repentino cambio en su cuerpo y condición mental al aproximarse una tormenta o lluvia, que no tienen un hábito normal en sus evacuaciones o que si lo tienen, la masa se adhiere al ano (usted no debe sorprenderse al escuchar que la materia fecal adherida al ano nunca aparece en personas sanas. La evacuación normal en un hombre sano debe ser lisa, fácil y confortable y no tendría que ser necesario el lavado o el uso de papel. Este hecho se observa suficientemente en el reino animal, donde bestias y aves, quienes están más sanas que el hombre, no requieren ningún lavado en relación a que la materia fecal no se adhiere al ano). Esta gente piensa que esto es normal y que son cosas naturales y como todo el mundo lo tiene, así es que no hay anormalidad en ellos, pero están equivocados. "Porque cualquiera sea la vía de adquirir la infección de Sífilis y Sicosis, sea adquirida o heredada, sólo el remedio homeopático en altas potencias, elegido por la ley de la Similitud, puede aniquilarlos y liberar a la energía vital de sus garras, y no hay otra cosa que pueda hacer esto." Cuando el sistema ayurvédico fue introducido, no había aún Sífilis y Sicosis y la Psora era el único miasma que enfermaba al hombre. Los autores del Ayurveda inventaron un procedimmiento de tratamiento "Kuti-Pravesh" para la curación del paciente (que no removía la enfermedad) pero nuestros Kavirajas de hoy día han quizá olvidado esos métodos y han substituído esto por la distinguida Alopatía. Quizá ellos ahora se han asustado por el pulular de microbios y el flotar de los bacilos en el aire. Quizá el tratamiento "Kuti-Pravesh" fuera útil en un tiempo cuando no había Sífilis o Sicosis; sólo Dios sabe qué tremendo y tedioso proceso de tratamiento es necesario hoy día para la destrucción de estos nuevos miasmas y todos los variados coomplejos que se han conjugado con la Psora. Esto es triste, una auténtica tristeza el que mucho antes que nuestros remedios anti-psóricos, anti-sicóticos y anti-sifilíticos existieran, se hayan popularizado y expandido los poderes profundos y alterantes de las constituciones de la Psora, Sífilis y Sicosis, que se hayan grabado con todas sus complejidades, quizá no habrá algo comparable. Los tratamientos no homeopáticos han entrado gradualmente en la Homeopatía, inyectando y mezclando varios medicamentos a un mismo tiempo y en algunas clases de Homeopatía se hace burla de Hahnemann, quien fué justo como en una escuela de niños, descrito por sus maestros como el "doblemente titulado prodigio de genio y erudición", para luego poner a la Homeopatía en descrédito y hacer un perezoso juego de ésta.

Es doloroso concebir que nuestra Homeopatía se transformará por estos augustos pensadores algún día en "Alopatía Homeopática" así como los Ayurvedas se han convertido en distinguidos Alópatas con las bases occidentales. El número de verdaderos homeópatas decrece hoy en día. La gente no busca homeópatas y éstos no son reconocidos por su duro y valioso trabajo.

Ellos no piensan al pagar mucho dinero por una inyección alopática, pero sí escatiman al pagar menos por la primera prescripción de un caso crónico "una prescripción que se dirige a aniquilar la enfermedad completamente y liberar al sistema para siempre de todas las enfermedades concebibles y no una prescripción que simplemente remueve la apariencia de la enfermedad y le dá un giro hacia el interior." La pobreza es a menudo aducida como un motivo para la imposibilidad de pagar; y en algunos casos es dicho "si la homeopatía es así de costosa ¿cómo puede ser posible un tratamiento homeopático?" Así es como la Homeopatía y los médicos homeópatas son agradecidos por su caridad. Esta es la condición de hoy en día. La Verdad no es amada, la Verdad no es respetada. Lo superficial es todo lo que se toma en cuenta.

Algunas indicaciones para remediar la infección miasmática de Psora, Sífilis y Sicosis, han sido sólo expuestas y si las medidas sugeridas no son tomadas en cuenta, uno se limita a perderse a sí mismo, mente y cuerpo; jamás las enfermedades dejarán de apresar a sus víctimas y los niños necesariamente se volverán débiles y tendrán una pobre longevidad. Si por lo tanto, usted desea evitar estas calamidades, vivir una vida sana y procrear niños sanos, capaz de realizar los deberes de la vida, requierde las siguientes pocas cosas:

1) Estudie el auto-control y la pureza mental.
2) Si usted ha adquirido Sicosis y Sífilis en su vida, por su propia acción, "tiene que curarse radicalmente por un verdadero curso de tratamiento homeopático" lo más rápido posible, porque si no, éstos harán su curso peor y todavía dificultarán el tratamiento y quizá lo harán imposible.

3) Si usted no tiene infección direta, debe haber tenido Sífilis o Sicosis o ambas a la vez, a través de la herencia de sus padres, los cuales la han adquirido ellos o por herencia también, porque no hay quien esté libre de estos miasmas o de alguno de ellos hoy en día. En tal caso, debe ser tratado homeopáticamente y librarse de esto lo antes posible.

4) Si usted no ha adquirido o heredado estos miasmas pero ha sido vacunado con la vacuna anti-variólica u otra, "ciertamente no está libre de estos miasmas" y en este caso también es necesario un verdadero tratamiento homeopático o si no, usted se sentirá mal fácilmente tanto física como mentalmente, aunque no en seguida, sino gradual e imperceptiblemente. La insidiosa y sigilosa vía en la cual la Sífilis y la Sicosis desarrolla sus efectos gradualmente en el sistema es duramente reconocida, así el lento proceso escapa al conocimiento del más sagaz observador y la más sensible constitución falla en sentir lo profundo. El pobre hombre piensa que la condición (la enferma) que gradualmente se implantó sobre él, es su condición natural, normal.

Cierro mi "introducción" aquí. Solo hice unas consideraciones preliminares de algunos hechos generales de la Filosofía Homeopática, lo justo como para prepararlo a usted en el estudio de lo referido en el título del libro *Enfermedades Crónicas, sus causas y curación.*

PARTE 1

ENFERMEDAD - SU NOMBRE, APARICIÓN Y CAUSA

CAPITULO I

ENFERMEDAD AGUDA Y CRONICA

En el orden de prepararse para el tratamiento de las enfermedades crónicas, es esencialmente necesario para nosotros tener una muy clara idea de qué es una enfermedad crónica, qué entendemos exactamente por "enfermedad crónica."

Ordinariamente, algunos entienden esto como que es una enfermedad que el paciente sufre por un largo tiempo. Así, ellos entienen que enfermedad crónica debe ser enfermedad "vieja" y que una enfermedad aguda debe ser una "nueva" enfermedad, es decir, que el paciente la está sufriendo desde hace unos días solamente. "Es entonces la diferencia en la longitud del período de sufrimiento que hace a una enfermedad aguda o crónica, de acuerdo con la gente ordinaria y esta idea es la de todos los sistemas médicos, salvo el Homeopático."

El alópata clasifica las enfermedades en tres clases, de acuerdo a la diferencia de longitud del período, es decir, una enfermedad es "aguda" si el paciente la sufre no más de seis semanas; es "sub-aguda" si la sufre más de 6 semanas y es "crónica" si la sufre por omás de dos o tres meses. "La longitud del período de sufrimiento es el único criterio por el cual clasifican los alópatas y otros, las enfermedades, en distintas clases".

Pero la Homeopatía tiene absolutamente un criterio diferente para clasificar las enfermedades en "agudas y crónicas". La base del tiempo es muy mecánica para ser aceptada como razonable. Nosotros no decimos que tal enfermedad es "aguda" si el paciente la ha sufrido por sólo algunos días y que es "crónica" si la sufre por mas tiempo. De acuerdo con nosotros, una enfermedad es aguda o crónica "por su naturaleza", no importa la longitud de tiempo de sufrimiento que haya tenido esa enfermedad. Así, una enfermedad crónica es crónica desde su comienzo, aunque el paciente la sufra por sólo un día, y una enfermedad aguda, es aguda aún si el paciente la sufre por seis meses o más. Pero, ¿cuál es la "naturaleza" de la enfermedad que la hace "aguda o crónica"? ¿Qué hay en una enfermedad crónica en relación a lo cual, nosotros la llamamos "crónica" y qué hay en la aguda por lo cual nosotros la llamamos "aguda"?

Si nosotros examinamos un gran número de pacientes que sufren de varias enfermedades por varios períodos de tiempo, nosotros encontramos que las enfermedades en algunos de estos pacientes tienen la especial característica de comenzar, continuar y terminar, ya sea en la recuperación o en la muerte y otras que tienen la especial característica de comenzar, continuar (hasta que el paciente muere), es decir sin terminar en ningún momento. Es ésta característica de tener la tendencia a "finalizar", que hace la enfermedad "aguda" y es la tendencia a "continuar" sin fin, que la hace "crónica". Así, cuando una enfermedad ataca a una persona, la atormenta por un tiempo (no importa la longitud de este "tiempo") y termina "por sí sola", ésta es una enfermedad aguda. Puede ser posible que una enfermedad aguda pueda ser muy severa a veces y matar al paciente, pero aún así, es considerada enfermedad aguda, "si sólo tiene una inherente tendencia a terminar". Si por el contrario, la enfermedad que ataca al paciente no tiene esta tendencia a terminar, ya sea con la recuperación o con la muerte y sí en cambio tiene una "tendencia a continuar", es decir, no dejar del todo al paciente, es una enfermedad crónica. Suponga que uno ha tenido viruela. Esta es una enfermedad que comienza con ciertos cíntomas, atormenta al paciente por un tiempo y luego pasa. Ahora, la verdadera "naturaleza" de esta enfermedad es de cesar luego de un tiempo. Puede ser un supuesto el final del paciente y eso sólo significa que el ataque ha sido muy severo, pero ésta no tiene en absoluto tendencia a continuar en dicho paciente, ni en la forma de viruela, ni en ninguna otra forma, es entonces una enfermedad aguda. Pero una enfermedad crónica no tiene esta tendencia, en cambio su tendencia es a continuar. Ahora, suponga que un paciente sufre cólicos. Usted anota sus síntomas y al final, él tiene acidez, hipersalivación en la boca, agravación a la tarde, en el invierno, tiene herpes en varias partes del cuerpo, el cólico se mejora comiendo y por la presión en el abdómen, está malhumorado, etc. Entonces, prescribe Petroleum 1M en base a la ley de semejanza. El paciente viene luego de 8 a 10 días y le diche: "Sí, los cólicos son menos intensos, sin duda, pero he vuelto a tener la llamada enfermedad herpes, la cual fué ya curada por ungüentos. Por esto, puede enseguida entender que su prescripción fué correcta. Ahora le dice al paciente que no tenga ansiedad por su herpes y que éste se curará, si el cólico se ha ido también le previene contra el uso de cualquier ungüento porque esa puede ser la causa de que el cólico no sea curado. El paciente se va y se calma de su cólico para siempre en pocos días. Para su gran sorpresa, el herpes es curado pero el cólico no vuelve en ese tiempo, y él comienza a pensar que su advertencia en contra del uso del ungüento para el herpes era inútil. Durante un año no usa más el ungüento y el cólico desaparece, pero vuelve y se queja: "señor, he tenido tos y he consultado a varios médicos sin ningún beneficio." Usted ahora observa la historia y encuentra que Petroleum está indicado otra vez, y el hecho de la supresión del herpes con ungüentos confirma su selección. Si da Petroleum en alta potencia, la tos desaparecerá y será curada y el paciente volverá a la salud. Esto referido, es un "caso crónico" porque la tendencia de la enfermedad es a "continuar" atormentando a un paciente, al contrario del caso de viruela citado antes. La característica de la viruela es seguir su curso y terminar, pero la característica de la enfermedad del caso citado, es a "continuar en el paciente en varias formas, una después que otra", sólo y hasta que se la saque de él. Comienza con un herpes, luego cólicos, luego tiene tos, no hay tendencia cesar y esto puede terminar sólo cuando una medicina poderosa (petroleum) es usada.

Nosotros entendemos ahora que una "enfermedad crónica es la que tiene una especial tendencia a continuar siempre, aunque bajo diferentes formas, salvo y hasta que sea removida con la ayuda de medicinas efectivas, mientras que una enfermedad aguda es una enfermedad que tiene la inherente tendencia a dejar el paciente después de haber hecho su curso aún sin la ayuda de medicinas."

Se puede argüir que en algunos casos, luego que el paciente ha tenido una enfermedad aguda, como la referida y que se ha recuperado, continúa sin embargo con sufrimientos de varias enfermedades luego de su recuperación. De acuerdo con la clasificación de enfermedades agudas y crónicas, como ha sido explicado, algunos casos de enfermedades agudas entrarían en la categoría de crónicas y aunque semejan ser agudas, tienen la tendencia a continuar bajo diferentes formas, a pesar de las medicinas. Pero estos argumentos son insostenibles. Si examinamos cada caso con cuidado, encontraremos siempre que el consecuente sufrimiento de un paciente luego de su recuperación de una enfermedad aguda, "es isnvariablemente debido a un tratamiento no científico."

Sucede a menudo que una disentería aparece luego de un sarampión. Esta disentería es explicada por los alópatas como "secuela" del sarampión. Puede ser una "secuela" pero es enteramente debida a un mal tratamiento y ha sido hecha aparecer en relación con éste y sólo en relación con éste. ¿Por qué tiene que haber disentería después del sarampión?

La disentería no es inherente al sarampión y esto lo entendemos. Si ha habido una "secuela" es seguro por un mal tratamiento, el cual puede haber forzado a la energía de la enfermedad a un curso hacia al interior, trayendo esta "secuela" y asi ésta continúa., por supuesto que una enfermedad crónica será implantada sobre el paciente, por la ignorancia e incapacidad del médico y esto no hace a la enfermedad original (sarampión) crónica, porque la característica especial de una enfermedad crónica no es esa, y la característica crónica la ha dado solamente el arte del médico o su falta de arte.

Una enfermedad crónica es crónica por su naturaleza y una aguda es aguda por su naturaleza". Un paciente de cólera, no tiene secuelas si es correctamente tratado pero está destinado a tener secuelas cuando el paciente no es "curado", sino que sólo la energía de la enfermedad es movida hacia algunos otros órganos.

Del estudio del paciente con cólicos descrito, está claro que una "enfermedad crónica tiene una peculiar tendencia a continuar en varias formas" y que ésto sólo puede ser curado por otro poder (dinámico), en la forma de medicina y hasta que eso no se haga, ésta continuará hasta la muerte del paciente. "Si usted cura un cólico sólo, no cura a un paciente." La curación del paciente no sólo tiene que aliviarlo de su cólico, sino que también de su enfermedad crónica (esto será tratado más adelante); y si no, la enfermedad crónica seguirá trabajando de un órgano a otro. Estaba en su tracto digestivo en forma de cólico, y si se cura el cólico sólo (sin curar al paciente), posiblemente se moverá a los pulmones y traerá una tisis o el cerebro y resultará en insanía.

El sólo alivio de la enfermedad (sin el alivio de la "tendencia" a enfermarse) es sólo cambiar el curso de la energía de la enfermedad y este proceso de cambio tiene una ley eterna "del órgano menos importante al más importante, del menos vital al más". Entendamos que la "verdadera" curación no significa sólo remover los síntomas de la enfermedad, o transferirla de un órgano a otro, sino que es la aniquilación de la verdadera "tendencia" a enfermarse.

CAPITULO II

LA CAUSA DE LA ENFERMEDAD CRONICA

Hemos estudiado ya qué es una enfermedad crónica, vamos ahora a determinar su causa, porque sin conocer la cauusa de la enfermedad crónica, no podemos estar en condiciones de tratarla y curarla. Está aquí un paciente que viene a usted y se queja: "Señor, yo tengo una cefalea severa; por favor alívieme al instante."

Usted lo estudia y le dá una medicina de acuerdo con la totalidad sintomática. El hombre se pone bien en unos minutos. El mismo hombre vuelve a usted después de unos días y se queja de lo mismo y usted le dá la misma medicina. El hombre se alivia esta vez también pero no tan rápido como la primera. Vuelve a usted por terera vez luego de una semana de la última dósis y se queja de la misma cefalea. Usted encuentra los síntomas exactamente igual que la primera y segunda vez y por lo tanto le dá la misma medicina, pero desafortunadamente no lo alivia. ¿Por qué? Una cosa le hará a usted pensar con respecto a este estado: ¿Por qué ésta recaída una y otra vez? La misma medicina fué indicada cada vez. Sirvió para aliviarlo al comienzo, pero luego no lo alivió del todo! He cambiado de potencia pero no hizo efecto. Hay una recidiva una y otra vez y la medicina falla en su acción ! ¿Por qué?

Otro hombre llega y le dice: "Me resfrío fácilmente. Esto dura unos días solamente luego de lo cual hay algo de expectoración espesa y luego me siento bien, pero sólo por unos días, porque luego me vuelvo a resfriar y enseguida me recupero. Es así como yo he andado por un tiempo. Hay un hábito regular a resfriarme una y otra vez. ¿Puede hacerme algo, por favor? Usted estudia el caso y prescribe alguna medicina que indica los síntomas que tiene a mano. El hombre se alivia enseguida al principio, pero el mismo resfrío vuelve otra vez, cuando al final, la medicina que lo aliviaba al principio falla y no le dá alivio alguno, aún en potencias más altas.

Usted encontrará miles de estos casos en su práctica y encontrará en estos que hay un hecho notable, que la enfermedad es aliviada al principio por la medicación indicada, pero vuelve una y otra vez, finalmente el medicamento indicado falla en sus efectos aún en potencias más altas. Ahora, ¿cuál puede ser la causa del retorno tan frecuente y por qué esa enfermedad no es aniquilada del todo aún por el remedio indicado que le había dado alivio la primera o la segunda vez? Esta pregunta lo llevará a suponer que la enfermedad que tiene la peculiar "tendencia a retornar rápidamente y que no es removida por el remedio indicado en base a la ley de similitud", no debe ser tan superficial y que debe tener un origen más profundo en el sistema. Y es entonces que en realidad deben usarse medicinas de acción más profunda para aniquilar la enfermedad. Usted chocará con otro factor: ¿Por qué hay unos que toman frío tan fácilmente mientras que otros en las mismas circunstancias no; y por qué por el contrario hay otros que se sienten mejor con el frío en vez de resfriarse? Y nuevamente, ¿por qué algunos tienen cefalea por alguna causa, mientras que otros frente a la misma causa no? ¿Cómo se explica todo esto? Usted dirá quizá que hay una diferencia en la naturaleza de estas "personas" que explica la diferencia en la afección en una dirección o en otra, aunque la causa sea la misma. Pero la pregunta vuelve otra vez ¿Por qué debería haber una diferencia en su naturaleza?

Si usted estudia otros casos, verá que en algunos, quizá la cefalea desaparece o que es permanentemente aliviada por alguna medicina, pero en su lugar aparece un cólico. Y si el cólico no es curado, hay quizá una epilepsia. Así, luego de una enfermedad, aparece otra. El referido caso de resfriarse por la mínima exposición al frío puede desaparecer por algún tiempo, pero quizá una cefalea habitual aparece en su lugar. Aquí otra vez la tendencia de aparecer una enfermedad después de la otra. Esto debe conducirlo a pensar que debe haber algo más profundo actuando detrás de esta tendencia hacia una enfermedad, haciendo desaparecer una y apareciendo otra. "En realidad, él pondrá en evidencia que éstas enfermedades aparentemente distintas, resfrío, cefalea, cólicos, epilepsia e insanía, son manifestaciaones de una misma cosa. Y a esta cosa Hahnemann la llamó "Psora". Esta Psora es la única causa de todas las enfermedades del ser humano, o en otras palabras, esta "Psora" es la única enfermedad, mientras que las demás llamadas enfermedades, son sus "diferentes expresiones."

Ahora, usted gradualmente entenderá que Nux, Spigelia o Sanguinaria, cuando los ha usado en un caso de cefalea, ha tocado sólo la hoja del árbol padre, mientras que el árbol mismo y sus raíces, han quedado inamovibles. Si usted destruye una hoja, el árbol mismo no es afectado; él seguirá creciendo con sus ramas en todas direcciones hasta que el árbol mismo sea destruído. "La Psora es el árbol" y hasta que no es destruído y aniquilado, usted no puede parar su actividad con sólo remover la cefalea o el resfrío. Ellos son sólo las hojas del árbol: "Psora". Así, la Psora es la enfermedad original del ser humano.

Si no hubiera habido Psora, no hubiera habido enfermedad en el hombre. Permítanme ahora tratar de encontrar cómo apareció la Psora; cuál es su naturaleza y cómo puede ser aniquilada.

El hombre no nace enfermo. No podemos concebir que Dios, que es grande y bueno, pudo solamente haber hecho al hombre de otra manera, que grande y bueno. El hombre sano y bueno vivía su vida en pureza y salud. Dios le dió bienestar, pero le dió al hombre el poder de ser malo. El hombre era bueno y Dios su Creador deseó hacerlo bueno, pero Dios le dió a él el poder de la libertad de voluntad y acción. Mientras el hombre vivió de acuerdo con las leyes de Dios, es decir, sin ejercitar o mejor dicho, sin abusar del poder de la libre voluntad, no había enfermedad. Entonces, él era bueno y por lo tanto, puro y libre de enfermedad. Pero tan pronto como él ejercitó el poder de su libre voluntad con la cual había nacido y fué contra las leyes de Dios, el desequilibrio apareció. El hombre comenzó a pensar, sentir y querer contra las leyes de Dios, contra las leyes de la naturaleza. Por ejemplo, Dios quiso que el hombre amara a su semejante, pero en vez de amar al semejante de acuerdo con la voluntad de Dios, ley de la Naturaleza, comenzó a odiar a su semejante, por la virtud de su libre albedrío con el que le había dotado Dios. Así, el hombre se colocó a sí mismo contra Dios. Los pensamientos perversos crearon un tumulto en su mente. Aún había sólo "pensamiento" perverso, es decir, esta condición de la mente, "era sólo una condición mental" y no se había expresado todavía en un deseo activo. Pero cada acción pasiva de la mente fué seguida por una condición activa. El odio pasivo gradualmente se desarrolló hacia el odio real y sobrevino la acción. Primero viene una idea (pensamiento pasivo) acerca de algo, luego viene el pensamiento (pensamiento activo) y finalmente la acción. Ahora, el pensamiento pasivo es inocuo porque el elemento de acción falta, pero el pensamiento activo, en donde el elemento "hacer", de acuerdo al "estar pensando", es el comienzo del daño.

"Este pensamiento activo, ésta dote mental de hacer, es una especie de prurito mental y esto es Psora".

Esta "Psora" estaba aún en la mente, es decir, era una condición mental no expresada en el cuerpo. En la mente, en vez de la paz que había antes, hay un tumulto ahora y esto es opuesto a las leyes de la Naturaleza. Pero esta condición mental no puede estar por largo tiempo confinada sólo a la mente, porque la mente gradualmente marcará al cuerpo. Así será expresada en el cuerpo físico. Suponga que usted siente insatisfacción por algo. Esta insatisfacción mental tomará forma concreta en la expresión de su cara. Así, del mismo modo, la condición mental de prurito gradualmente se expresa en el cuerpo físico en forma de picazón. Esta es la manifestación física de la Psora. El primer pensamiento perverso modificó la mente y le dío la condición de prurito, ésta era la "Psora latente". Entonces, esta Psora latente del interior, gradualmente apareció en el cuerpo en forma de picazón, ésta fué la manifestación física de la Psora. La historia del desarrollo de la Psora, es por lo tanto así: primero apareció en el hombre el deseo de pensar de otro modo que el que Dios quiso para él, es decir, de pensar en forma no natural - entonces apareció el no natural pensamiento actual y este no natural pensamiento, gradualmente comenzó a manifestarse en el cuerpo físico en forma de prurito. Este pensamiento no natural, perverso, produjo la Psora en su interior, pero aún era invisible. Y fué visible sólo cuando apareció en el cuerpo físico. Ahora, ¿qué es la Psora? Psora es una condición. ¿Condición de qué? Condición del hombre (y hombre es su mente y su cuerpo). Así, Psora es una condición del hombre, una condición que favorece las enfermedades, así como el prurito mental favorece la aparición de la picazón en el cuerpo. "Psora es la condición del hombre, la cual tiende a producir enfermedades en él."

Sin Psora, (que es como decir sin la tendencia a enfermarse), no podría haber enfermedades en el hombre. Ya he explicado realmente cómo la tendencia a enfermarse aparece en el hombre. Esta aparece sólo por su libre voluntad, la libre voluntad sin la cual, él no habría podido tener pensamiento; y esto equivale a pensamiento perverso. Así, usted vé que la "mente es la fuente de la enfermedad."

Hay algunos homeópatas que entienden Psora por sarna, pero esto está lejos de la realidad. "La Psora no es sarna, porque ésta es la causa de la sarna; sarna es un efecto, una expresión de la Psora". La Psora sólo hace posible la existencia de la sarna. No puede haber sarna sin que exista Psora y esto es todo. La sarna sólo indica la existencia de la Psora, pero nunca es la Psora misma. Psora y sarna jamás son idénticos. Permítanme aclarar otra vez que Psora es la condición adquirida por el hombre (en su comienzo, es decir antes de tener enfermedad alguna) debido al pensamiento perverso, pero que ahora es inherente a él, que le dá su tendencia a enfermarse. De suerte que "es la nueva-inherente tendencia del hombre a enfermarse". En un estado anterior al que la sarna indicase la existencia de Psora, no necesariamente significaba que no había Psora. El hecho es que esta Psora puede existir sin que haya sarna, pero la sarna no puede existir sin la Psora. Si la sarna no indica la existencia de la Psora ¿qué es lo que nos asegura su existencia? El "prurito". Si hay Psora, "debe haber prurito. (No sarna). Y si hay prurito, debe haber Psora. Prurito y Psora son inseparables. En realidad, Psora es el prurito mental y el prurito del cuerpo es la expresión física del prurito mental.

Todas nuestras enfermedades son con seguridad más bien los efectos de la Psora.

"La Psora nos ha dado una cierta susceptibilidad a la enfermedad". Permítanme entrar un poco más profundamente en la materia. Permítanme entender por qué la Psora nos dió esta susceptibilidad. ¿Qué hizo la Psora? Ésta trajo un tumulto a nuestra mente, la ha perturbado en su proceso natural, ha afectado el proceso mental. Ahora, mente significa pensar, sentir y querer y si la mente ha sido afectada, todos estos procesos fueron afectados. La acción está siempre de acuerdo con la mente. Así como piensa la mente, así serán las acciones. Y la mente (pensamiento, sentimiento y voluntad), afectada así, desarrollada perversa, trae la acción perversa. La Psora ha viciado la mente, las distintas manifestaciones de la acción han sido viciadas y las acciones del hombre necesariamente son perversas; y ésta acción perversa trae las otras dos enfermedades: "Sicosis y Sífilis" "La Psora es el resultado del pensamiento perverso y Sicosis y Sífilis son el resultado de la acción perversa." Por lo tanto, se sigue que sin Psora no puede haber Sicosis o Sífilis porque sin haber pensamiento, no puede haber acción. Así, sin Psora no puede haber enfermedad. En efecto, la Psora ha preparado el terreno para todas nuestras enfermedades y también para la Sicosis y Sífilis. La Psora es por lo tanto, la causa de estas dos. La Psora es la causa primaria, la única causa de todas las enfermedades. Todas las enfermedades diferentes son sólo una manifestación externa de la causa interna, Psora. No puede haber enfermedad en el hombre, es decir, en el cuerpo externo si no hay impregnación de ésta enfermedad en la mente interna, porque el cuerpo externo es sólo un reflejo de lo interno.

He intentado dar una correcta idea de Psora, su desarrollo y carácter y yo espero que sirva para no confundirla con la "sarna". De la misma manera como algunos actualmente confunden Psora con Sarna, también confunden Sicosis con descarga gonorréica y Sífilis con chancro. Pero esto jamás será así. Sicosis no es gonorrea, ni Sífilis chancro y nosotros debemos entender Sicosis y Sífilis correctamente pues cualquier mala concepción nos llevará a errores.

Sicosis: A fin de entender Sicosis, es necesario primero que todo, entender la gonorrea, de esta forma evitamos confundir una con la otra. La gonorrea no es la descarga que resulta de una inflamación del canal uretral debido a una insolación o a excesos de comidas o bebidas. Esta es otra cosa. Es un potente veneno que infecta, el cual es adquirido por la co-habitación con una mujer que realmente la ha tenido. Es también una herencia de los padres, quienes pudieron haberlo adquirido a su vez, heredado. Así, ésta gonorrea, ya sea adquirida o heredada, puede ser radicalmente curada por un verdadero tratamiento homeopático y si es curada en forma inmediata, no hay alteración alguna. (No es mi intención escribir acerca de la gonorrea y su tratamiento porque ésto puede llevar varios libros sobre la materia, mi objeto es darle alguna idea de Sicosis y todo lo relacionado a ésta). Pero si por el contrario, ésta no es "curada" de acuerdo con la ley de similitud, -la única ley de curación,- se implanta sobre el sistema el gran miasma, Sicosis. "Sicosis por lo tanto, no es Gonorrea, aunque es una condición tal del sistema, que está ligada a éste por la Gonorrea cuando ésta no ha sido curada, sino sólo hecha desaparecer, sea por el curso de un tratamiento no homeopático, o por sí misma". Un tratamiento no homeopático es decir, no basado en la ley de similitud, sólo remueve la infección local de la gonorrea, la forma de su descarga característica y vuelve la infección "hacia adentro, y luego ésta ataca gradualmente los órganos más internos y establece la Sicosis." Si la infección local solamente es removida, la energía de la enfermedad realiza su trabaja hacia adentro.

Se puede rescatar de esto aún, pero esto nunca pasa porque cuando los órganos internos son atacados, la infección no aparece en forma de descarga, sino en el modo característico de expresión de cada órgano y esto causa dificultad en la comprensión de que es un aspecto diferente de la misma infección. Si ataca el tracto digestivo, quizá ésta aparecerá en forma de cólicos y el médico ordinario no tiene la razón para interpretar esto como una modificación de la gonorrea en una parte más interna del sistema. El cólico es tratado entonces con su viejo concepto y rápidamente desaparece sólo para reaparecer en un órgano más importante. Quizá se instale en este momento en el corazón como reumatismo hasta que al final se combina con la Psora (porque realmente la Psora está y no podría haber gonorrea sin que la Psora la hubiera hecho posible desarrollar) y se produce una complejidad que hace difícil al sistema liberarse de esto.

Ahora quizá es más claro para nosotros que como la Psora, la Sicosis es sólo una condición de la energía vital y que ésta es adquirida por la supresión de la Gonorrea y que no debería por lo tanto, confundirse ni identificarse con Gonorrea. La Psora es adquirida por el pensamiento perverso y la Sicosis por la acción perversa. El curso de la Psora es del centro a la periferia, de la mente al cuerpo, del prurito mental a la picazón del cuerpo, pero el curso de la Sicosis es naturalmente de la periferia al centro, del cuerpo a la mente, de la descarga gonorréica al cólico, reumatismo e insanía. La Psora ha dado realmente al hombre una tendencia a varias enfermedades y la Sicosis le dará ahora varias otras enfermedades, primero por sí misma y luego por la combinación con la Psora.

Sífilis: Ésta también es a menudo identificada con el chancro, pero es una grave equivocación considerar que el chancro es la Sífilis, así como considerar que la sarna es la Psora y la gonorrea la Sicosis. Como la Sicosis, la sífilis es también el resultado de la acción perversa, así como la Psora es el resultado del pensamiento perverso. Muy lejos están la Sicosis y la Sífilis de ser similares, ya que tienen una diferencia primara y ésta diferencia primaria es la diferencia entre la gonorrea y el chancro. La primera se muestra con una ulceración e inflamación "en" el canal y también "en la base de los órganos genitales", con una pesada descarga, mientras que la última aparece en forma de una ulceración similar e inflamación "ganglionar". De modo que si ésta condición de úlcera o chancro como es llamado, no es curado homeopáticamente y en cambio sólo es removido por un método no curativo y sí supresivo, ésta sífilis se instala en el sistema. ·"Así como la Sicosis es una condición del sistema originada por la supresión de la descarga gonorréica, la Sífilis es también una condición del sistema, originada por la supresión del chancro. La supresión del chancro remueve la manifestación primaria de los ganglios de la superficie y se vuelve hacia el interior. El proceso de Sífilis es también de la periferia al centro, del cuerpo a la mente. La Psora prepara al hombre para todas las enfermedades, aún para la Sicosis y Sífilis y la Sicosis y Sífilis respectivamente le dan la tendencia a tipos específicos de enfermedades. No nos permitamos entonces confundir Psora, Sicosis y Sífilis con algunas enfermedades particulares, sino que permitámonos entenderlas sólo como determinadas "condiciones del sistema" que le dan a este sistema la tendencia a ciertos tipos específicos de enfermedades, cada uno por su propia vía. Es como decir que Psora dá enfermedades de un tipo que Sicosis y Sífilis no pueden dar. Sicosis dá enfermedades de otro tipo que la Psora y Sífilis no pueden dar y la Sífilis dá enfermedades de un tercer tipo, que la Psora y Sicosis no pueden dar. Cada una tiene su propia peculiaridad.

Cuando explicamos la diferencia entre enfermedades agudas y crónicas, ha sido establecido que el punto fundamental de diferencia está en la "naturaleza" de ambas, es decir, una enfermedad aguda tiene la tendencia a terminar por sí misma luego de hacer su curso, mientras que la enfermedad crónica no tiene tal tendencia a terminar por sí misma, sino que por el contrario, tiene una tendencia a continuar y continuar en varias formas hasta ser removida por algún remedio homeopático profundo. Permítannos ahora ver que hay todavía otro punto de diferencia entre ambas que es que la enfermedad aguda no tiene como causa a la Psora, Sicosis o Sífilis. Aunque sí la primera es la causa "primaria" (porque no puede haber enfermedad sin Psora), ellas no son la causa inmediata. Cada enfermedad aguda para que pueda aparecer, debe tener una causa excitante inmediata, o en otras palabras, no puede haber una enfermedad aguda sin una causa excitante. En una enfermedad crónica, el caso no es así, porque una enfermedad crónica tiene por causa sólo a la

Psora, o a veces a la Psora y Sífilis, a la Psora, Sicosis y Sífilis juntas; "por lo tanto, es así que se llega a que una enfermedad aguda tiene una causa excitante inmediata y tiene una tendencia a terminar, mientras que una enfermedad crónica no tiene otra causa inmediata que la Psora, Sicosis y Sífilis y por el contrario, una tendencia a continuar."

Las variadas enfermedades que son estudiadas con sus distintas nomenclaturas en el curso de nuestra práctica, no son en realidad varias enfermedades independientes, aunque puedan ser diferentes sus apariencias, unas de las otras. Ellas son sólo distintas expresiones de Psora, Sicosis y Sífilis o de alguna de dos o tres de éstas. Pero dónde está la evidencia absoluta para una generalización semejante? ¿Cómo puede ser probado que estas enfermedades no son independientes, sino que son sólo manifestaciones de Psora, Sicosis y Sífilis? Para esta cuestión, la mejor y convincente respuesta es invitarlo al estudio de vuestra propia experiencia, así como la mía y la de Hahnemann mismo y no puede dejar de convencerse.

Como para la experiencia ya estudio de casos es necesario que usted pueda tener su propia convicción en la materia, trataré de citar un caso de mi propia experiencia. Si usted sigue cuidadosamente el curso de la curación de este caso, serán encontrados varios hechos prominentes y éstos lo ayudarán a ver que la esencia, la realidad de la enfermedad no es lo que "aparece" como enfermedad.

El Sr. Roy Chowdhury. Edad, 42 o 43 años; residente en Damodarpur, Dt. Maubhum. Se vé regular, delgado. La cabeza más grande en proporción a las otras partes del cuerpo. Temperamento irritable. Comenzó el tratamiento el ll-6-1918. Los síntomas presentes eran: casi siempre una tos seca, constante, prácticamente sin expectoración de mucus aunque con alguna saliva espumosa con estrías de sangre. Deposiciones claras. Se sentía mal alrededor de las 16 y

16.30 hrs. pero no podría ser interpretado como fiebre. No había otros síntomas.

Historia: Los padres habían fallecido y la historia de su edad temprana no la conocía, por lo tanto no estaba disponible.

Hasta los 18 años tenía buena salud. Perdió a su padre a los 18 años. El padre sufrió de asma 4 o 5 años antes de fallecer y murió de diarrea e hidropesía. La madre falleció antes de esto. Luego de dejar la escuela a los 18 años, el paciente practicaba competiciones de natación y un excesivo nadar le acarreó temperaturas todas las tardes. Había dolorimiento en el cuerpo y tos. Se recuperó luego de 10 o 12 días. Fué tratado alopáticamente y el paciente no puede decir si le dieron quinina. Después de este ataque de temperatura, acostumbraba a tener resfrío y tos ocasionalmente, para lo cual hacía unos días de ayuno o usaba alguna medicina alopática.

Alrededor de los 30 años tuvo un ataque de neumonía. Estuvo entre la vida y la muerte en ese tiempo y fué tratado por alópatas. Se recuperó luego de 20 a 25 días. Luego de su recuperación de la neumonía, tuvo el hábito regular de resfriarse por la más leve exposición. Comenzó a tener resfríos a repetición y tos y a veces febrículas, a pesar de todas las precauciones. Tenía a menudo un dolor punzante en el costado izquierdo de su pecho. Gradualmente, a veces tenía estrías de sangre en su esputo. Poco apetito. Estaba satisfecho con unos bocados y luego de la comida el abdómen se distendía. Tenía acidez y una marcada intolerancia por las cosas frías. Tuvo una agravación severa el último invierno. Terrible debilidad y no podía dormir luego de las 2 o 3 de la madrugada. Tenía que sentarse en su cama y toser hasta el amanecer y cuando amanecía, sólo aparecía un poco de expectoración de mucus. No había expectoración el resto del día o de la noche.

Examiné sus pulmones, pero no pude encontrar prácticamente nada, salvo un sonido sordo en el pulmón izquierdo en un punto no más grande de 2.5 cms. de circunferencia. No le dí mucha importancia a esto.

De un estudio del caso, arribé a Kali Carb. y le dí una potencia de 200 (14-6-18) diciendo al paciente que vuelva dentro de 15 días. Después de un mes no hubo cambios.

20-7-18: Kali Carb. 10M; tres dósis, una por día.

4-8-18: El paciente avisó que "el dolor en el pecho se incrementó y fué severo durante los tres últimos días particularmente de las 2 a 3 de la noche. Durante el día, sólo tos seca, pero parecía que era menos frecuente que anteriormente." No se medicó.

18-8-18: "La agravación ha pasado y me siento mejor, el apetito parece aumentar. La tos y la debilidad es menor que antes. El sueño no es muy reparador, pero yo me siento mejor". No se medicó.

20-9-18: El paciente había mejorado mucho; pero en esta fecha, aparece una repentina agravación de todos sus síntomas y yo fuí llamado para ver al paciente. Lo que yo ví realmente me asustó. El paciente había tenido un esputo de sangre en la mañana. Había temperatura alta con distensión y timpanismo en abdómen. La condición mental del paciente estaba peor y éste último síntoma me indicaba que esta agravación no era homeopática. Pero sin embargo yo no podía pensar que la medicina fuera errónea. En efecto, rápidamente revisé la historia y ví que mi selección fué correcta. No podría entonces cambiar de medicamento. ¿Pero a qué se debía esta agravación? Yo saque la conclusión de que era ciertamente el curso usual de la enfermedad, la usual agravación. Si por lo tanto mi prescripción estaba correcta, entonces debía ser que no era capaz de competir con la energía dfe la enfermedad, entonces saqué la conclusión de que había algo más tenaz en el paciente que no permitía irse a la enfermedad.

Ahora, a qué se debía esta tenacidad, o en otras palabras ¿qué es lo que no permitía a mi medicina actuar? Debía haber Psora. Y yo le dí una dósis de Sulphur M.

16-10-18: El paciente vino a verme personalmente y me mostró una erupción en su cuerpo. Examiné esa erupción y comprendí que era Sicótica. Remarqué aquí que tan pronto como la Psora fué controlada con Sulphur, Kali Carb. en su acción antisicótica desarrolló toda su acción. Por lo tanto, avisé al paciente que no interfiriera la erupción. Al mismo tiempo que la aparición de la erupción, la condición del paciente estaba mucho mejor. No había esputos de sangre desde el 5-10-18.

24-10-18: Cuando vía al paciente en esta fecha no podía salir de mi asombro. A Dios gracias, todo el cuerpo estaba cubierto con una innumerable erupción, más en la cabeza, genitales y párpados.

15-11-18: La erupción fué desapareciendo gradualmente y le dí una dópsis de Sulphur C.M. el 20-11-18. (No pude darle una potencia tan alta antes pues la condición del paciente estaba muy débil y no hubiera tolerado una reacción de tan alta dósis).

14-12-18: Algunas erupciones más aparecieron y luego desaparecieron. Note por favor que el paciente fué recuperándose gradualmente a pesar de las erupciones o más correctamente, simultáneamente con las erupciones. Ahora había sólo una tos seca, expectoración en la madrugada, sensibilidad al frío que ahora era menor que al comienzo del tratamiento.

7-3-19: Anoté que el paciente estaba mucho mejor y la única alteración era su tendencia a resfriarse. Le indique que esperara.

11-4-19: La única alteración era su tendencia a tomar frío y esto no había dejado al paciente aún. No había señal de adelanto alguno desde la última medicina dada (Kali Carb). Por lo tanto, le dí una dósis de Tuberculinum C.M. Luego de esto, no tuve noticias de este paciente. Cuando me encontré con él luego de un año de la dósis de Tuberculinum C.M. me dijo que estaba completamente libre de enfermedades.

El caso citado muestra claramente que el paciente tenía Sicosis con una base Psórica. Era la Sicosis que le dió a él el esputo de sangre y la tisis y era la Sicosis que le dió las varias así llamadas enfermedades que tuvo el paciente, luego de los 18 años. Y cuando Kali Carb., un profundo remedio antisicótico le fué dado de acuerdo con la indicación de la condición del paciente, se vió alguna mejoría. Pero como hay Psora siempre detrás de la Sicosis y la Sífilis, ésta se había implantado en el sistema y no permitía abandonar la condición Sicótica del paciente. Y tan pronto como un antipsórico (Sulphur) fué dado, toda la mancha Sicótica apareció en la superficie en forma de erupción y pasó. Pero todavía el paciente no estaba completamente curado pues tenía aún la tendencia a resfriarse. Esto indicaba que la energía de la enfermedad estaba más en el interior de lo que alcanzaba Sulphur y Kali Carb. Un remedio de acción más profunda fué dado, Tuberculinum C.M.

Ahora puede ser menos difícil entender que varias, de las así llamadas enfermedades que pasan bajo diferentes nombres, no son enfermedades independientes. Hay una sóla enfermedad en un hombre y ésta es tanto Psora, o Psora + Sicosis, o Psora + Sicosis + Sífilis. Es sólo la diferencia en la proporción, es decir, en la fuerza de los tres miasmas diferentes en sus combinaciones en las diferentes personas que suministran la explicación de las diferencias en las expresiones de las enfermedades.

Hay una enfermedad solamente en el hombre y las manifestaciones diferentes en la forma de fiebre, reumatismo, tos, asma, tuberculosis, etc. son sólo algunas expresiones.

Permítanme recapitular ahora que la Psora es siempre el factor predominante, o en otras palabras, es el miasma indispensable y se puede decir que la Psora es la única causa de todas las enfermedades crónicas. Aunque la Sicosis y Sífilis se combinen con la Psora, es el hecho que no puede haber Sicosis y Sífilis sin que esté la Psora, pues la Psora es la causa de Sicosis y Sífilis también. Así es un hecho inequívoco que la Psora es la única causa de todas las enfermedades, no interesando el nombre de la enfermedad crónica con que es reconocido por la gente común y por la escuela alopática.

Si nosotros decimos que Psora es la única causa de todas las así llamadas enfermedades crónicas y que todas las enfermedades crónicas son sólo manifestaciones de Psora, se resume que la Psora es la única enfermedad crónica. Temo que más de un homeópata reconocido, - y no hablar de los alópatas, - se espantarán por esta arrolladora manifestación y la razón no está lejos de buscar. Alguna gente siente disgusto de realizar el ejercicio necesario de la observación. Si un paciente viene a usted y sufre de una erupción en la piel y si usted le avisa que se guarde de usar algún ungüento y le previene que la supresión con el ungüento le puede traer un serio desastre, simplemente se reirá de usted.

Si en cambio, un sarampión es suprimido por un mal tratamiento o por exposición al frío o por otra causa, todo el mundo entenderá que estas consecuencias no son muy felices y que tal supresión de sarampión a menudo trae convulsiones, parálisis, idiocia y aún la muerte. Todo el mundo entiende esto, pero todo el mundo falla en entender que la supresión de sarna puede traer un desastre similar. ¿Por qué? Porque el efecto de la supresión del sarampión se desarrolla rápido, mientras que el efecto de la supresión de la sarna se desarrolla muy lentamente.

Se excusa que la gente común falle en su entendimiento, pero es absolutamente inexcusable la falta de observación e interpretación de parte de avezados en el arte de curar, absolutamente inexcusable.

Esta Psora es la única causa de todas las enfermedades crónicas, en otras palabras, la Psora es realmente la única enfermedad crónica de la tierra y este hecho aparentemente imposible no puede efectivamente llegar a usted de otro modo que a través de un desapasionado y crítico análisis en el curso de su propia práctica. Pero yo aún citaré algunos hechos más de razón y evidencia (como el caso del paciente citado), con el objeto de dilucidar el primer punto.

1) *Hechos de razonamiento*: Ha sido establecido que este prurito físico es la expresión externa de la Psora. Hay un disturbio en la mente primero que todo, al que hemos llamado prurito mental; y este desórden de la mente o prurito mental es reflejado por consecuencia en el cuerpo. Pero un argumento se puede dar: "Si hay un desórden en la mente, ¿por qué no se "confina" en la mente? ¿Por qué la necesidad de aparecer en el cuerpo?" A esto hay que responder que es así de acuerdo con la ley de la naturaleza. Cuando hay un desórden en la mente, la mente se carga lo que puede y su natural tendencia, en cada caso, es liberarse. La mente desea desahogarse a sí misma. Si usted tiene un disturbio por una mala noticia, usted se siente tremendamente desdichado, tanto tiempo como lo retiene en su mente sólo y no puede compartirlo con otros. Pero tan pronto como un amigo lo compele a revelarle el hecho y tan pronto como lo realiza, usted ciertamente se aliviará un tanto.

Por lo tanto es correcto que la mente naturalmente deseé liberarse y sacar su pesadumbre. Ahora, el desórden de la mente es así naturalmente arrojado a la superficie del cuerpo en la forma de prurito. Sólo note que este proceso, que es un proceso inevitable de la naturaleza, libera la mente, pero además, ayuda al proceso de curación. "Cuando la enfermedad está llegando a su fin, llega a la superficie, pero cuando la enfermedad se incrementa, su curso es hacia adentro, hacia el interior."

Si el proceso natural es un proceso de adentro hacia afuera, y así es como las manifestaciones externas de prurito, etc., aparecen en la piel, ¿qué otra cosa, qué desastres se pueden esperar de manipular este prurito con ungüentos que sólo lo llevan al interior? Si tiene que haber alguna cura después de tornar al interior el prurito, no puede ser posible otra vía que de volverlo al exterior. La observación confirmará esto siempre. Cuando sin embargo, el prurito, etc. es llevado al interior por aplicaciones de ungüentos, naturalmente se atacan los órganos internos, afectando antes que todo, algún cambio en su función y luego en su estructura. (Por supuesto que para una degeneración estructural, algún miasma además de Psora, es necesario y esto será detallado luego). Aquél que sostiene que una enfermedad de la piel es sólo una enfermedad de la piel que no tiene conexión con el hombre entero está en un "desgraciado" error. La piel es sólo uno de los órganos del cuerpo y tiene sus funciones, ¿pero son las funciones de los órganos independientes unas de otras? ¿No están todas las partes diferentes (órganos), desempeñando sus funciones "para" una causa común, "para" el hombre todo, - mente y cuerpo? -. ¿No están todas estas partes tendiendo a la salud y bienestar de todo el hombre (mente + cuerpo)? Ciertamente y sus funciones no pueden por lo tanto ser independientes. "Cualquier desviación en la función de algún órgano proporciona siempre una desviación en las funciones de todos los demás", no importando si usted puede encontrar esta desviación al final o no. No hay un tejido, una célula en toda la economía, que no sienta el desórden de otro tejido, otra célula. La piel no es, por lo tanto, una unidad independiente en el hombre y cualquier desviación en ella debe reflejarse en todo el hombre (mente + cuerpo). Si por un proceso de la naturaleza la desviación o desorden de la mente es llevada al exterior, a la piel, en el camino de aliviar al hombre entero y si este proceso es suprimido con la sola teoría de la fuerza bruta y este prurito es destruído por ungüentos, no hay la menor duda que todo el hombre se desordenará. La piel o cualquier órgano no sufre mucho en esta tarea, pero es el hombre todo el que tiene que soportar este embate.

La piel u otro órgano no son unidades independientes. Todos ellos funcionan para el mismo fin, la salud y el bienestar de todo el hombre (mente y cuerpo). Es un hecho común que, cuando un órgano particular se enferma, no es el órgano particular sólo el que sufre. Todo el hombre sufre. Si los órganos, la piel, el hígado y riñones son independientes y si no hubiera una "unidad" detrás de estas pluralidades de los órganos, el órgano independiente sufriría cuando se enfermara, pero no el "hombre". Pero es el hombre el que sufre y no el órgano que está enfermo; jamás pasa que el prurito de la piel no tenga relación con lo interno, con todo el hombre. Si por lo tanto usted sólo vuelve el prurito hacia el interior por la aplicación de ungüentos y no cura a todo el hombre, todo el hombre continúa afectado y afectado más que antes, porque los órganos más importantes y delicados que la piel son atacados en este tiempo y así resultan las variadas enfermedades con sus varios nombres.

2) *Hechos de evidencia:* ¿Cuáles son las evidencias de que la Psora en conjunción con la Sicosis o con la Sífilis o en conjunción con ambas, o la Psora sola es la causa de todas las enfermedades crónicas?

Hay varias evidencias, por supuesto, y yo las enumeraré una por una:

a) Durante el curso de tratamiento de un caso crónico, pasa que los síntomas antiguos del paciente reaparecen (y luego desaparecen) "en el orden inverso a su aparición", es decir, en el orden opuesto en que vinieron. Para hacer esto más claro, citaré un caso:

Una señora sufría de leucorrea y por 20 años o más no se pudo quitar el hábito de una incontinencia urinaria noctura, hábito que tenía desde niña. Era pequeña y agradable, y su esposo había gastado mucho dinero para su tratamiento. Entonces él vino a mi consulta. En el lenguaje de Hahnemann, era un caso "de una sola de las partes" y así es como yo tomé la historia. Recordaba que cuando era una niña de tres años, había sufrido de eczema. Tuvo una severa picazón y exudación pegajosa, tan pegajosa que en la mañana la sábana de la cama se encontraba pegada al cuerpo. Tenía una complexión morena y era más bien obesa. Además tenía constipación. No había dificultad en seleccionar Graphites y yo le dí una dosis de C.M. e instruí al esposo para que avisara en quince días o antes si había algún cambio. No hubo ningún cambio a los quince días, pero luego de 18 o 19 días me avisaron que la paciente había tenido una descarga quemante. No había en la historia de la paciente, tal como me la dieron, que el marido hubiera tenido gonorrea y que la esposa la hubiera adquirido de él. De cualquier modo, tuve que ver precipitadamente a la paciente y encontré que tenía fiebre. A través del exámen pude entender que la descarga era gonorréica, pero no tuve la impertinencia de decírselo abiertamente. Yo le pregunté "¿cuál puede ser la causa de una descarga así?" El esposo admitió francamente que él tuvo gonorrea y me lo dijo todo a mí. Enseguida entendí la acción de mi medicamento y como un modo de hacer algo, le dí varias dosis de placebo.

Luego de 9 o 10 días, es decir luego de un mes de la dósis de Graphites C.M., desapareció la descarga gonorréica y con esto la leucorrea, pero en lugar de esto, todo el cuerpo se cubrió de eczema. La paciente se sentía mejor ahora y mi instrucción de no usar ungüento alguno no fué desoída. Gradualmente la exudación del eczema cesó y asumió el carácter de seco. Le dí entonces Sepia 50M, y al final Sulphur, pero no necesito entrar en estos detalles, pues mi objetivo al citar este caso es simplemente mostrar el camino inverso en la aparición de los síntomas antiguos y su gradual desaparición y cura. Este caso muestra claramente cómo el síntoma "gonorrea" apareció inmediatamente luego de la toma del medicamento y cómo reapareció el viejo eczema con su característica antigua y cómo también con la desaparición del eczema desapareció el hábito de la incontinencia. Este caso muestra claramente que "una medicina homeopática en potencia alta, prescrita correctamente de acuerdo a la ley de similitud vuelve a traer los síntomas antiguos, (los que no fueron curados, sino simplemente suprimidos por un tratamiento no científico), en el orden inverso a su aparición, el prurito que es la manifestación de la Psora, aparece al final de todo". ¿No prueba esto que la Psora es la causa de todas las así llamadas enfermedades, o mejor dicho, que la Psora es la única enfermedad crónica?

Si como en el caso referido, la gonorrea está también latente en el sistema, entonces la gonorrea tiene que aparecer y desaparecer bajo la acción de una medicina potentizada. Este pequeño caso muestra una evidencia inequívoca del hecho de que existe la Psora solamente y que todas las así llamadas enfermedades, son sólo manifestaciones de Psora.

b) Como a menudo pasa, un hombre está aparentemente sano, pero cae repentinamente enfermo por alguna leve irregularidad, por ejemplo, una corta caminata bajo el sol, un breve nadar o una leve exposición a la humedad de la lluvia u otra causa ligera. Y él piensa que este ligero malestar no es nada y la pasa mal unos días. Pero desafortunadamente con este ligero malestar, va teniendo una enfermedad tras otra. Sus parientes también piensan que no hay gran irregularidad en una simple mojadura por una lluvia y el hombre sufre de una y otra enfermedad como ésta. En realidad parece a todos, que él sufre mucho, mucho más en proporción a la causa aparente. Un cuidadoso exámen nos revelaría en cada caso que la pequeña causa en cuestión no es "realmente" la causa de su enfermedad. La "causa real" está oculta en él y la ligera irregularidad sólo la trae a la luz. La causa estaba dormida en él y la irregularidad, la causa aparente, sólo la "despierta". No puede ser que una ligera irregularidad fuera la causa de un efecto tan grande y la "causa oculta debe ser la Psora y ninguna otra."

c) Un cuidadoso exámen de un número de casos crónicos mostrarán que ellos tienen "una característica inherente a continuar", de no dejar al paciente y de aparecer repetidamente en varias formas; y la regularidad de hábitos, de dieta, de cambios climáticos, etc. no afectan esta característica. Esto hace sugerir o semejar, que las formas variadas de las enfermedades no son la misma cosa, o que remediando a éstas se tendría que remediar la enfermedad crónica, lo cual por supuesto, jamás es el caso. Parece como si detrás de todas estas enfermedades (manifestaciones), hay algo que las produce, y es este "algo" que requiere ser removido, a fin de efectuar una permanente aniquilación de la enfermedad crónica. Si usted desea parar la muestra de la película, usted tiene que remover al operador, porque si el operador está haciendo su trabajo, la película continúa apareciendo en la pantalla.

d) A menudo la gente común, para no hablar de los médicos experimentados, encuentran que ciertos pacientes que sufren de varias enfermedades, se alivian de éstas repentinamente cuando alguna erupción en la piel aparece. Esto también muestra que la erupción latente en el sistema es el hecho principal en estos casos.

Yo he dado al respecto, extensamente, hechos de la razón y del entendimiento que muestran que la Psora es la única causa de todas las variadas enfermedades y yo lo invito a confirmar sus convicciones por un análisis de los casos de curación en su práctica.

Debe quedar claro para usted ahora, qué es una enfermedad crónica, su causa y naturaleza y antes de considerar el modo de su curación, es necesario decirle algo de la "supresión". La primera manifestación de la Psora es en la piel, en la forma de erupciones con prurito y considerar a éstas como algo independiente de todo el hombre, considerar a éstas como meras afecciones locales sin que tengan alguna relación con el resto de la economía, es un error. El tratamiento de estas erupciones con un criterio semejante, es una suerte de permanente inhibición, no es su "curación", sino su "supresión" y le dá a estas manifestaciones un camino hacia el interior. Porque detrás de la aplicación de un ungüento se da un vuelco semejante hacia el interior de la energía de la enfermedad y cómo esto puede ser evitado y remediado, son hechos que debemos conocer antes de considerar el tratamiento de la enfermedad crónica.

CAPITULO III

SUPRESION

Hablaré ahora de "supresión", el bendito método de tratamiento que vuelve la energía de la enfermedad hacia adentro, y crea las más complejas y difíciles enfermedades, una después de la otra. Si entiende lo que es supresión, será capaz de evitar una cantidad de sufrimientos innecesarios para el paciente y problemas para usted.

1) De todos los métodos de supresión, el más común y aún el más peligroso, es la aplicación externa de ungüentos. Ya ha sido puesto realmente en claro que todas las erupciones de la piel que aparecen al ojo no inteligente como una enfermedad local independiente del "hombre" es sin embargo, la Psora reflejada en el cuerpo externo." No son independientes de todo el hombre, sino que son condiciones de todo el hombre expresadas de este modo particular en estas localizaciones particulares." Es por lo tanto extremadamente necio tratarlas como unidades independientes y arrojarlas de su lugar. Es por supuesto un hecho que ellas desaparecerán rápidamente de la piel por el uso de ungüentos, etc., pero sólo del lugar en donde están porque la enfermedad es de todo el hombre. Está realmente establecido que la gente conoce las malas consecuencias de la supresión del sarampión o viruela, pero ellos no admiten que la supresión de la sarna puede también resultar con consecuencias desastrosas similares. El hecho es que en el caso de sarampión o viruela, el desastre aparece rápidamente, de modo que se puede atribuír enseguida a la supresión, mientras que en el caso de la sarna resulta dificultoso atribuirlo a la supresión, porque las consecuencias aparecen tiempo después de la misma. Pero la ley es siempre uniforme. Si la supresión de una enfermedad lleva al desastre, la supresión de todas las demás enfermedades también llevarán a

lo mismo. Si usted tiene dudas acerca de esto, aclárelas por la cuidadosa observación. Encontrará que no puede haber brechas en la uniformidad de las leyes de la Naturaleza. No es "curación" el uso de ungüentos locales. Cada tratamiento local sólo prepara el camino a otras enfermedades. La afección local puede desaparecer bajo el tratamiento local, pero la desaparición de la enfermedad no es la desaparición de la afección local porque la enfermedad es del "Hombre" y no de su "localización". Cada tratamiento local por lo tanto, necesariamente trae miles de otras enfermedades en otras localizaciones. Todos los otros sistemas de medicina que no sean Homeopatía, sólo desean remover la apariencia local de la enfermedad. Ellos consideran cada enfermedad como una unidad independiente, separada de la "personalidad del paciente" y necesariamente se dirigen a remendar la parte enferma. Pero como ésta no es la vía de una aniquilación de la energía de la enfermedad, es decir, no es la vía de una completa restauración del "hombre" a su estado normal de salud, otras afecciones aparecen en otras partes del cuerpo.

Ellos remueven la sarna, pero aparecen cólicos y estos cólicos son transformados rápidamente en otra enfermedad diferente y similares procedimientos científicos (?) de tratamiento son recomendados. Estos cólicos se suprimen otra vez y entonces aparece rápidamente una tercera cosa hasta que la insanía o muerte aparecen en escena. Un niño pequeño tenía eczema en su pierna y fué tratado con aplicaciones externas de ungüentos. El niño gradualmente (en 3 o 4 meses) desarrolló una dispepsia terrible con debilidad mental y física. El estado del estómago se empeoró tanto al final, que acostumbraba pasar comido sólida no digerida por sus materias fecales. Fué tratado con inyecciones pero sin resultado. Cuando el paciente fué traído a mí le dí una dósis de Psorinum M. y eso sacó el eczema suprimido en pocos días y la dispepsia inveterada que se había implantado en el niño por la supresión del eczema gradualmente desapareció, así como también el eczema. Hay innumerables historias semejantes de supresión de enfermedades de la piel por ungüentos locales con el resultado de las más serias enfermedades y la consecuente curación de las últimas y también de las primeras bajo la acción de una medicina homeopática de acción profunda. La desaparición de la enfermedad resultante bajo la acción de una medicina homeopática y de la enfermedad de piel suprimida luego de su reaparición en su forma original, podría no dejar lugar a cuestionar los desastrosos efectos de la supresión, el desastre de considerar el tratamiento de una enfermedad como algo meramente local, independiente del hombre. No sólo la supresión de la sarna o pruritos, la manifestación externa de la Psora, trae tan tremendo daño al hombre, sino también similar o mayor daño le apareja la supresión de la gonorrea o un chancro, las manifestaciones externas de Sífilis y Sicosis. Uno contrae gonorrea de una prostituta y está ansioso por suprimirse la manifestación que aparece en la forma de descarga y se hace aplicar rápida y secretamente unas cuantas inyecciones.

La Sífilis es tratada del mismo modo despiadado.

Pero la sola remoción de la manifestación local del chancro o la descarga, jamás es equivalente a la erradicación del virus. Este gradualmente impregna todo el hombre y se implantan los miasmas respectivos: Sicosis y Sífilis en la economía y estos miasmas entonces trabajan en el interior, del padre al hijo y así en más, desarrollándose en forma insidiosa en cada generación siguiente, hasta que al final la insanía y la lepra aparecen en la víctima.

Lo descrito es sólo un cuadro de la supresión de las "manifestaciones primarias de los tres miasmas, Psora, Sicosis y Sífilis, pero los problemas no terminan aquí, porque las enfermedades que resultan de estas supresiones son también suprimidas en su desarrollo", del mismo modo despiadado y así hasta la eternidad. Yo he dado sólo una idea de qué es lo que pasa como resultado de la supresión. Temo que el más prestigioso autor de la tierra fallará en darle a usted una descripción exhaustiva de todos los daños que apareja esto.

Además de la supresión de las manifestaciones primarias de los miasmas y de las manifestaciones que aparecen con la supresión de éstas, hay un "tercer tipo de supresión" que afecta de modo más peligroso. "Es la supresión de las manifestaciones. de dos o más miasmas combinados." No hay límite para la variedad de enfermedades que crea. Esto será tratado con detalle más adelante, pues es indispensable conocerlo para un tratamiento exitoso de las enfermedades crónicas.

2) Además de la supresión con "ungüentos", las enfermedades son a menudo suprimidas por el "indiscriminado uso del bisturí por parte del cirujano". Los instrumentos quirúrgicos tienen su esfera de acción, un tratamiento mecánico como éste, tiene que ser usado sólo en afecciones locales de naturaleza mecánica. Está absolutamente contraindicado en los casos donde todo el hombre, todo el sistema, está afectado. Tan pronto como la enfermedad es tal que indica una anormalidad en los procesos del sistema, deja de ser un caso para el cirujano porque en vez de corregir el proceso en el sistema, la remoción de los productos de la enfermedad traerá sólo complicaciones, mientras, el proceso continuará su trabajo, si no en el mismo lugar, ciertamente en algún otro.

Si usted remueve un tumor del párpado que es el producto patológico de un largo curso de alguna clase de funcionamiento anormal del sistema, sólo remueve el producto sin corregir el proceso en falla y el resultado será que el mismo proceso defectivo continuará y por lo tanto el producto de este proceso también continuará formándose. Este producto puede ahora no ser en el mismo lado y de la misma forma, sino en otra parte del cuerpo, de alguna otra forma; como el lugar original le ha ofrecido resistencia, naturalmente tendrá una tendencia a continuar en la línea de menor resistencia. "La indiscreción de la cirugía también suprime y dá un viraje al interior de la energía de la enfermedad, justo como la supresión con ungüentos."

Se debe por lo tanto reconocer que el cirujano tiene su propia esfera de acción y ésta es la esfera de las afecciones locales. Suponga por ejemplo que usted se fractura una rodilla. Ahora éste es un caso en donde el sistema no es evidentemente responsable en ningún aspecto. La fractura no es el resultado de que el hígado o los riñones no realicen sus funciones y aquí no puede por lo tanto reparar el daño con el uso de medicinas internas. Es puramente una afección local, independientemente del hombre y debe por lo tanto ser tratada por el bisturí del cirujano. Se debe recordar que en casos de esta naturaleza también el uso de medicinas homeopáticas es indispensable "cuando la enfermedad sobreviene de una condición del hombre en su integridad", es decir, cuando el daño no es completamente reparado, el propio sistema comienza a fallar y así comienza a ser incapaz de recuperarse de los efectos del daño local a pesar del tratamiento local.

No todo hombre se recupera del efecto de una fractura de rodilla de modo igualmente rápido. Si así pasara, si alguien tuviera un inusual retardo en su recuperación, el hombre mismo (es decir, su sistema), es responsable y en estos casos es indispensable una medicina interna. Al respecto es necesario aclarar que es necesario discriminar cuidadosa y correctamente entre un caso para cirugía y un caso para tratamiento médico; no sólo eso, sino que también se debe evitar el uso indiscriminado de instrumentos quirúrgicos en aquellos casos de real tratamiento médico pues en estos casos, suprimir las manifestaciones de la enfermedad y no la curación del hombre, dará como resultado que la enfermedad se vuelva hacia el interior.

3) Un tercer tipo de supresión resulta del uso de "drogas como quinina, arsénico etc., en dósis ponderables." Es este un tipo común de supresión y debe ser entendido aún por el más simple lego. El agrandamiento del bazo e hígado y miles de cosas que siguen a la supresión de la fiebre por estas drogas es de rutina en nuestro tiempo.

4) Ahora la cuestión llega a las "medicinas homeopáticas" que pueden suprimir enfermedades en vez de curarlas. Decir esto por supuesto, depende de qué es lo que se entiende por "medicinas homeopáticas". Si se refiere a medicinas aplicadas estrictamente de acuerdo a las leyes de curación, 1) La ley de similitud, 2) La ley de potenciación, 3) La ley de observar el uso de una sóla medicina por vez, si uno se refiere a esto, por supuesto la supresión es imposible." Si en cambio se toma en el sentido de que es una gota incolora e inodora sacada de un botiquín homeopático y prescrito por un homeópata que no observa las leyes antes dichas, "puede haber una supresión tan mala por medicinas homeopáticas, tal como por los métodos descritos antes, ya que en esos casos no hay homeoopaticidad entre la medicina y el caso y así la aplicación de la medicina no es homeopática."

Si hay una similitud parcial entre el medicamento elegido y el caso en mano, los síntomas que cubren la medicina pueden ser removidos; pero remover los síntomas no es curar un caso necesariamente.

La verdadera curación consiste en la restauración del paciente a su salud normal y la automática desaparición de los síntomas de enfermedad; sólo en este caso hay "curación." Si esto no pasa, tiene que entender que sólo las manifestaciones en la forma de síntoma han desaparecido, mientras el paciente continúa aún enfermo. Una cosa se debe hacer notar aquí, que en el caso de una supresión homeopática el daño es generalmente menor que en los otros casos de supresión, pues en ésta, la energía de la enfermedad no siempre toma un camino hacia el interior. Esto pasa cuando el paciente no está completamente curado y así, la energía de la enfermedad tiene permitido el continuar su trabajo. Si por lo tanto nosotros queremos pasar como homeópatas, debemos hacer referencia a este tipo de supresión, porque aunque ésta es la menos dañina de todos los otros tipos de supresión, no tiene que tener cabida en nuestras manos porque la labor del homeópata consiste en "curar al enfermo."

Aunque lo descrito no significa un desarrollo exhaustivo de los distintos métodos de supresión y como la supresión resulta de varios métodos de tratamiento no homeopático no curativos, permitámonos entonces entender qué es la "curación."

CAPITULO IV

CURACION

Ordinariamente se entiende por "curación" la desaparición de los síntomas de la enfermedad, o en otras palabras, si los síntomas de un caso particular desaparecen luego de la administración de una medicina, esto es curación. Si el paciente no muere y los síntomas han desaparecido, se dice que se efectuó una curación, no importando si otros síntomas de características diferentes aparecen y estos últimos síntomas son atribuídos a una enfermedad distinta que no tiene conexión con la primera. Pero esto es un tremendo error. Hemos estudiado que realmente estos síntomas son sólo una expresión de la enfermedad y que ellos no son la enfermedad misma y hemos aprendido también que esta pluralidad de síntomas tienen una "unidad" detrás de ellos y que ésta es la anormalidad, que es la pérdida de armonía en esta "unidad" lo que debe ser corregido, esto es lo que constituye la curación. Todos los otros métodos solo desean "remover la enfermedad" y por lo tanto, ellos entienden la curación como lo antes dicho. "Pero para el homeópata consiste en restaurar al hombre enfermo la salud". Es sólo el paciente, para el homeópata, lo que es un todo y para él, "la enfermedad" no es nada más que una manifestación de la condición del paciente y si el paciente puede ser corregido, la manifestación (es decir, su condición de enfermo) desaparece, pero si la manifestación sola es corregida, el paciente "no" necesariamente se corrige y cura. El alópata dice "he curado la fiebre y si aparece como asma luego, es algo diferente y será tratado en su momento", "la viruela ha sido curada y la disentería que ha aparecido es una cosa nueva, tiene que ser tratada por separado." Ahora veamos, si esta es la idea de "curación" de los especialistas, se disculpa que la gente común tenga ideas similares.

"Como homeópatas, por lo tanto, debemos entender que es el paciente el que debe ser curado y no los síntomas de la enfermedad los que deben ser removidos."

Así por lo tanto, los síntomas de la enfermedad (llamados enfermedades), son todos ellos sólo expresiones de la enfermedad del hombre.

El hombre enfermo es enfermo cuando ha tenido fiebre, él es el enfermo cuando ha tenido disentería y él es el enfermo cuando tiene asma. El "hombre" está enfermo todo el tiempo; de esta forma, "curando" la fiebre usted cura la fiebre solamente, una condición particular del hombre y no al hombre como tal y así el hombre puede tener disentería y asma luego que usted ha curado la fiebre. Pero si por el contrario usted cura al hombre (como tal) no hay absolutamente lugar para que aparezca la disentería o el asma. "La curación, la verdadera curación por lo tanto, consiste en volver la salud al hombre enfermo y no remover sus síntomas." Por tanto, en un caso en que se remueven los síntomas de la enfermedad y ésto se acompaña de una restitución del hombre enfermo hacia la salud, esto es por supuesto una curación. La idea es que la restitución del hombre enfermo hacia la salud es lo único importante y cuando esto pasa, la enfermedad (así llamada) desaparece automáticamente, mientras que en un caso de mera remoción de la enfermedad, la restitución del hombre enfermo hacia la salud no sigue necesariamente. Una mera remoción de la enfermedad deja lugar para otras enfermedades y en este caso, el "hombre" no es curado.

El hombre no es un autómata como un motor o un reloj. El hombre es un "organismo" y cada desorden en alguna parte de él no se confina a esa parte sola como un desorden en un reloj o un motor.

Cada desorden de alguna de sus partes es un desorden de todo su "organismo" y ese desorden sólo puede ser corregido si todo el organismo es corregido. El desorden del hombre no puede ser corregido solo en la parte desordenada como un reloj o un motor, donde se corrige una parte en particular. Así, una desorden de una parte particular del hombre, es decir, una enfermedad, corresponde a todo el hombre y esto puede ser curado sólo cuando todo el hombre es curado.

Ahora, ¿qué es lo que hay en el hombre que lo hace un "organismo" y no un autómata, como un reloj o un motor? "Es la mente y es la mente la que representa al hombre. El cuerpo es sólo una reflexión de la mente y la enfermedad comienza en la mente y luego se refleja en el cuerpo y es esta reflexión física que comúnmente se reconoce como enfermedad." Si sólo la reflexión física es removida, la enfermedad real que está en la mente no necesariamente desaparece. La curación por lo tanto, debe comenzar en la mente y la enfermedad, la reflexión física de ésta en el cuerpo desaparecerá automáticamente. Corregir la reflexión no es corregir aquello que produjo esta reflexión. Es por lo tanto inútil para efectuar una curación, es decir, la restitución de todo el hombre a su condición normal, la simple remoción de la enfermedad, la mera apariencia de ésta en el cuerpo físico para efectuar una curación; se debe por lo tanto, corregir la mente. Si el desorden mental es llevado al orden, no hay más desorden que trasmitir al cuerpo; en cambio se trasmite "orden" por la mente ahora y el desorden que había trasmitido gradualmente desaparecerá. Esto es "curación". Ésta comienza en la mente, luego va al cuerpo. Si tal vez el desorden físico desaparece sin la correspondiente desaparición del desorden mental, tome esto como que no se ha efectuado una verdadera curación.

"En un caso de Rhus tox. o de Arsenicum el paciente primero aquieta su mente y luego el trastorno físico se calma gradualmente."

Permítanme citar un caso. La esposa de un abogado sufría de fiebre alta y diarrea. Ella tenía un embarazo de 5 meses. Fué tratada por varios alópatas y luego de dos meses, es decir, a los 7 meses de embarazo abortó y su estado se volvió alarmante. Fuí llamado en ese momento, pero por la condición de la paciente no le dí muchas esperanzas al esposo. Sin embargo fuí persuadido de tomar el caso y así lo hice. Le dí Mur.Ac.como lo indicaban sus síntomas y casi todos los síntomas físicos mejoraron en un día pero no hubo mejoría mental. Su familia estaba contenta con la mejoría física pero yo me ví obligado a decirles que no había tal mejoría pues no se había mejorado su estado mental. Y mi aprensión era cierta. La paciente falleció en unos días. Fíjense aquí que no había error en la selección, sin embargo la paciente no vivió. El hecho es que la mejoría no había "comenzado" en la mente y por lo tanto no había aparecido la curación, sólo desaparecieron los síntomas de la enfermedad.

CAPITULO V

EL COMIENZO DE LA CURACION

Se entiende por lo tanto, que la "curación comienza en la mente". Si esto no pasa, si "el paciente mismo" no se siente mejor y aliviado, hay que entender que la curación no ha comenzado, aún si los síntomas físicos mejoran. Puede pasar a veces que los síntomas físicos se agravan por el uso de la medicina pero "si hay una mejoría del estado mental, es cierto que el proceso de curación ha comenzado." Si hay quizá una mejoría de la condición física del paciente, además de la mejoría, alivio y tranquilidad mental, mucho mejor.

La curación es una rápida, suave y permanente restitución de la salud. Note aquí que no es solamente una "restitución de la salud," sino que "es una particular restitución de la salud." ¿Cuál es esta particularidad? debe de ser "rápida, suave y permanente." Si el proceso es lento o si no es suave, es decir, violento o si la restauración de la salud no es permanente, no hay curación. Si usted remueve un tumor con una operación, el herpes con un potente ungüento, la fiebre con una fuerte dósis de quinina, no es curación porque este proceso no es suave, aunque puede ser rápido y la restauración de la salud nunca es permanente. El proceso de curación por cierto, es siempre suave. No hay "fuerza bruta" en esto.

Se puede argumentar que a veces la acción de la medicina homeopática es muy violenta, lejos de ser suave. A pesar de eso, aún hay curación. Permítanme citar un caso. "Un niño de 7 años, hijo de un reputado abogado, sufría de fiebre tifoidea. Fué tratado alopáticamente 22 o 23 días. Luego me llevaron a verlo. Encontré al niño con el siguiente cuadro: Inmóvil, no había sensibilidad de los globos oculares al tocarlos con los dedos, los pies los movía automáticamente a intervalos. No había deposiciones en las últimas 12 o 13 hrs.; el abdómen estaba distendido. Había tenido temperatura alta anteriormente pero ese día tanía 37º C. Le dije al padre que no había esperanza, aunque haría lo debido para salvar al niño. Prescribí Zincum 200 una toma cada hora hasta que notaran un cambio, el cual no podría ser esperado enseguida. También le dije al padre que si aparecía algo nuevo, esto se debería a la toma del medicamento y que no había absolutamente otra cosa que pudiera hacer bien al niño. Era necesario por lo tanto, tener paciencia; y paciencia es lo que se debe tener en Homeopatía en estos casos, porque los otros métodos de tratamiento pueden difícilmente ayudarlo. Sin embargo fuí avisado alderredor de las 9 o 10 de la mañana siguiente, que el paciente tuvo deposiciones negras y que emitía gritos agudos a intervalos. Tuve que verlo y esperé alrededor de una hora. El grito agudo gradualmente se convirtió en una terrible convulsión, tan terrible, que yo pude medir su severidad sólo por haberla visto. Toqué los globos oculares y comprendí que tenían alguna sensibilidad. Esto indicaba que el paciente estaba mejor. Por otro lado, viendo la extrema agonía del paciente, yo podría haber pensado que necesitaba otra medicina, pero habría sido erróneo. Se lo dije al padre y agregué que había alguna mejoría y quizá alguna esperanza. No entraré en más detalles del caso que oportunamente se curó. Hemos de considerar solamente "por qué la acción de la medicina fué violenta en vez de suave." Si reflexionamos un momento, veremos que no fué la acción de la medicina, sino la reacción del paciente, o mejor dicho, la curación del paciente. Todos los productos mórbidos de la enfermedad fueron suprimidos por los doctores científicos con su científica ignorancia y ¿qué otra cosa podía hacer el paciente para arrojar todo lo acumulado en su natural tendencia de aliviarse, tendencia que volvió a tener con unas cuantas dósis de Zincum 200? Si no hubiera habido tal acumulación de productos mórbidos, o en otras palabras, si no hubiera habido supresión de las manifestaciones de la enfermedad, no hubiera habido un esfuerzo tan violento del sistema para desembarazarse de estos.

En un caso donde no haya una supresión no científica, la acción de la medicina homeopática y la respuesta del paciente a ésta es suave siempre. Si el caño de desagüe se tapa con una cantidad de basura, ¿no hay que echarle agua con fuerza para removerla y liberar su vía?

"Lo referido sugiere que el proceso de curación es un proceso de la energía vital y no un proceso de la acción del medicamento." La medicina potentizada sólo dá un empuje al proceso normal de la energía vital que desafortunadamente se volvió anormal y no es la medicina la que actúa. Esto puede ser posible con drogas crudas, no potentizadas, en dosis materiales y no puede ser nunca con drogas potentizadas, las cuales son prácticamente inmateriales. Si por lo tanto el proceso de curación es un proceso de la energía vital, éste debe ser "rápido, suave y permanente." Permítanme imaginar por un momento el proceso de una energía vital sana. Fluye rápida, suavemente, de tal modo, que llegamos a tener conciencia de ello. "El proceso curativo, que es un proceso vital, es por lo tanto suave." No hay elementos o fuerzas con oposiciones en éste. No es un proceso en el cual una medicina penetra en el sistema y se opone ella misma al proceso de la energía de la enfermedad. Si éste fuera el caso, entonces el proceso tendría que ser no sólo doloroso, sino también de corta vida. Y en tal caso, el proceso de curación tendría simultáneamente que terminar con la finalización de la acción de la medicina. Esto pasa invariablemente con curaciones no homeopáticas y por lo tanto, ellas no son curación en realidad. Tome por ejemplo el caso de la fiebre reprimida con quinina. Tan pronto como la acción de la quinina se acaba, hay una recidiva. Este proceso no es un proceso de curación, porque "este no es un proceso de la energía vital misma, sino de la medicina contra la condición enferma de la energía vital." La curación por lo tanto, depende del "carácter del proceso." "Si hay un proceso de la energía vital suave, pronto y permanente y si la medicina usada no se opone a la energía vital sino que por el contrario, está en armonía con ella, entonces es un proceso de curación." La desaparición forzada de los síntomas por un corto tiempo con efectos violentos en el organismo, no es curación. La curación homeopática es siempre suave, rápida y permanente y es siempre un proceso en el cual la medicina no se "opone" al fluír vital, sino que está en armonía con él. Es por eso que es tan suave. Por lo tanto, cuando el proceso de curación bajo una medicina es a veces violento, es porque invariablemente en esos casos, hubo algunas supresiones previas y la supresión lleva la enfermedad hacia el interior y hace más difultosa su erradicación. Y así es como en estos casos, el proceso vital tiene que esforzarse al máximo para obtener alivio.

Ya ha sido explicado que la curación sobreviene como el resultado de la administración de medicinas homeopáticas, de acuerdo estrictamente con las leyes de curación y debe ser suave y que a veces se desarrolla con cierta violencia. Violencia significa oposición y las drogas homeopáticas no tienen nunca la relación de "oposición" con la enfermedad (es decir, con la energía vital enferma), sino que una relación de "similitud". Y ésta similitud significa que la medicina actúa "con" la corriente de la energía vital y no "contra" ella. La sutil droga potentizada, la cual ha sido hecha tan sutil como la energía vital misma (por la potentización); y con la cual tiene una relación de similitud que es como decir que tiene una tendencia a fluír "con el proceso de la energía vital y no "contra" éste, restaura por lo tanto, instantáneamente el orden de la energía vital en la mente". Y como la enfermedad física es sólo un reflejo de la condición mental, la desaparición de los síntomas físicos siguen enseguida.

No sólo el proceso de curación debe ser "rápido, suave y permanente", y no sólo el proceso de curación debe manifestarse antes que todo en la mente como ya ha sido explicado, sino que la curación debe ser efectuada por la aplicación de medicinas con "principios definidos, natural y fácilmente comprensibles." No hay curación posible, salvo que los principios sean definidos, no hay curación posible salvo que sean principios naturales y finalmente, no hay curación posible salvo que éstos principios sean fácilmente comprensibles. Si los principios o leyes de acuerdo con los cuales usted aplica la medicina no son fácilmente comprensibles, o en otras palabras, si son ininteligibles, no puede haber aplicación práctica de la medicina, ni alguna esperanza de éxito. Aplicar la medicina sin entender el método de su aplicación, es realmente depender del azar, y por lo tanto, equivale a tirar una piedra en la obscuridad. Así como si usted no sabe qué pasará y a quién golpeará si tira esa piedra en la obscuridad, en forma similar no puede estar seguro de qué pasara si administra una medicina sin conocer el modo de su administración. Por lo tanto, las leyes de acuerdo con las cuales administrará la medicina, deben ser inteligibles para usted.

La simpleza de las leyes de la aplicación de las drogas debe ser una condición primaria de una curación efectiva. Entonces, las leyes deben ser "definidas y naturales". Las leyes deben ser naturales porque si no, el efecto de la medicina usada sin esta característica es incierto y por lo tanto indefinido. Por ejemplo, si consideramos la ley según la cual "el magnetismo atrae al hierro", esta es una ley "natural" y es definida. No hay excepción para ésta ley. En forma similar, para efectuar una curación, la medicina debe ser aplicada con tales leyes definidas de la Naturaleza. Si un gran homeópata ha establecido que Nux Vomica cura la diarrea, no debemos esperar necesariamente la curación de la diarrea por Nux Vomica, "porque el caso de Nux Vomica de tal manera, no se hace en base a una ley definida de la naturaleza." El hecho de usar Nux Vomica para curar diarreas debe tener aparejada la ley de acuerdo a la cual Nux Vomica cura diarreas. Esta ley es la ley de similitud y si nosotros usamos Nux Vomica en un caso de diarrea donde se cumple esta ley, nosotros "debemos" efectuar una curación. ¿Por qué? porque la ley por la cual ha sido usada la medicina es una ley de la naturaleza y es definida y por lo tanto debe ser "infalible". Me permito mencionar aquí algo de las leyes definidas de la naturaleza, de acuerdo con las cuales se efectúa una curación segura:

1) La Ley de la Similitud
2) La Ley de la Dosis Potentizada
3) La Ley del Uso de una sola medicina por vez
4) La Ley del Uso de la medicina al final de un ataque, en vez de durante su curso.

Estas son leyes definidas de la naturaleza, ellas han sido establecidas más allá de todo cuestionamiento por repetidas observaciones y si la curación es efectuada bajo estas leyes, entonces sólo produce una curación; de otro modo sóloe es una "desaparición de los síntomas" de la enfermedad. Y "una mera desaparición de los síntomas de la enfermedad no necesariamente es curación", como ya hemos realmente entendido.

Ahora llegamos a esto: "cuáles son las condiciones definidas y fijas que debe haber para poder hacer una verdadera curación." Y estas condiciones pueden ser resumidas de acuerdo con lo establecido: "la curación es una rápida, suave y permanente restauración de la salud." Si sólo los síntomas de la enfermedad desaparecen bajo el uso de alguna medicina, esto no es "necesariamente" una curación. Curar se refiere al "paciente" y no a la "enfermedad". No hay "enfermedad" que se cure, sino "paciente" que se cura. Los síntomas individuales de una enfermedad no tienen significado si no se refieren a la "individualidad" y es por lo tanto la "individualidad", la "personalidad" la que debe sentir la curación antes que todo. Pero "¿dónde reside la personalidad?" Ésta reside en la "mente" del paciente, ya que el paciente es exactamente como es su mente. Es su mente que lo hace a él así, es decir, a un paciente de un modo particular (que sufre una enfermedad particular) y no de otro modo. Podría haber un paciente con otro modo particular (es decir, sufriendo de otra enfermedad y teniendo otros síntomas), si su mente fuera distinta. "Así la verdadera curación tiene necesariamente que comenzar en la mente" o si no, el resultado será la mera desaparición de los síntomas de la enfermedad. Y si el paciente se siente mejor en la mente luego del uso de la medicina, se puede esperar que la "curación" comienza. Y si esto es así, el efecto de la medicina debe ser rápido, suave y permanente. Porque el proceso de su acción es un proceso natural, un proceso en armonía con el proceso de la energía vital y no en oposición a éste. No hay fuerza bruta en esto. Esto sólo toca a la mente, a la energía vital en su fluír natural y este fluír se manifiesta gradualmente en su cuerpo físico. Si ha habido un flujo normal de la energía vital, habrá un cuerpo normal y esto significa que no volverá la enfermedad; ahora, ambos, mente y cuerpo estarán sanos.

Si al lado de la administración de su medicina están las leyes fijas y definidas de la naturaleza, la curación será "cierta". Será posible para usted anticiparse a la curación cuando ha usado su medicina exactamente de acuerdo con estas leyes definidas y no habrá lugar para el "azar" o para un "accidente." Estas leyes de la naturaleza son infalibles e inevitables y no hay absolutamente alguna "excepción" en éstas, así como no la hay en la ley de gravitación o en otra ley de la Naturaleza.

Yo detallaré las indicaciones de una verdadera curación. Estas indicaciones lo hará capaz de anticiparse con exactitud a la aproximación de la curación. Pero antes de entrar en otros detalles, es necesario imprimir en su mente una cosa muy importante que ya ha sido repetida varias veces.

Esto es que "el proceso de curación, la verdadera curación, es siempre de la mente al cuerpo, del centro a la periferia", mientras que de acuerdo a las otras técnicas, la enfermedad es forzada para su "curación" (remoción) rápidamente de la manera opuesta "de la periferia al centro". Fíjense aquí que es la enfermedad lo que desean remover y no al paciente al que desean curar. Ellos atacan la enfermedad como es su fin, es decir, los síntomas de la superficie con todas sus medicinas y ungüentos y ellos esperan, al remover los síntomas, que la enfermedad automáticamente desaparezca. Pero desafortunadamente, esto jamás sucede porque esto no es "la ley de la naturaleza". La ley de la naturaleza es que la enfermedad comienza en la mente, en el centro y es sólo gradualmente que aparece en el cuerpo.

Este es el inevitable y natural curso de la enfermedad y el curso natural de la curación también debe ser el mismo." Debe comenzar en el centro y luego gradualmente manifestarse en la periferia."

Los alópatas y también otros, excepto los homeópatas, intentan aniquilar la "expresión externa de la enfermedad que se presenta bajo la forma de síntomas", mientras que lo "interno" del paciente (su mente, su centro) permanece inalterado, pues los cambios que producen sus medicinas en el cuerpo físico "no pueden" cambiar la mente. Y así es como ésta permanece inalterable y tan pronto como los síntomas existentes son aniquilados con sus fuertes medicinas, un grupo diferente de síntomas aparecen en otra parte y la mente (el centro) sigue permaneciendo inalterado; ésta debe manifestarse a sí misma en el cuerpo y como ha encontrado oposición en ciertas partes del cuerpo debido a las medicinas que han sido usadas, debe manifestarse ahora en otras partes en donde encuentra menor resistencia. Este es el eterno proceso y esto explica por qué aparece disentería después del sarampión y asma luego de fiebre.

Quisiera prevenir con mucho cuidado a mis lectores que se guarden de practicar un método de tratamiento como el descrito, es decir, un método bajo el cual la curación vaya de la periferia al centro, que no es un método "natural" y por el contrario, sólo es una oposición a la energía vital.

También pasa a veces con algunos homeópatas (que sólo se hacen llamar homeópatas), que mientras dan una medicina homeopática correctamente, de acuerdo con la ley de la curación, la aplicación externa de algún ungüento no sólo no es objetada, sino también recomendada. Imagine qué serio daño se hace al paciente con este doble proceso de cura.

"La medicina homeopática interna prescrita de acuerdo con las leyes naturales de curación, está procurando curar al paciente del centro a la periferia, arrojando a la superficie todas las morbilidades, mientras que los ungüentos externos están suprimiendo la enfermedad de la superficie, llevando la enfermedad al centro. La confusión así creada por tal sistema puede fácilmente imaginarse. Hay una confusión de síntomas, hay un desorden tal que resulta muy difícil la curación. "Usted debe por lo tanto evitar cautelosamente un dualismo así de necio en medicina." Suponga que un alópata está tratando un paciente con neumonía y usted es llamado para verlo. Usted prescribe Kali Carb. y su amigo alópata insiste en algún antiflogístico. Si usted acepta esto, es mejor que siga al paciente con alopatía; mejor para el paciente, para la Homeopatía y para usted. Porque si usted acepta un hecho así o usted no conoce el daño que puede causar al usar un antiflogístico junto con Kali Carb., o usted conoce el daño pero tiene miedo de ir en contra de su amigo, en el primer caso usted es un homeópata fracasado y en el segundo usted es un cobarde o usted no conoce Homeopatía o usted no tiene coraje para sostener sus convicciones. En ambos casos, usted debería dejar la Homeopatía.

Amigos y parientes del paciente a menudo llaman al homeópata y al alópata juntos. Ellos confían en la eficacia de la Homeopatía pero desean que los pulmones del paciente sean examinados por un alópata; un exámen tan maravilloso no puede ser hecho por un homeópata. Sin embargo, usted no puede guiarse por ese diagnóstico. Por el contrario, usted debe desestimar el dualismo necio ya descrito, que crea confusión y lleva al desastre.

CAPITULO VI

LOS SINTOMAS DE UNA VERDADERA CURACION

Supongamos que ha administrado correctamente una medicina homeopática, seleccionada estrictamente de acuerdo con las leyes de curación.

Ahora ¿cuáles tendrían que ser los síntomas por los cuales nosotros podemos juzgar que la medicina está actuando y que está sobreviniendo una verdadera curación com resultado de esto? Ha sido ya establecido que un caso de curación "puede ser anticipado con exactitud" si la medicina es correctamente homeopática con el caso. Permítannos ahora ver qué síntomas y qué indicaciones nos ayudarán a anticiparnos a nuestra curación y nos capacitará juzgar si la medicina está actuando de acuerdo con la "curación" o que hay una mera "desaparición de los síntomas de la enfermedad."

La primera y fundamental indicación de que se está aproximando la "curación" es el comienzo de la mejoría en la mente del paciente y su gradual manifestación en el cuerpo. Si el paciente se siente mejor en la mente y se siente mejor en el físico después, esto dá a entender que está actuando la medicina homeopática. Suponga este caso cuyos síntomas son: Inquietud mental, no encuentra placer en nada, a menudo desea estar aquí y allá, cefalea, palpitaciones, dolores punzantes en la región hepática, picazón en todo el cuerpo mientras está en la cama, sudor ofensivo. Al respecto usted verá que algunos síntomas, los tres primeros son puramente "mentales" y que los siguientes son más o menos físicos. Si por lo tanto luego de la administración de la medicina estos síntomas físicos desaparecen antes sin que haya mejoría de los síntomas mentales, entonces tiene que entender que la verdadera curación no se ha producido. Si hay verdadera curación, es decir, si su medicina es realmente homeopática para el caso, si hay homeopaticidad entre su medicina y el caso, el paciente tendrá que tener primero un alivio de la "inquietud mental", tendrá que tener placer en esto y aquello y no tendrá que estar ansioso de estar aquí o allí. "La primera y esencial indicación de que hay una verdadera curación, es que la mejoría debe aparecer en la mente antes que todo."

El segundo hecho respecto a una verdadera curación es que la mejoría mental "debe" ser sentida por el paciente mismo. Puede por supuesto pasar que el prurito por el que vino el paciente esté igual, o aún peor, pero si el paciente se siente mejor mentalmente, siente alivio intenso en lugar de una mejoría de su erupción, o aún a pesar de una agravación de ésta, debe ser interpretado como que el paciente está realmente en el camino de su curación, aunque la gente ordinaria pueda pensar en relación con esa erupción, que el paciente está peor.

"La verdadera curación es primero sentida por el paciente en la mente."

"Él siente un alivio intenso y bienestar, y si el médico puede percibir que esto ha ocurrido después de la administración de la medicina, puede concluír que su medicina ha sido homeopática para el caso y que la verdadera curación ha comenzado."

El tercer hecho en el caso de una verdadera curación "es el gradual alivio de los síntomas físicos y en esta mejoría de los síntomas físicos también el proceso es el mismo, del centro a la periferia, es decir, de lo interno a lo externo, del cerebro, corazón y pulmones, a la piel." Esto significa que el paciente se corrige primero en su interior y cuando lo interno mejora, lo externo necesariamente deberá mejorar, pues lo externo no es sino un reflejo de lo interno. Lo externo ha sido hecho por lo interno. Y si lo interno vuelve a la salud, lo externo necesariamente debe volver a la salud.

Ha sido aclarado antes cómo por una supresión, la cual es siempre no homeopática, la energía de la enfermedad es vuelta hacia el interior en vez de volverse a la superficie. Y cómo las enfermedades crónicas son así implantadas en la economía.

Esto debe sugerirnos que el proceso de la enfermedad es de la periferia al centro. Y por lo tanto "así como la enfermedad va de la periferia al centro, de los órganos menos importantes a los más", el proceso de curación debe entonces ir al revés de esto, del centro a la periferia.

Un hecho muy importante debe ser aclarado aquí. Ha sido establecido en el curso de nuestras discusiones que la enfermedad comienza en la mente y luego es expresada en el cuerpo, lo cual es equivalente a decir, que el proceso de la enfermedad es del centro a la periferia, mientras que ha sido establecido ahora que el curso de la enfermedad es de la periferia al centro. Esto es una contradicción, puede usted decir, pero permítanme agregar que no es una contradicción. Lo que significa exactamente ésta aparente contradicción es que el "origen de la enfermedad está en la mente y así, este proceso es del centro a la periferia, pero cuando la enfermedad ha sido expulsada del cuerpo (había sido originada en la mente), el proceso de éstas manifestaciones es del cuerpo a la mente, es decir, de la periferia al centro. Una rápida discusión de esto fué hecha mientras se explicaron los miasmas Psora, Sicosis y Sífilis. Se debe por lo tanto entender claramente que decir que el proceso de la enfermedad es de la periferia al centro, se refiere a las "manifestaciones concretas", mientras que el otro sentido se refiere a cómo el proceso de la primera manifestación concreta aparece. Las enfermedades crónicas son desarrollos de las primeras manifestaciones (las cuales han sido originadas en la mente) y así, su curso es de la periferia al centro. Un chancro sifilítico comienza en los órganos genitales, una parte exterior del cuerpo, (pero su origen ideal es en la mente, porque si no hubiera pensamientos perversos, no podría haber acción perversa y así no hubiera tenido contaminación a través de la mujer sifilítica), pero esto gradualmente ataca los órganos internos, las membranas mucosas, los huesos y finalmente la mente, causando la tendencia al suicidio. "El proceso aquí es de la periferia al centro. Y la curación será del centro a la periferia en oposición al proceso." En un caso de tratamiento homeopático correcto, la tendencia al suicidio debe desaparecer primero y luego la mejoría en huesos y mucosas. Si el proceso es así, es un proceso de "curación." La mera mejoría de los síntomas mentales primero, no es una indicación suficiente de curación, la mejoría debe fluír hacia afuera, a la superficie. Si en un caso de enfermedad cardíaca el corazón es aliviado enseguida luego de la administración de su medicina y aparecen síntomas reumáticos, debe ser entendido que la curación ha comenzado porque el curso es de lo interno a lo externo... Pero si por el contrario, en un caso de reumatismo, desaparece el dolor en la rodilla y el dolor en el corazón se desarrolla simultáneamente, esto por supuesto "no" es una curación, porque el proceso va de lo externo a lo interno. En este caso, el desorden es llevado "hacia adentro."

El proceso de curación debe ir del centro a la periferia, lo inverso del proceso de la enfermedad, el cual es de la periferia al centro.

Si en un caso de sarampión la erupción decrece en el curso de un tratamiento y aparece una disentería, debe entenderse que si esto sucede, no es un caso de correcto tratamiento homeopático. El médico alópata se vanagloria entonces de la desaparición del sarampión y explica la disentería como una secuela, como si la disentería viniera después del sarampión. Pero está muy lejos de esto. La disentería no es inherente al sarampión; la disentería ha venido sólo como resultado de un mal tratamiento. En este caso, el sarampión fué solo "transformado" en disentería por un tropiezo malo, no científico y no homeopático. No ha habido una verdadera curación del sarampión. El sarampión y cierto grupo de síntomas sólo han desaparecido y un nuevo grupo "disentería" ha aparecido.

En un caso de tratamiento correcto, es decir, de un tratamiento homeopático correcto el cual es curativo, no puede haber secuela alguna luego de una enfermedad. Esto es verdad para el sarampión y para cualquier otra enfermedad aguda e igualmente cierto para todas las enfermedades crónicas también. Una transformación de una enfermedad a otra, es siempre debida a un tratamiento no homeopático y así el resultado es la "no curación."

Jamás he curado un caso de enfermedad cardíaca sin la aparición de algún trastorno reumático o de piel y cuando una alteración reumática o de piel aparece, el paciente se siente mejor de su afección cardíaca, en forma proporcional a las afecciones de reumatismo o de piel que hayan aparecido. Si usted recuerda que el proceso de curación es siempre así, del centro a la periferia, de lo más interno a lo externo y si usted encuentra qué es exactamente lo que pasa en su paciente, estará seguro que ha comenzado una verdadera curación y así es como será capaz de estar en una posición de alentar a su paciente y también de evitar el riesgo de cambiar su prescripción precipitadamente.

Hemos entendido ahora qué es la "enfermedad", cuál es el "proceso de curación" y cuáles "los síntomas que indican tal curación." Permítanme ahora detallar el método de tratamiento de las enfermedades crónicas, cómo debe ser examinado el paciente, cómo debe ser hecha la historia y hecha la prescripción y qué es lo que hay que esperar de la medicina prescrita y de la posible segunda prescripción, si es que hay que realizarla; estos son temas que hay que desarrollar cuidadosamente, para estar capacitados de tratar los casos crónicos.

PARTE II

TRATAMIENTO

CAPITULO I

EL EXAMEN DEL PACIENTE Y LA TOMA DE LA HISTORIA

Todos los sistemas médicos, incluído el alopático, hablan de "diagnóstico de la enfermedad", pero en Homeopatía, es el "diagnóstico del paciente" el que es necesario, porque la Homeopatía tiene que tratar al "paciente" y no a la "enfermedad", que es la manifestación externa de la condición del paciente. El homeópata tiene, por lo tanto, que entender correctamente la esencia interna del paciente, es decir, la personalidad del paciente. Para el homeópata, las manifestaciones externas de la enfermedad, es decir, los síntomas de la enfermedad, independientemente de la personalidad del paciente, no tienen valor, es decir, un mero diagnóstico de la enfermedad, un mero catálogo de los síntomas de la enfermedad, no sirve para él. Es el paciente, por lo tanto, que debe ser examinado, estudiado y entendido cuidadosamente; además él debe tener un conocimiento completo de todas las drogas antipsóricas, antisicóticas y antisifilíticas de la Materia Médica. Su conocimiento de la Materia Médica debe ser cuidadoso y claro, de tal modo que cuando los nombres de las drogas lleguen a su mente, debe verlos como figuras vivas. Si no tiene un patrón de la Materia Médica del modo descrito, es inútil todo el esfuerzo de tratar las enfermedades crónicas.

El exámen del paciente es una tarea mucho más difícil de lo que se puede imaginar. Es una tarea que debe ser hecha con cuidado, paciencia y suma atención. Este no es un trabajo precipitado. No se puede examinar y prescribir una docena o más de pacientes en un día. El número máximo de casos que usted puede ver en un día es apenas de dos o tres y esto le da una idea de la magnitud de trabajo que un caso crónico demanda. Puede por lo tanto imponer honorarios altos, pero no hacer un trabajo barato precipitado. El tratamiento de los casos agudos es menos difícil y menos laborioso que el tratamiento de los casos crónicos. En los primeros, los síntomas aparecen prominentes y ellos reclaman rápidamente el remedio correcto, lo que no sucede jamás en los pacientes crónicos. En el primero de los casos, el paciente siente sus sufrimientos agudos y así él puede describir su condición con exactitud y precisión. Pero en el último, el paciente es incapaz de hacer esto, él ha estado teniendo largo tiempo su sufrimiento, gradualmente piensa que su condición es una condición normal. Por lo tanto, a veces pasa que los síntomas más importantes, para una correcta prescripción, son ignorados, sobre todo por el paciente crónico, mientras relata su historia. Un Arsénico crónico rara vez le dirá que tiene una decidida aversión por el agua o que no tiene sed. De modo similar, el paciente Graphites o Mercurius jamás le dirá que tiene una constipación obstinada o transpiración ofensiva. Él piensa al respecto que esa es su condición normal, natural, y así no tiene importancia para el médico, para su prescripción y no le dará jamás estos síntomas. Por otra parte, ciertos síntomas de un paciente crónico aparecen alternantes y el paciente mismo no sabe si éstos deberán ser considerados como continuación del mismo problema o como síntomas diferentes. Él no le dá importancia a este tipo de aparición de síntomas alternantes. Y por el contrario, hay síntomas que tienen periodicidad en su aparición, por ejemplo, disentería en tiempo lluvioso y reumatismo y resfríos en el invierno, o cefalea en tiempo lluvioso y constipación en verano. Y así en más. El paciente jamás conoce que hay algo de importancia en esta periodicidad de síntomas y por lo tanto no lo toma en cuenta, pensando que éstos síntomas son algunas enfermedades separadas, y así hace que el caso sea dificultoso para el médico. Por otra parte, el largo curso de su sufrimiento hace a un paciente crónico insensible para sí mismo y escéptico de curarse; él comienza a pensar gradualmente que no hay médico que lo pueda curar y así, es negligente en dar un cuadro detallado a todo médico al cual acude. Adicionado a las dificultades descritas, un caso crónico se hace dudoso y difícil por los daños de la medicación no homeopática; ya que éstos llevan la enfermedad hacia el interior y en lugar de curar al paciente, mezcla íntimamente los síntomas de la enfermedad con los de las drogas produciendo una complejidad. El hecho de que los síntomas de la enfermedad y las drogas se mezclan así en algunos casos en el curso del tiempo, hace muy difícil al médico discriminar entre ambos. Estas son algunas de las dificultades que se encuentran en el tratamiento de los casos crónicos y "usted debe por lo tanto entender que esto es una tarea que debe hacerse con cuidado, paciencia y atención." Cobre honorarios caros si quiere, pero no haga un trabajo barato, precipitado.

    Hay un hecho muy importante. Mientras vé un caso crónico, debe comenzar con una "historia escrita" de los síntomas. "Usted no puede comenzar el tratamiento de un caso crónico sin hacer primero una historia escrita de éste." Difícilmente yo puedo dar todo el énfasis que esto merece. Usted tendría que hacer una carpeta; el lado izquierdo de la página tendría que ser usado para tomar los síntomas, el lado derecho dejado en blanco. Tendría que escribir los síntomas separados unos de otros y dejar suficiente espacio entre líneas. Más de un síntoma no debe ser escrito en la misma línea. Si usted hace la historia como lo indica Hahnemann, cuántos problemas y trabajos serán salvados y el mismo trabajo de tratamiento, facilitado en grado sumo. Hay algunos que no le dan importancia a la historia escrita. Ellos están inclinados más a depender de su memoria e inteligencia. Pero usted debe recordar que a pesar de la gran memoria que pueda tener, ésta no es absolutamente de confianza. Si ésta le ha sido infiel en un caso dado y le ha dado lugar a una equivocación, no hay nada que lo pueda ayudar. "La historia escrita es por lo tanto indispensable y no debe ser negligente en ningún caso." Si a pesar de esto no lo hace, usted es un riesgo para el paciente.

Mientras realiza la historia y toma los síntomas de un caso, debe tener una "mente libre", libre de toda parcialidad y prejuicio en favor o en contra de un medicamento en particular. Usted se dirige a examinar al "paciente" y no a la "enfermedad". Tratará de entender la "condición del paciente" y hacer un "retrato" del caso. Así como mientras estudia la Materia Médica de una droga particular su deber es hacer un "retrato" en su mente, igualmente mientras examina a un paciente y toma su caso, "usted debe dirigirse a tener un retrato de él."

Antes de todo, anote el nombre del paciente, sexo, dirección, ocupación, edad, etc. en la parte superior del lado izquierdo de la página. La fecha tendría que anotarse en el borde superior izquierdo. Tan pronto como usted ha hecho estas anotaciones preliminares, debe hacer la primer pregunta a su paciente: "¿Cuáles son sus sufrimientos?.. Dígame cómo se siente en su estado de enfermedad y compare éste con su estado de salud. Por favor dígamelo lentamente, así podré escribirlo." A partir de esto, el paciente comenzará a darle una descripción de su condición y usted lo escribirá, en lo posible "en el lenguaje del propio paciente." Debe escribir los síntomas separados, en diferentes renglones. No debe interrumpirlo para nada, salvo que sea absolutamente necesario, para volverlo a su asunto. Salvo que el paciente le diga una cantidad de cosas que no tengan relación con su caso, no debería interrumpirlo. Cuando él ha terminado de contarle su caso, debe anotar en la parte inferior de la historia, cómo está la condición mental, movimientos, temperamento, etc. del paciente, si es que encontró algo inusual, mientras él le detalló su caso. Encontrará a veces que algunos pacientes rompen en llanto mientras dan sus síntomas, mientras que otros tienen hondos suspiros a ratos, en tanto que otros le dirán a veces con un tono de desesperación:"¿De qué sirve que le diga todo esto? Mi caso es incurable." Algún otro dirá: "No puedo soportar todo esto, yo debo terminar por mi cuenta todo esto y así tendrán fin todos mis sufrimientos." Otros dirán: "Doctor, le ruego que me cure a toda costa, yo no puedo morir, debo vivir." Estas y otras semejanzas serán útiles, si observa cuidadosamente a su paciente mientras toma la historia. Todos estos hechos, cuando son observados, si no son recogidos por un interrogatorio directo, le serán de gran ayuda para hacer un retrato correcto del caso, lo cual es lo único, el único esfuerzo que tiene que hacer. Pero en el caso de un interrogatorio directo, el paciente no dará jamás una respuesta correcta. Por ejemplo: si usted pregunta a un paciente directamente "¿desea suicidarse?". Él quizá le dirá que "no"; pero si lo observa puede encontrar que él siente un disgusto por la vida en relación a la magnitud de sus sufrimientos, puede aceptar esto como un síntoma genuino no exagerado ni magnificado. Y estos síntomas genuinos son valiosos para su propósito. Si por el contrario, usted pregunta a un paciente en forma directa: "¿Tiene una pena silenciosa que lo carcome?", él posiblemente le contestará que no. Pero si encuentra que suspiró hondamente mientras contó su caso, puede tomar esto como que él está sufriendo alguna pena silenciosa. Así, usted vé la condición, comportamiento, movimientos, temperamento y actitudes del paciente; si puede tomarlos correctamente por la cuidadosa observación mientras hace la historia, le ayudará a realizar un "retrato correcto", que es lo único que debe intentar.

Cuando el paciente ha terminado su historia y usted ha hecho sus propias anotaciones respecto a lo que encontró mientras él ha contado su caso, "puede obtener del paciente por el interrogatorio, otros detalles, es decir, las particularidades en los síntomas anotados y registrará estos detalles en el lado derecho de la página, al lado del síntoma correspondiente relatado." Suponga por ejemplo que él dijo que sufría de "cefalea". Ahora, pueden obtenerse mayores detalles acerca de la "cefalea" referida. Se le podrá preguntar acerca de su estado, en qué momento aparece la cefalea, cuándo comienza, cuándo termina, cómo es aliviada; sentado, acostado, por la presión, caminando, etc. De este modo debe "elaborar" cada síntoma que ha anotado en el lado izquierdo de la página. Usted ha anotado los "síntomas comunes" en el lado izquierdo de la página, como fueron dados por el paciente y las "particularidades respecto a cada síntoma común serán obtenidas del paciente y harán el retrato vívido y definido."

Luego de recoger los síntomas "comunes" y las "particularidades" de éstos, procederá a preguntar a los familiares o a personas ocupadas de su cuidado, su temperamento, naturaleza, etc. Estas informaciones pueden no ser dadas correctamente por el paciente que puede no saber qué hay de inusual en él mismo. Debe por lo tanto obtener esto de sus allegados y por la observación directa del paciente tanto como sea posible cuando él está delante suyo. Luego procederá a averiguar los "deseos" y "apetencias" del paciente, sus aversiones, qué es lo que prefiere y qué no, si desea frío o calor, si hay alguna diferencia en sus deseos de frío o calor en distintas partes del cuerpo, (por ejemplo: un paciente puede desear frío en su cabeza y calor en el pecho). Todo esto debe ser "correctamente" preguntado y anotado. A veces tendrá un paciente que le dirá: "No me hable de tomar leche, la sola vista me causa náuseas". Otro quizá le dirá: "Oh, yo no puedo tolerar la carne", etc. "Estas peculiaridades de gustos y aversiones serán cuidadosamente anotadas." Puede el paciente preferir calor o frío pero esto puede agravar sus problemas. Estas peculiaridades deberán también ser anotadas. De qué lado se acuesta el paciente, del lado derecho, izquierdo o de espaldas, la posición en que generalmente duerme, si prefiere calor o frío, si prefiere el aire libre o la habitación cerrada, si estas condiciones diferentes lo afectan de manera distinta en las diferentes partes del cuerpo; todas estas cosas deberán ser cuidadosamente anotadas y el retrato del caso, hecho lo más completo posible. Cuanto más vívido y bien definido pueda hacer el retrato, más fácil le resultará prescribir.

Lo siguiente es anotar si hay alguna "periodicidad" en los sufrimientos del paciente y "todos los detalles de mejoría y agravaciones."

Luego de esto, anotará en la historia qué cambios pudo haber en las "funciones" como en las "estructuras" de los órganos. "Para este propósito, un exámen físico del paciente, de su hígado, bazo, corazón, pulmones, etc., es necesario." Podrá encontrar que hay algún dolor o sensación inusual en estos órganos o partes del cuerpo y es necesario que se anote. Desviaciones en las funciones de los órganos, las características de las deposiciones y orina, la cantidad y frecuencia de éstos, todo debe ser escrito con detalle.

El método de exámen descrito es aplicable también para los casos de enfermedades agudas, "la única diferencia está que en los casos agudos, los detalles tan minuciosos requeridos para los casos crónicos, generalmente no son necesarios. Pero al lado de esta pequeña diferencia, hay diferencias más grandes en la manera de estudiar los casos agudos y crónicos. Y éstas diferencias se basan fundamentalmente en la diferencia entre las dos clases de enfermedad. "La enfermedad aguda tiene una tendencia inherente a terminar por sí misma, luego de pasar su evolución, mientras que las enfermedades crónicas tienen el carácter opuesto, es decir, de no terminar jamás por sí mismas sin la ayuda de un medicamento, tienden a continuar y continuar. Y nosotros debemos estudiar antes que todo "esta tendencia que caracteriza a las enfermedades crónicas y diferenciarlas de la enfermedad aguda; dicha tendencia es debida a los miasmas crónicos Psora, Sicosis y Sífilis. Cada caso de enfermedad crónica sea por uno, dos o tres miasmas juntos, tiene esa base que le da esa característica de tenacidad. "Y cuando examina su caso, debe completar la historia que hace, diagnosticando cuál de estos miasmas está en vuestro paciente y cuál de ellos prepondera". Si no diagnostica esto, no le será posible hacer una prescripción suficientemente capaz de curar la enfermedad crónica y ella cubrirá en ese caso sólo la condición aguda porque son estos "miasmas" que hacen "crónicos" los casos y sólo si su prescripción está basada en estos miasmas, es decir, salvo que su prescripción sea "miasmática" no es posible lograr una curación. Por lo tanto, para diagnosticar cuál de estos miasmas está en vuestro paciente y cuál de ellos prepondera, debe registar la "historia" del paciente desde su niñez tan lejos como le sea posible. Las enfermedades que el paciente ha tenido en su pasado y que tratamiento ha recibido; cuál de los padres, o si ambos, han tenido una enfermedad miasmática y qué tratamiento han recibido; de qué murieron los miembros de su familia y quienes de ellos tuvieron enfermedades miasmáticas; si el paciente mismo adquirió algún miasma en su vida y si lo adquirió, cómo fué tratado; todo esto debe ser anotado en la historia y si fuera necesario, habrá que recabar el testimonio de la familia y cotejarlo.

Es a veces muy difícil investigar estos detalles, ya que los padres son a veces incapaces de aportar su historia y aún el paciente mismo está pendiente de ocultar la historia de una adquisición directa de Sicosis o Sífilis. Si por lo tanto, en algún caso, éstos detalles miasmáticos no son del todo aceptables a pesar de su esfuerzo, debe hacer lo mejor para ésta situación, es decir, debe ejercitar su discreción y "encontrar" por usted mismo el carácter miasmático del paciente a través de los síntomas que ha recogido. Los tres miasmas tienen un carácter particular en sus síntomas y enfermedades, los sicóticos tienen el suyo así como los sifilíticos. Así también, los miasmas combinados como Sico-Psora, Sífilo-Psora, Pseudo-psora y Psora-sico-sífilis, tienen también sus caracteres definidos en sus manifestaciones y enfermedades. Y si aprende las distinciones entre unos y otros, no le será imposible encontrar las bases miasmáticas de su paciente con éxito. Y esto tiene que anotarlo en la historia que preparó, ya que sin el conocimiento "de la base miasmática" del caso, es decir, sin conocer qué se está dando en su paciente, una enfermedad crónica de una clase particular, usted no puede hacer una prescripción miasmática y salvo que se haga una prescripción miasmática, la cura de la enfermedad crónica es imposible.

Pacientes inteligentes son muy raros. Aquellos que vengan a usted y le dan todos sus síntomas e historia correctamente, difícilmente encontrará en su práctica diaria. Esto es porque aquellos consideran la enfermedad por la cual han venido, como lo único que debe conocer y así, no le dan importancia a otras cosas que tienen colateralmente. Por ejemplo, si un paciente viene por un tumor en la lengua y si ha tenido cefaleas periódicas o diarreas, difícilmente le dirá estos síntomas, ya que es incapaz de ver que la cefalea o la diarrea pueden tener alguna correlación con ese tumor. En estos casos, es decir, en que los pacientes son incapaces de dar una historia completa de su condición y síntomas, usted debe preguntarles y reexaminarlos por todas las vías posibles para recoger síntomas. **Samuel Hahnemann** advirtió que al hacer esto "no deben hacerse preguntas directas", es decir, preguntas que obligan al paciente a una contestación directa. Por ejemplo si pregunta: "¿La orina es oscura?", el paciente probablemente dirá "sí o no". Si pregunta: "¿Siente usted inquietud mental?", él posiblemente dirá "sí o no". Estas contestaciones son la mayoría de las veces, incorrectas y a menudo dañarán todo el retrato del caso que ha estado preparando. No debe, por lo tanto, hacer semejantes preguntas al paciente. Sólo debe preguntar: "¿de qué color es su orina?", "¿cuál es la condición de su mente?" y así en más. El riesgo de las preguntas directas es grande.

Mientras examina a su paciente a menudo encontrará síntomas "peculiares", los cuales no se encuentran en la generalidad. Estos síntomas peculiares, inusuales, son muy valiosos y ellos deben ser estudiados con atención y anotados con cuidado. Ellos simplifican el trabajo en sumo grado.

Cuando ha terminado de recoger el caso como ha sido detallado, debe leerlo cuidadosamente y juzgar si el retrato obtenido es "completo". Si aún no está completo, encuentre los puntos que faltan y agréguelos a través de sus investigaciones respecto de su paciente. Luego de esto, deberá advertirle que debe suspender el uso de toda medicina que haya estado tomando. Diga a su paciente que no tome medicina alguna durante una semana y que le avise si nota algún cambio en su condición. Si es así, debe reajustar su historia y deberá entender que "esta nueva condición es la correcta del caso", mientras que la previa era en relación con la medicina que tomaba. Tiene que tomar esto en cuenta para la prescripción que debe hacer. Si quizá el paciente no está tomando medicina alguna, no hace falta postergar la prescripción y puede ir directamente a ella.

Para hacer la prescripción, debe ahora estudiar la historia de nuevo y ver si hay "suficientes síntomas particulares respecto a los síntomas comunes que ha anotado" ya que sin síntomas particulares la prescripción no es posible.

Si tiene anotado en la historia sólo "disentería", no puede indicar "una medicina." "Disentería" le sugiere cuarenta medicamentos y usted no puede dar "uno" de ellos sin los síntomas "particulares" de esa disentería.

Si tiene sólo "fiebre" en su historia, esto le sugiere toda la Materia Médica, desde Aconitum hasta Zincum. Sólo el "carácter particular" de la "fiebre" es valedero para su historia, si no, no es posible la selección de la medicina.

Si en vez del síntoma general "fiebre" tiene que "comienza a las 9 o 10 a.m., además cefalea, sed, constipación y remisión con transpiración", enseguida puede pensar en Natrum Mur. Así usted vé que "los síntomas particulares son muy importantes" Son ellos solos los capaces de dar un retrato de lo individual de su caso y encontrar el simillimum. Si no hay síntomas particulares, no es posible la prescripción por los síntomas comunes, los cuales son en realidad sólo el nombre de algunas enfermedades. Tal vez el paciente venga y le diga: "¿qué es lo que le puedo decir?" Lo único que tengo es cefalea a veces. Haga algo por mí. Ahora, esta "cefalea" es sólo un síntoma común, sólo el nombre de las así llamadas enfermedades y sólo puede a través de los síntomas particulares de la "cefalea" armar un retrato, es decir, con lo que tiene de individual ésta cefalea que la diferencia de todas las demás cefaleas, si no, no puede hacer nada. Y es mejor que se lo diga. Hay cefaleas y cefaleas y sólo conociendo las particularidades puede curarlas.

Es así como se llega a que debe siempre realizar una historia de este modo, es decir, que tiene que haber suficientes síntomas particulares respecto a cada uno de los síntomas comunes, de tal modo que no sólo pueda prescribir con éstos, sino también cualquier otro homeópata. Recuerde mientras hace la historia que debería hacer siempre un retrato bien definido y si no puede hacer eso, la historia está incompleta y no puede indicar "una" medicina particular de la Materia Médica. Ha sido establecido anteriormente que un conocimiento completo de la Materia Médica es esencial. Y si tiene un conocimiento completo de los medicamentos, de tal modo que pueda hacer de ellos un retrato bien definido como mirarlos en un espejo, entonces puede ver a cuál de ellos se asemeja más su historia. Puede no llegar a "una" medicina así enseguida, (debido ciertamente a lo incompleto de la historia), "aunque sin embargo, a lo sumo debería arribar a dos o tres medicinas y no más". En este caso, debe reexaminar al paciente y recoger más síntomas particulares que le aclarará el retrato y encontrará una y no más de una medicina.

Luego del exámen del paciente y de completar la historia, su tarea será "seleccionar el remedio". Pero esto debe ser hecho con cautela. Si en su caso hay síntomas de medicinas usadas previamente y si hay algunos síntomas nuevos de carácter agudo, o si el paciente ha tenido una enfermedad aguda en el interín, esto debe ser cuidadosamente "eliminado" de la historia. "La prescripción se basará siempre en aquellos síntomas que son permanentes en el sentido de que ellos solos son los que hacen el caso como es, es decir crónico." Los "síntomas agudos" y los "síntomas drogales" pueden intervenir y deben interpretarse con el sentido de que ellos son sólo algunos "reflejos" y no dan la individualidad del paciente. Así, ellos no tienen peso en la prescripción. Si la medicina seleccionada ataca el retrato de la "individualidad" del paciente, es decir, ataca lo que ha hecho al paciente así y no de otro modo "la curación es segura" y en este caso, los síntomas agudos y los síntomas drogales mencionados como "reflejos" desaparecerán automáticamente al no tener nada que los afirme.

Hay otros hechos aún y son "las combinaciones de los miasmas Psora, Sicosis y Sífilis"; que puede haber en un paciente. ¿Cómo estas "combinaciones" o "Nudos" se desatan y cuál es el tratamiento a seguir en estos casos, será descrito más adelante.

CAPITULO II

ANALISIS DE LOS SINTOMAS (1)

Luego que ha terminado el exámen del paciente y el registro de sus síntomas, debe ver si ha pintado un "retrato vivo de su paciente" exactamente como él es. Porque éste es el único objetivo al realizar una historia. Si la historia que realizó no es como un retrato vivo, sino que es un "catálogo sin vida de nombres de enfermedades, de síntomas comunes, sin alguna particularidad definida para caracterizar a estos síntomas comunes", la historia no sirve, salve que usted tenga un exacto retrato vivo de su paciente, de tal modo que una lectura cuidadosa de la historia le lleve a su mente sólo a "este paciente particular" y no a otro y salvo que tenga las "particularidades" de los síntomas comunes, es imposible hacer una prescripción. Los síntomas comunes le sugerirán los diez o quince medicamentos que lo tienen, pero no "un" sólo remedio. Sólo los síntomas particulares pueden indicarle cuál de los diez o quince remedios es el "remedio particular" indicado. Es por lo tanto absolutamente necesario tomar las peculiaridades del paciente respecto de los síntomas comunes. Es realmente muy difícil realizar un retrato completo así en la mayoría de los casos, debido a dos causas: 1) a la insensibilidad del paciente debido al largo curso de su sufrimiento que hace que gradualmente las sensaciones molestas las considere naturales y 2) la falta de un conocimiento cabal del médico respecto de la Materia Médica. Si no existen estas dificultades y si aún no es posible un retrato vivo completo, no se podrá prescribir con éxito. No hay ayuda para esto. Si los síntomas tales como los que le indican un remedio no existen, ¿qué puede hacer usted? Los síntomas son la única guía: ellos son el lenguaje de la naturaleza que pide un remedio y si ellos no reclaman un remedio (con referencia a los particulares) no se puede hacer nada. No se puede tener páginas de síntomas sin tener un caso.

El exámen del paciente y la toma del caso no lo coloca aún en una posición de prescribir porque hay algunas cosas más que considerar. Ya fué puesto en claro que el objeto de la historia es pintar un retrato del paciente con el conjunto de todos los síntomas aunque hay algunos que no le ayudan a relizar su retrato. Así como en un árbol puede haber parásitos que no son de ningún modo parte del árbol, de modo similar en el grupo de síntomas que han sido anotados, puede haber algunos que no tienen peso en el retrato que se realizó! Estos síntomas no tienen conexión con aquellos que caracterizan al paciente y así no tienen utilidad para el proceso de prescribir. El paciente es un paciente particular con o sin éstos síntomas. Y estos síntomas no sirven para prescribir y deben ser "eliminados" del retrato. Pero ¿cómo se reconocen y distinguen estos síntomas? ¿Cómo entender que tales síntomas en el caso son como los parásitos de un árbol sin conexión con el paciente? Sí, hay ciertamente un método para distinguir tales síntomas pero esto depende en gran medida de la cantidad de inteligencia y capacidad de observación del médico. "La historia del paciente desde su nacimiento así como la historia de sus padres, anotadas por usted, le mostrarán cuándo y cómo la Psora, enfermedad primaria, se implantó en él, y cómo esta Psora se fué gradualmente manifestando en ésta y aquella forma hasta que al final asumió la modalidad presente." Será suficientemente claro para el médico inteligente cómo esta Psora fué al principio en el paciente como semilla y cómo gradualmente creció y se hizo una pequeña planta de dos o tres hojas y luego gradualmente siguió creciendo y tuvo más hojas y luego ramas y luego más ramas hasta que al final se hizo un árbol poderoso. Si usted puede trazar el crecimiento gradual de la Psora en su paciente de este modo desde sus primeras manifestaciones hasta la presente diversidad, encontrará que hay algunos síntomas que no tienen relación con este crecimiento. (Cómo y por qué éstos síntomas aparecen, será explicado luego). Encontrará que estos pocos síntomas han aparecido de algún modo y han permanecido sin un desarrollo siguiente. Y son estos síntomas que no tienen conexión con la enfermedad misma o más correctamente con el paciente mismo, los que tiene que excluír de la historia. "Estos son síntomas que están como parásitos en el árbol padre. Tiene que dejarlos por completo de lado al hacer la prescripción." Si estos síntomas estuvieran conectados con el paciente, no hubieran permanecido tal cual comenzaron, es decir, como aparecieron al principio, sino que se habrían desarrollado desde su primera manifestación hasta su presente magnitud. Cuando por lo tanto ha seleccionado la medicina correcta ignorando estos síntomas "superfluos" y cuando su paciente vaya mejorando, estos síntomas superfluos desaparecerán por sí mismos y mientras el "paciente" gradualmente mejora se librará debidamente de su existencia. Jamás es necesaria una nueva prescripción para remover estos síntomas parasitarios.

Ahora, es necesario para nosotros descubrir las causas de aquellos síntomas que son como parásitos del árbol padre. "La primera y más importante causa es la medicación alopática." Como nosotros sabemos, las medicinas alopáticas no tienen el poder de curar al paciente y es un hecho de no dudar que aquellas poseen el poder de crear nuevos síntomas. Los médicos alópatas piensan que la falla de un órgano hace fallar a otros y enfermar al hombre. Ellos sostienen que el hígado produce esto y los riñones lo otro. Y con esta nueva idea acerca de la enfermedad van a corregir un órgano en particular con medicación contínua y así ellos acarrean desórdenes funcionales primero y estructurales después. Este es su trabajo diario y no tienen mucho problema si el proceso ha llegado a esto. Si tienen mucha suerte, el órgano es perseguido con venganza hasta que al final un nuevo órgano falla. Así, un órgano tras otro es hecho sufrir por el embate del tratamiento. Si el hígado ha causado la fiebre, un purgante es necesario y si el purgante trajo disentería, será tratado con el mismo bendito método. Así, ellos traen algunos síntomas y nuevamente sobre éstos, más. Si entonces el paciente llega a usted, deberá encontrar cuál de estos síntomas ha sido creado y saber que él no tiene conexión con la enfermedad. "La segunda causa de estos síntomas superfluos es, a veces, una enfermedad aguda intercurrente." Cuando aparece una enfermedad aguda en un paciente crónico, los síntomas crónicos son suprimidos en ese intervalo y luego reaparecen sólo cuando la enfermedad aguda pasa. Si la historia del paciente es preparada antes de la desaparición de la enfermedad aguda, los síntomas agudos pueden semejar estar vinculados con los síntomas crónicos. Pero en realidad no tienen conexión con la condición crónica del paciente. Si espera un tiempo en estos casos para que los síntomas agudos pasen, encontrará que los síntomas crónicos reaparecerán con toda su prominencia. Los síntomas agudos jamás se mezclan con los crónicos y así, el tratamiento de los síntomas agudos y crónicos al mismo tiempo, con la misma medicina, es imposible. Sólo la mezcla de síntomas crónicos son los que crean un complejo y requieren una medicina para desatar el nudo complejo. Tan pronto como el remedio correcto es dirigido contra ese nudo, lo desata enseguida y los síntomas crónicos diferentes se separan unos de otros y se curan. "Si por lo tanto hay algún síntoma agudo en su historia, debe dejarlo completamente de lado, para hacer su prescripción." Al lado de estos síntomas superfluos, hay otros más.

    A veces le sucederá que en el mismo paciente crónico "dos o tres retratos de enfermedades crónicas aparecen en forma alternada". Este es un tema muy complejo y permítanme ilustrarlo con un ejemplo: Supongamos que en un paciente crónico que ha venido a verlo hay fiebre. Un día se libera de esta fiebre completamente. Al día siguiente tiene fiebre, el tercer día también tiene fiebre, pero menos intensa que el segundo y en el cuarto día, el paciente está completamente bien. Suponga que éste es el ciclo. Si usted examina al paciente más cuidadosamente encontrará que la fiebre del segundo y tercer día no tienen el mismo carácter, quizá la fiebre del segundo día tenía algunos síntomas, mientras que la fiebre del tercer día tenía síntomas diferentes. En tal caso, "usted debe tomar en cuenta la más severa de estas dos fiebres ignorando las otras enteramente". Si la fiebre del segundo día es más severa el tercer día que el segundo, incluya ésta en su retrato y prescriba la medicina indicada. La más leve de las dos fiebres no tiene valor, no tiene peso en el caso crónico que tiene delante de usted. Si es más severa una de las dos fiebres, esa es la que hay que tomar en cuenta y la menos severa desaparecerá automáticamente.

Si hay más de un miasma crónico en el sistema, no hay fin de la complejidad y no hay fin de los síntomas; y puede haber síntomas superfluos en el caso, debido aún a otras causas que las enunciadas. Pero el hecho es que "para el propósito de la prescripción, tienen poco o ningún valor." Son sólo parásitos del árbol. Extirpe de raíz el árbol y los parásitos se secarán por sí solos.

Si recuerda un hecho, lo referido será más inteligible para usted. Nuestro objetivo es seleccionar el remedio que ataque el retrato del caso. Cuanto más claro y definido sea el retrato, más fácil es hacer la selección. Pero el retrato del caso depende en gran medida del modo en que los paciente suministran los síntomas y no tenemos otra cosa al respecto que ejercitar al máximo nuestra discreción y juicio para "eliminar aquellos síntomas que tengan carácter de superfluos o parásitos". Es esta la eliminacion que proclama un homeópata. Si puede hacer esto con éxito y aún no puede hacer una selección correcta, no es culpa suya, sino del paciente quien no le ha dado el caso como debe ser dado.

Yo puedo, no obstante, tratar de darle alguna idea de cómo el retrato de un caso puede establecerse del conjunto de síntomas y cómo puede seleccionarse una medicina correcta y adaptarla a éste. Esto es igual a cuando nosotros prescribimos para el caso agudo, ¿qué es lo que hacemos? Examinamos el caso y enseguida arribamos a que es "Bryonia" y esto significa que el retrato presentado por el paciente es similar al retrato que los experimentadores de Bryonia dieron en la Materia Médica. Los síntomas en el paciente han aparecido y gradualmente se desarrollaron, primero manifestándose en un órgano o parte del cuerpo y luego en otra, exactamente del mismo modo en que aparecieron y se desarrollaron en los experimentadores de Bryonia. Es por eso que se seleccionó Bryonia. Puede ocurrir que en este paciente hay algunos síntomas más al lado de Bryonia. Pero ¿qué es lo que debemos hacer en tales casos ? Lo que debemos hacer es no tener presente estos síntomas y administrar Bryonia correctamente. Y esto trae la curación de los casos y los pocos síntomas ajenos referidos desaparecerán por sí mismos, es decir, sin el uso de ninguna medicación. Si quizá en algunos pacientes estos síntomas ajenos no desaparecen simultáneamente con la curación de la condición de Bryonia (condición por la que se seleccionó Bryonia), entonces debemos seleccionar otro remedio de acuerdo con la totalidad de los síntomas que aún persisten y sólo entonces el paciente es completamente curado. Así, una, dos o tres o a veces más medicinas son necesarias para curar un caso agudo. "Esto es en suma el misterio de seleccionar medicinas en casos agudos y el misterio de la selección en los casos crónicos es el mismo. Su paciente crónico debe verse como los experimentadores de la medicina que usted ha seleccionado para él, así como el paciente agudo para quien se ha seleccionado Bryonia debiera verse como el experimentador de Bryonia. Si su paciente crónico, para el cual ha seleccionado una medicina particular es un retrato de un experimentador de ese remedio, su selección es absolutamente correcta, no hay error y ésta debe curarlo."

Así, la medicina que ha seleccionado para su paciente crónico hoy, debe haber sido la medicina que hubiera necesitado diez años atrás, cuando el primer desorden comenzó en él y será la medicina que necesite diez años después, porque él ha experimentado la misma medicina desde el comienzo y si hay otros síntomas que no corresponden a la medicina, ellos deben ser sólo síntomas laterales, es decir, superfluos. "Cuantos más días pasen, más síntomas de la misma medicina aparecerán, con sus detalles." Así, si estudia cuidadosamente un caso crónico, verá en el retrato de éste invariablemente, que el paciente sólo desarrolla a través de un largo período de tiempo síntomas tras síntomas similares a aquellos que se producen con una medicina de acción profunda en el experimentador. Así como en ese caso agudo seleccionó Bryonia o Gelsemium por haber encontrado en su paciente un retrato de "poco curso" (es decir, de 5 o 6 días) de experimentar síntomas de esas medicinas ignorando los síntomas superfluos, así en los casos crónicos debe hacer su selección de la medicina de acuerdo a la experimentación de un retrato similar al que usted encuentra. "La única diferencia es que en el caso agudo, el proceso que experimentó un paciente cubre un período corto, mientras que en un caso crónico, este proceso cubre un período mayor, es decir, 5, 10 o más años." Si los problemas de su paciente crónico comienzan con la supresión de una lesión de piel y si esta lesión de piel es sólo un retrato de la experimentación de Arsenicum, entonces él debe haber experimentado Arsenicum desde el principio hasta el momento en que viene a usted. Arsenicum era la medicina cuando él tenía sólo la lesión de piel y Arsenicum es la medicina actual cuando él tiene muchos más síntomas y Arsenicum será su medicina 10 años después (si todavía está vivo para ese entonces), cuando él tenga muchos más síntomas, porque la lesión original (la lesión de piel) se experimentó como Arsenicum y él no puede experimentar otra cosa que Arsenicum. Puede haber síntomas superfluos de carácter parasitario como ya fué explicado, que han aparecido por una u otra razón, pero no hacen al caso. Ellos no tienen peso en la selección. Al lado de estos síntomas parásitos, puede haber la más grande complejidad debido a la combinación de miasmas, pero aún estas complejidades pueden ser simplificadas con la medicina que retrata la experimentación que el paciente muestre. Se llega así a que el "médico que encuentra en la historia de su caso desde el comienzo hasta el fin, el retrato de la experimentación de una medicina particular a despecho de síntomas superfluos y a despecho de las complejidades debidas a las combinaciones de los miasmas crónicos, es un verdadero homeópata y él sólo es el que puede seleccionar el remedio correcto, deshacer el nudo de dichas combinaciones y traer una cura real."

Las más grandes dificultades en efectuar una curación real se experimentan en muchos casos, pero los más penosos son:

1°) La dificultad en donde hay combinaciones de miasmas.

2°) Cuando el paciente no tiene paciencia, sino que tiene el hábito de cambiar contínuamente de médico en cortos intervalos. Esto lo trataré más adelante.

CAPITULO III

ANALISIS DE LOS SINTOMAS (2)

Antes de entrar en materia acerca del análisis de los síntomas y prescripción, yo terminaré de hablar acerca de aquellos pacientes (citados en el capítulo anterior) que tienen el hábito de cambiar de médico frecuentemente. En realidad, mucho beneficio es rara vez posible. Sus casos jamás son bien definidos y por el contrario, llenos de desorden. Detrás de este desorden hay diferencias en los distintos casos. En algunos, los síntomas son suprimidos, en otros, los síntomas originales son suplantados por nuevos síntomas mientras que en otros, hay agravaciones cuando ellos están en camino de curación. Suponga por ejemplo que el paciente viene a usted luego de un curso de largo tratamiento alopático y encuentra que muchos de sus síntomas fueron suprimidos, mientras que muchos otros síntomas confusos, de naturaleza verdaderamente indescriptible, tales como: inquietud mental, insomnio, falta de apetito, etc., son sólo residuos. En el estudio de un caso así, encontrará que los síntomas han sido solo "forzados" a desaparecer, "forzados por fuertes medicinas", mientras que el paciente no ha sido curado. En un caso así, no hay posibilidad de curación hasta que los síntomas suprimidos sean hechos aparecer, pero la dificultad es que no hay indicaciones con las cuales volver a hacer aparecer estos síntomas suprimidos. No sólo esto, sino que al paciente mismo no le agrada seguir un tratamiento así, tanto por los sufrimientos temporales como porque él considera que ha sido curado en todos los aspectos, salvo en la inquietud mental, insomnio y falta de apetito. Si usted le dá un verdadero curso de tratamiento curativo, le volverán los síntomas antiguos y luego los curará, él lo tomará por un tramposo y se irá a su casa. El hecho es que no ha entendido la verdadera curación y usted no puede por lo tanto ayudarlo. Suponga que un paciente viene a la consulta por ciertos problemas cardíacos, le toma la historia y encuentra que ha tenido reumatismo tratado alopáticamente. No tiene dolores reumáticos actualmente, pero ¿cómo puede curar el problema cardíaco sin hacer volver el reumatismo? Fué sólo la supresión del reumatismo que trajo el problema cardíaco. Él ha tenido fiebre suprimida con quinina. No tiene problema ahora, pero desea que haga algo para que la fiebre no vuelva porque él sabe que la fiebre suprimida con quinina tiene el hábito de retornar a la menor provocación. Suponga ahora un tercer paciente que viene austed para conseguir algún beneficio duradero de una enfermedad que ha sido curada (?) con algunas inyecciones. Estos son realmente casos difíciles en los cuales no puede hacer nada sino hacer volver los síntomas suprimidos, lo cual quizá no le agrade al paciente. Ellos han perdido meses y meses con el tratamiento alopático. Han gastado bolsas de dinero. Pero ellos deben tener curación inmediata en manos de la Homeopatía. Le darán poco tiempo a la Homeopatía y poco dinero y no deben volver los antiguos síntomas, pero sí quieren una "cura" definitiva luego de despertarse a la mañana siguiente. Si una sola dósis de medicina homeopática no puede curar el caso en una noche ¿cuál es el motivo de la Homeopatía?

Hay otras clases aún de pacientes. Ellos han ido a otros homeópatas y tan pronto como aparecieron los síntomas antiguos, luego de la medicina dada por éstos mostrando que el proceso de curación había comenzado, los abandonan y llegan a usted. Si acaso usted se entera de esto, del nombre de la medicina y la potencia dada y de la fecha en que la tomaron, puede realizar la tarea necesaria para completar la curación. Pero desafortunadamente, esto jamás se consigue y debe trabajar en la obscuridad. Es una tarea difícil prescribir para tales casos, es realmente un trabajo pesado. El tratamiento de los casos crónicos en nuestro país no progresa en razón de la ignorancia de la gente, ignorancia de la existencia del método real de tratamiento de las enfermedades.

Por lo tanto, debe hacerse ahora el análisis de los síntomas registrados y hacer la primera prescripción. Los síntomas no tienen todos la misma importancia y valor y ya se ha hecho alguna alusión a esto, mientras se explicó la necesidad de eliminar síntomas superfluos. Es solo necesario ahora estudiar la importancia de aquellos síntomas que hacen el retrato del caso. Estos pueden ser divididos en dos categorías:

1°) Aquellos que siente el paciente mismo o "subjetivos" y

2°) Aquellos percibidos por el médico y los que lo rodean y "objetivos."

Los síntomas subjetivos a su vez, son de dos clases:

1°) "Personales" los que relatan acerca de la personalidad del paciente, por ejemplo: "deseo dormir al aire libre" o "yo me siento sediento", y

2°) "Locales" o los que dicen de alguna localización del cuerpo del paciente, por ejemplo: "siento dolor en la zona hepática" o "tengo la rodilla hinchada", etc.

Ahora, respecto a los síntomas subjetivos, aquellos que dicen de toda la personalidad del paciente son, por mucho, los más importantes. En realidad, son síntomas subjetivos todos los síntomas mentales y éstos son los de más valor. Al respecto, aquellos que relatan toda la personalidad del paciente, es decir, los síntomas personales son de mucho más valor para el propósito de la prescripción, que aquellos que relatan sólo una parte del cuerpo, es decir, los síntomas locales. Permítanme aclarar esto en el cuadro sinóptico de la página siguiente.

Luego, "para el propósito de prescribir, los síntomas subjetivos son más importantes que los objetivos porque ellos (los subjetivos) dicen de la mente. Y de los síntomas subjetivos, los personales subjetivos son más importantes que los locales subjetivos porque los primeros dicen de la totalidad del paciente. Los síntomas objetivos son de menor importancia."

Hasta aquí, el método de selección de un medicamento en las enfermedades agudas y crónicas es el mismo. Terminaré este tema con algunas palabras más y luego iré al hecho de las diferencias entre los métodos de selección de medicinas en las enfermedades agudas y crónicas. La base principal en la selección de ambas enfermedades, agudas y crónicas, es la "totalidad sintomática". Pero el significado de

SINTOMAS

SUBJETIVOS	OBJETIVOS
(aquellos que son sentidos por el paciente mismo es decir, aquellos que son sentimientos y siente sensaciones del paciente. Así éstos son todos los síntomas mentales, cefaleas, palpitaciones, etc.	(aquellos que son percibidos por el médico y los que rodean al paciente. El paciente no los y por lo tanto, no tienen relación con la mente. Así ellos son los síntomas físicos solos. Por ej.; un tumor, el pulso débil, la coloración de la piel, el agravamiento hepático, etc.)
/	\
Personales	Locales
(Estos dicen de toda la personalidad del paciente, por ej.; sensación de sed, deseo de frío, etc.)	(Estos dicen sólo de ciertas localizaciones en el cuerpo, por ej.; dolor en una rodilla, dolor en zona hepática, etc.)

"totalidad sintomática" es uno para las enfermedades agudas y otro para las enfermedades crónicas. La totalidad sintomática que sugiere el remedio en una enfermedad aguda, no lo sugiere en una crónica. "La totalidad de los síntomas en un caso crónico, es completamente diferente." Pero ¿dónde reside ésta diferencia? Reside en lo que hace crónica a una enfermedad, ¿y qué es lo que la hace crónica? Su tendencia a continuar. Ahora, ¿por qué tiene una enfermedad crónica, tendencia a continuar? Porque en ésta existen los miasmas Psora, Sífilis y Sicosis, los cuales tienen una tendencia inherente a continuar en el paciente. Son estos miasmas que hacen crónica a la enfermedad y le priva de su tendencia a tener fin y por el contrario, le dan la tendencia a continuar. En la historia de un caso crónico, usted debe discernir cuál de los miasmas existe. Debe entender las diferencias de las manifestaciones de los distintos miasmas (estas diferencias y las características de expresión de los tres miasmas serán descritos luego en detalle), e inferir cuál de los miasmas existe en su caso. "Si no tiene evidencias directas de la existencia de estos miasmas en la historia de un paciente, debe discernir sus marcas en él, en su mente y en su cuerpo y los diferentes órganos." Las evidencias de la existencia de la Psora latente han sido detalladas exhaustivamente por Hahnemann en su libro notable *Enfermedades Crónicas* y debe estudiar las indicaciones de Sífilis y Sicosis latente del mismo modo. Si no conoce esto, no tiene la posibilidad de tratar casos crónicos, así como no puede tratar cólera sin conocer los "síntomas comunes" de ésta. Si conoce los "síntomas comunes" de las enfermedades agudas, entonces puede ir a los medicamentos que "tienen esos síntomas comunes" y solo entonces puede escoger el "remedio particular" entre "aquellos", viendo los síntomas particulares del caso particular, comparándolo con los síntomas particulares de uno de estos medicamentos. Los síntomas de cólera o malaria le sugerirán el nombre de todos los medicamentos que tienen sus síntomas comunes y los síntomas particulares de su caso, le harán capaz de seleccionar "un" remedio particular (sacado de todos estos medicamentos), el cual tiene esos síntomas particulares. "De modo similar, debe conocer primero todos los síntomas comunes, es decir, las imágenes reales de Psora, Sífilis y Sicosis y sólo, luego de conocerlos, puede tratar las enfermedades crónicas." Los miasmas han modelado a su paciente crónico desde lo más sutil de su mente, hasta la parte más tosca de su cuerpo, y usted debe encontrar "cuál de los miasmas lo ha modelado." Y cuando ha descubierto esto, entonces puede encontrar el remedio antimiasmático. "La diferencia entre una enfermedad aguda y una crónica, para la prescripción, reside en que la medicina crónica debe ser miasmática, mientras que no es necesario esto para la medicina aguda." Si el paciente que tiene delante de usted tiene la imagen de la Psora, la medicina que seleccionará debe ser anti-Psórica. La imagen de la Psora le sugerirá todos los medicamentos Psóricos y por la determinación "de los síntomas particulares en su paciente, encontrará cuál de estos anti-Psóricos tiene estos síntomas particulares." Así, la diferencia entre la prescripción de casos agudos y crónicos es tal, que en un caso agudo, alguna medicina que tenga la totalidad sintomática puede ser seleccionada, mientras que en un caso crónico el remedio además de cubrir la totalidad sintomática, debe ser anti-miasmático, es decir, Anti-Psórico, Anti-Sicótico o Anti-Sifilítico. "No hay otra diferencia entre la selección para los casos agudos y crónicos. Si acaso en vez de Psora sola hay más miasmas en un caso dado, la tarea de selección es mucho más difícil y se debe adoptar un "método" especial. Pero antes de explicar este método, es necesario decir algo más acerca de la primera prescripción en los casos crónicos.

CAPITULO IV

LA PRIMERA PRESCRIPCION

Las así llamadas enfermedades conocidas por varios nombres como reumatismo, asma, eczema, fiebre, diarrea, etc., no deben tomarse por enfermedades independientes. Ellas son sólo manifestaciones diferentes de la Psora, o la Psora en combinación con la Sicosis o Sífilis o con ambas. Esto ha sido suficientemente explicado ya y cuando estas así llamadas enfermedades de distinto nombre aparecen en un individuo, esto hay que entenderlo como que es la Psora que se manifiesta a sí misma en formas diferentes, ya sea sola o en combinación con los otros miasmas. Hay que entender también que esta Psora y los otros dos miasmas siempre estallarán a través de manifestaciones concretas de enfermedad en su camino, hasta que ellas sean removidas radicalmente del sistema, es decir, hasta que ellas sean sacadas del sistema por drogas de acción profunda potentizadas, administradas en base a la ley curativa de similitud. Usted puede haber observado cómo las hormigas blancas levantan pequeños montecitos en el suelo y cómo es imposible parar su proceso, hasta que en el fondo profundo la hormiga madre, la cual sigue produciendo pequeñas hormigas, sea encontrada y aniquilada. Las así llamadas enfermedades son como los montecitos y ellos son producidos por la Psora, la cual es como la hormiga madre que está en el fondo. Así como usted no puede parar la produccion de montecitos por la simple remoción diaria de éstos, de modo similar usted no puede destruír las así llamadas enfermedades por su sóla remoción. Para destruír las así llamadas enfermedades, debe destruír la Psora, como a la hormiga madre. Mientras esta Psora no se destruya, las así llamadas enfermedades aparecerán contínuamente una tras otra, a pesar de la cantidad de tratamiento que haga el hombre, para estas aparentes enfermedades independientes.

El flujo de la energía vital en su proceso natural no dá un resultado anormal. Pero cuando el flujo normal de la energía vital recibe una interferencia de alguna fuente, hay un disturbio en su proceso normal y las funciones se vuelven anormales enseguida; y entonces resultan crecimientos y desarrollos anormales. Crecimientos y desarrollos hay, pero a partir de que el proceso vital ha sido dirigido hacia un cauce anormal por alguna interferencia, ellos no son más normales.

Hay una sobrenutrición en algunas partes e hiponutrición en otras, tales como: un tumor, cáncer, agrandamiento hepático, etc. "Son la Psora, Sicosis y Sífilis que interfieren con el flujo normal de la energía vital e inducen a un resultado anormal y el único modo de restaurar el proceso vital a su curso normal es a través de la administración de alguna droga de acción profunda, de acuerdo con la ley de similitud."

Permítanme detallar el método de administrar drogas de acuerdo con la ley.

Si por el exámen de un caso dado, en éste aparecen otros miasmas además de la Psora, de acuerdo a lo que indica la totalidad de los síntomas, no hay otro método para liberar las enfermedades del sistema que erradicar dichos miasmas. Y esto necesita la administración de drogas en altas potencias seleccionadas de acuerdo con la ley de la similitud y el proceso de selección es éste:

Si (junto con la Psora, la cual debe estar en todos los casos), uno o ambos de los otros miasmas además de la Psora existen en un paciente, entonces no podrá hacer su prescripción basada meramente en aquellos síntomas ordenados, recogidos por usted, sino que, antes de hacer la selección, deberá ordenar aquellos síntomas en "diferentes grupos miasmáticos", es decir, si hay tres miasmas, Psora, Sífilis y Sicosis en su caso, los síntomas correspondientes a la

Psora serán colocados en un grupo, los que indican Sífilis, en otro y los que indican Sicosis en el tercer grupo. "Entonces deberá descubrir cuales de los distintos grupos, o en otras palabras, cuales de los distintos miasmas son los causantes de las alteraciones de su paciente, cuando realiza su prescripción." Si aparece que es la Sífilis la causante del sufrimiento mayor en su paciente y los otros dos miasmas Psora y Sicosis, los cuales existen en el caso indicado, están en el fondo en ese momento, es decir, que no son predominantes en ese momento, entonces debe seleccionar una medicina "para la totalidad del grupo de los síntomas Sifilíticos solamente". Es decir, si la Sífilis es predominante, deberá seleccionar un remedio Anti-Sifilítico indicado por el grupo de síntomas sifilíticos. "Si por lo tanto llega a esto al hacer su primera prescripción, asestará su primer golpe al miasma predominante en ese momento." Como es un hecho, siempre aparecerá ante usted, en todos los casos, aún si hubieran los tres miasmas en éstos, sólo "uno" de ellos predominante en un momento. Nunca sucederá que los tres miasmas torturen por igual a su paciente a un mismo tiempo, mientras que por el contrario, la regla es que uno de los miasmas lo torture más, mientras que los otros están comparativamente latentes. "El que tortura al paciente más, aquél que es predominante, debe llamar su atención primero." Es necesario por lo tanto mencionar la razón de por qué uno solo de estos miasmas es el predominante en ese momento, mientras que los otros están comparativamente latentes, ésta es la "operación de la causa excitante inmediata." Ciertas causas excitantes tienen mayor poder de excitar unos de los miasmas, mientras que algunas otras causas tienen un poder similar de excitar otros miasmas. Así, si la sífilis es predominante ahora debido a ciertas causas excitantes, puede ser que alguna otra causa excitante, si hay mayor afinidad por ésta, haga predominar a la Psora o Sicosis luego de un tiempo. "Los miasmas son hechos predominantes, unos u otros, de acuerdo a la capacidad de la causa excitante, de excitar sus manifestaciones y esto es una ley inevitable que sólo un miasma predomine en un momento, mientras que los otros permanecen latentes." Y usted debe seleccionar la medicina indicada por los síntomas del miasma predominante y no por la totalidad de los síntomas de todo el caso. Puede suceder en un caso dado que el paciente no tiene aparentemente nada más detrás de alguna erupción pruriginosa, pero tan pronto como hay alguna lluvia o tormenta, tiene deseos frecuentes de orinar profusamente. Esto significa que la Psora era predominante al principio, pero la lluvia repentina y la tormenta, las cuales tienen el poder especial de excitar las manifestaciones Sicóticas, hace predominar la Sicosis y un remedio antisicótico, Dulcamara, será pedido, mientras que no había indicaciones de Dulcamara antes de la lluvia. Suponga otra vez que hay un paciente que estaba mejorando, pero repentinamente tiene un ataque de iinfluenza debido a un cambio de estación y poco después desarrolla síntomas de tuberculosis. ¿Qué indica esto? Esto indica que puede haber mas miasmas en el sistema, "pero es uno el que predomina en ese momento y el predominio de uno u otro está siempre en concordancia con la causa excitante." Un cuidadoso estudio de la historia de los casos de su práctica le mostrará esto claramente. Por lo tanto, la ley de prescripción de un caso crónico es que se deberá seleccionar "la medicina indicada por la totalidad sintomática del miasma predominante y no la medicina indicada por la totalidad de los síntomas de todo el caso." En suma, "la prescripción debe ser miasmática" y no de otro modo. Esto se aclarará a través de las historias que se agregaron en este libro.

Ahora, cuando la selección ha sido hecha, su tarea será escoger la potencia. Pero no hay reglas difíciles y rígidas para arribar a la potoencia y esto depende de varias circunstancias, de tal modo que siempre es diferente en los distintos casos. En algunos casos la potencia 30 será suficientemente alta para comenzar, mientras que algunos otros aún la Mil o la Cien Mil pueden ser bajas.

El asunto de las potencias es importante y esto será detallado. Podemos por tanto, entender que la potencia para comenzar el caso crónico debe ser alta. Pero ¿por qué? Esto ha sido explicado en detalle antes, permítanme aclarar este hecho otra vez. Los casos crónicos tienen un curso de largos años y han sido estropeados por toda clase de tratamientos supresivos y hechos más y más complejos. No sólo esto, sino también, los miasmas, los cuales por sí solos hacen las enfermedades crónicas y en razón de sus entrelazadas combinaciones de unos con otros, se enmascaran y se hacen aparentemente latentes. Siendo aparentemente latentes, ellos deben salir y ser hechos aparecer con su forma natural, en razón de que ellos deben ser vistos cara a cara y entonces, dislocadas sus combinaciones, ser curados. Si la curación es efectuada del todo en cada caso, los miasmas, o mejor dicho, las manifestaciones suprimidas de éstos, deben ser hechas "reaparecer y esta reaparición de las condiciones suprimidas no es posible sin el uso de altas potencias." Las potencias bajas no pueden efectuar esto; ellas no tienen acción profunda. Algunos pueden, por supuesto, argüir que Hahnemann curaba los casos más inveterados con la potencia 30 o 60, por lo que no tiene sentido tan altas potencias como la CM, etc. Pero debemos recordar que en tiempos de Hahnemann eran raros tantos y variados desórdenes en la economía humana como los que tenemos hoy día. Así es que la complejidad de las enfermedades demanda potencias más altas en la actualidad. Él además vió que el mundo en su tiempo no entendía todavía el uso de la potencia 30 y si hubiera hablado de la potencia DM o CM, se hubiera hecho más incomprensible aún. Él por lo tanto, tuvo que ir a potencias más altas constantemente. Si hubiera vivido más, ciertamente hubiera tenido que usar potencias mucho más altas. El hecho de que él haya tenido una tendencia a usar potencias más altas gradualmente puede ser encontrado en sus escritos. Además, lo tercero es que en tiempos de Hahnemann no había todavía la variedad de "patología" como la que tenemos hoy en día. Aún la alopatía en su tiempo no era tan insidiosa y dañina como lo es en la actualidad. Cuanto más "científica" (?) se vuelve ésta, con toda clase de novedosas inyecciones, etc., más peligroso su desarrollo; más peligrosas las supresiones y más insidiosas. A este "progreso" alopático se han ido agregando además, medicinas patentadas, las cuales se multiplican día a día. Así, sólo la complejidad más y más grande ha sobrevenido sobre el hombre y él no puede liberarse de ésto, excepto con el uso de altas potencias. Debe decirse que si Hahnemann hubiera visto tal complejidad en las enfermedades en su tiempo, hubiera ciertamente tenido que usar altas y más altas potencias. Él no describió ningún límite para la potencia, sino que mostró una tendencia a usar potencias más altas. La acusación, si es que la hay por el uso de potencias altas, no tiene por lo tanto justificativo.

No debo omitir decir algo aquí y es que "usted debe ser especialmente cauto al hacer su primera prescripción. Es un trabajo pesado y no debe haber error en "esto" porque algún error puede no sólo hacer fracasar la curación, sino que también puede hacerle algún daño penoso. La creencia de que la medicina homeopática es inocua y que no lesiona, aún si falla en hacer algún beneficio, es pura "necedad." "Si una medicina puede dar algún beneficio al ser usada, puede también dañar cuando se abusa de ella." No es una substancia inerte. Es de alto poder a veces, o si no, no podría jamas curar enfermedad alguna, por lo cual puede lesionar si es usada incorrectamente. Es inútil suponer que su poder dormirá silenciosamente en el sistema cuando no es requerido para curar el caso. Si por lo tanto, antes de la administración de la medicina, cuidadosamente seleccionada para su paciente crónico el paciente llega a tener alguna "agravación semejante a una enfermedad aguda" entonces, la medicina seleccionada para una enfermedad crónica "no" tendría que ser usada enseguida. "En tales casos, alguna medicina de acción superficial que piden los síntomas debe ser usada primero y las manifestaciones agudas o la agravación de la enfermedad crónica controlada tanto como puede ser en el caso."

Es sólo cuando éstas manifestaciones agudas o las condiciones de agravación del caso crónico hayan cedido cuando debe ser dada. Una medicina miasmática de acción profunda en alta potencia, cuando es usada en el curso de una enfermedad aguda o durante la agravación del caso crónico, causará agravaciones severas. Este es un punto que debe ser recordado cuidadosamente.

Otro hecho debe ser considerado aquí. La ley de la selección del remedio es la ley de la similitud. Puede argüirse: ¿Cuál es la necesidad de selección de una medicina anti-miasmática en un caso crónico en base al miasma predominante en un momento, si la selección de la medicina es hecha correctamente de acuerdo con la ley de similitud? Si la medicina es correctamente seleccionada de acuerdo con la ley de similitud por la totalidad de los síntomas de "todo" el caso, ¿Cuál es el prejuicio si no conozco si la medicina seleccionada es anti-psórica, anti-sifilítica o anti-sicótica?, estando basada en la totalidad sintomática la medicina destinada a curar el caso? A esto yo sólo tengo que decir que "salvo que usted tome en cuenta el miasma, usted no puede seleccionar correctamente de acuerdo con la totalidad sintomática. El conocimiento del miasma que usted desea borrar es esencial para una correcta prescripción. No sólo esto, sino que también el conocimiento del miasma lo ayudará a entender la acción de su medicina con exactitud." Suponga por ejemplo que en un caso dado, administra una medicina por la totalidad de los síntomas sin saber que es un anti-psórico. Y cuando el elemento anti-psórico en su paciente es controlado, el sicótico se hace predominante. Ahora, salvo que usted conozca acerca de los miasmas, será incapaz de ver que su medicina ha actuado correctamente en beneficio del paciente y se "desalentará" por la repentina aparición de los síntomas sicóticos. Por lo tanto, si tiene el conocimiento de los miasmas y si prescribe siempre en base a estos miasmas, uno u otro,estará en una posición de observar el efecto de una medicina usada con exactitud y podrá seguir el desarrollo del caso con certeza. No puede luchar con su enemigo si no conoce su naturaleza.

El hecho siguiente que debe llamar su atención luego que la prescripción ha sido hecha y la potencia fijada, es la "regulación de la dósis." Cuándo hay que dar una dósis sola del remedio seleccionado y esperar hasta que la reacción aparezca o cuándo dar varias dósis sucesivas y parar cuando el paciente percibe que la reacción ha comenzado. Este es un hecho que debe ser decidido por la "sensibilidad" del paciente, mental y psíquica. Si vé que el paciente tiene reacción con una sóla dósis, no debe repetirla pues esto puede causar agravación severa. Pero en los casos en que los pacientes no son suficientemente sensibles y se los vé como retardados en sus reacciones, mejor darles unas cuantas dósis repetidas y suspender tan pronto como se perciba que la reacción ha comenzado. En dósis repetidas como ésta, Hahnemann ha advertido en la sexta edición del Organón que "cada dósis sucesiva debe ser de una potencia un poco mayor"; el método de las potencias incrementadas debe ser también formulado.

Pero ¿cómo averiguar si una sola dósis del remedio seleccionado es suficiente para excitar la reacción en un caso dado y dósis repetidas en otro? Si el paciente es extremadamente nervioso, si se asusta o si está contento o descontento fácilmente o si ya ha demostrado reacción con otra dósis dada, esto dá a entender que su paciente es sensible y en este caso una sola dósis es suficiente y no debe jamás ser repetida, o si luego de la primera dósis se percibe algún cambio al día siguiente, no debe repetirse y se debe esperar hasta que la acción de la dósis dada se agote. Por otro lado, si su paciente no es fácilmente impresionable y no muy débil se puede establecer que la reacción será poco severa y pueden darse dósis repetidas por unos días y suspender cuando la reacción comienza. Si el sufrimiento del paciente no es severo, pueden darse dósis repetidas hasta el comienzo de la reacción. Pero en todos los otros casos en los que los pacientes son muy débiles, las potencias a usar debe ser comparativamente más bajas y la repetición de la dósis debe ser cuidadosamente evitada. En realidad, toda la condición del paciente debe ser estudiada cuidadosamente y la repetición de la dósis considerada despaciosamente. "El único hecho que debe existir en su mente es que su objeto es obtener una respuesta del paciente a una medicina dada y si usted aprecia que una sóla dósis es suficente para ese propósito, debe esperar un tiempo razonable y no debe repetir la dósis si percibe una respuesta. "Debe recordar que dar una sola dósis en un caso donde las dósis repetidas son realmente necesarias y esperar y esperar y dar dósis repetidas en un caso donde una sóla dósis es suficiente para exitar la reacción, es igualmente malo." Porque en el primer caso pierde tiempo innecesariamente, mientras que en el segundo predispone al paciente a una cantidad de sufrimientos debido a una agravación severa evitable. Debe por lo tanto ser cauto en esta materia y el hecho es que no debe repetir la dósis cuando hay reacción y debe repetirla en la proporción de una dósis diaria cuando la reacción se demora porque todas estas dósis repetidas dadas antes de la reacción actuarán como una sóla dósis.

En los casos agudos la acción de la medicina es percibida en unos minutos (por ejemplo en el cólera), a lo sumo en unas cuantas horas, pero no es así en los casos crónicos. Los primeros síntomas de la acción de una medicina en un caso crónico se ven difícilmente antes de los 5 o 6 días y aún en ciertos casos lleva más de 3 o 4 semanas. En los casos crónicos por lo tanto, usted debe esperar pacientemente y observar la reacción de la medicina usada con cuidado.

Ya ha sido establecido que la "primera prescripción en un caso crónico es una tarea de gran peso y no debe haber error en ella"; y yo repito lo mismo porque es muy, pero muy importante. Una correcta primera prescripción en un caso crónico realmente significa la mitad de la curación de su paciente y una inmensurable simplificación de su trabajo. Pero si desafortunadamente, hay un error en la primera prescripción, es decir, si una medicina errónea se ha dado, nosotros debemos aprender también el proceso de detectarlo y de tomar las medidas necesarias. Esto lleva a las siguientes preguntas:

1°) ¿Cuáles pueden ser los síntomas que indica que la medicina usada era errónea?

2°) ¿Cómo remediarlo?

3°) ¿Cómo entender que la medicina ha sido correcta?

4°) ¿Cómo asegurarse que la potencia también ha sido la correcta?

5°) ¿Cuáles son los síntomas que indican que la medicina correcta ha sido usada?

Antes de entrar en los detalles de estos problemas, debo decir que como en los casos agudos, el tratamiento de los casos crónicos no puede ser llevado por el exámen del paciente cuando lo quiere él o su encargado. En un tratamiento crónico, el médico debe tener el privilegio de realizar el exámen del paciente cuando lo considere necesario, porque el guardían del paciente o aún el paciente mismo no puede entender cuándo el exámen es necesario. Sólo el médico sabe qué espera se desarrolle luego del uso de su medicina y qué desarrollo y agravación lo llamará a alegrarse y cuál lo llevará a la alarma y a procurar remediar.

Por lo tanto, el médico examinará a su paciente las veces que considere necesario y si no tiene facilidad para eso, no puede realizar un tratamiento crónico.

Ahora, respecto a los puntos 1º y 2º. "Si luego del uso de la medicina hay desarrollo de síntomas los cuales el paciente jamás ha experimentado anteriormente en todo el curso de sus sufrimientos, esto debe entenderse como que la selección no ha sido correcta." Es un hecho que en los casos crónicos, los pacientes tienen el hábito de sufrir ocasionalmente de esto y aquello, es decir, cefaleas, disentería, fiebre, etc.; y si algunas de las cosas aparecidas no ha aparecido jamás antes y si el paciente se enferma con eso, la conclusión evidente debe ser que la prescripción no ha sido correcta. En tal caso quizá, algún antídoto debe ser usado si el sufrimiento es severo. Si tal vez el sufrimiento del paciente no es severo, es mejor esperar y dejar que la acción de la medicina errónea pase completamente, antes de intentar una nueva prescripción para el caso crónico. Pero si esta nueva medicina seleccionada es un antídoto para la medicina errónea, entonces debe ser dada enseguida sin ninguna espera, pues tal caso sería una pérdida de tiempo y sufrimiento innecesario para el paciente.

He explicado el método de detectar el error si es que hay en la primera prescripción y cómo remediarlo (respecto a las preguntas 1a. y 2a.) y pasaré a explicar las 3 preguntas siguientes en el siguiente capítulo.

CAPITULO V

ESTUDIO DEL EFECTO DE LA PRIMERA PRESCRIPCIÓN

Permitámonos entender (3°) cómo hacer para asegurarse que la primera prescripción ha sido correcta y que la potencia usada tampoco es errónea.

Tenemos realmente que entender que la aparición de nuevos síntomas, los cuales no han sido jamás sufridos por el paciente antes, indicarán que la primera medicina ha sido errónea. Ahora, si pasa exactamente lo "contrario", es decir, si sólo los síntomas que "ha sufrido" el paciente antes aparecen luego del uso de la medicina, esto dá a entender que la medicina ha sido la correcta. Pero la sola aparición de síntomas antiguos no es suficiente para indicar que el proceso de curación ha comenzado. Algunas cosas más son necesarias y éstas son "que los síntomas antiguos reaparezcan en el orden inverso, es decir, el último síntoma del paciente deberá reaparecer primero y en esta vía todos los síntomas unos tras otros y al final el síntoma más antiguo." Si este es el orden de reaparición de los síntomas antiguos, entonces se podrá reconocer enseguida que un verdadero proceso de curación ha comenzado, con lo que la primera medicina usada ha sido correcta. Suponga por ejemplo que aparece en la historia de su caso que el paciente ha tenido fiebre malárica y que éste ha sido tratado con quinina y que luego de esto ha tenido dispepsia y suponga que simultáneamente con la desaparición de la dispepsia el paciente tuvo palpitaciones, vértigo y al final, apareció un edema o ictericia. Suponga que para esta historia, usted seleccionó una medicina de acuerdo con la ley de similitud y la administró en la potencia correcta. Ahora, ¿Qué pasará si la medicina es correcta?; el paciente se aliviará antes que todo (aunque gradualmente) de su ictericia y reaparecerán las palpitaciones y vértigo y luego esto pasará gradualmente y reaparecerá la antigua dispepsia y al final reaparecerá la fiebre malárica. "Si este es el orden de la reaparición de los síntomas antiguos, en forma inversa a la que aparecieron bajo el uso de su medicina, este es el proceso de curación." Pero si por el contrario, los síntomas antiguos reaparecen de manera "desordenada", por ejemplo, la fiebre malárica primero, las palpitaciones y al final la dispepsia, "este no es el proceso de curación." Por lo tanto, "al lado de proceso de curación, comienza una reaparición de los síntomas antiguos en el orden inverso a que vinieron"; hay otras indicaciones además, para juzgar la corrección de la medicina usada, es decir, que bajo el uso de la medicina correcta y en el proceso de curación resultante, "el proceso de reaparición de los síntomas antiguos es del interior hacia el exterior, de lo más interno hacia lo externo, del centro a la periferia, de la mente al cuerpo y de arriba hacia abajo." Este es el proceso de curación e invariablemente indica que la medicina correcta ha sido usada.

4°) Pero, ¿qué es lo que indica que la potencia correcta ha sido usada? Es posible que en un caso dado, usted ha usado la medicina correcta, pero no la potencia correcta, en tal caso no habrá efecto, es por lo tanto esencial fijar la "potencia correcta". La mera similitud de los síntomas de la droga con la totalidad de los síntomas del caso no es suficiente. "La dósis, es decir, la potencia de la droga debe ser también similar a la dósis o potencia de la enfermedad que usted desea curar." Es decir, la medicina debe ser potente (ni más, ni menos) y de tal modo ser capaz de combatir a enfermedad. Esto sugiere que tiene que estar en un "plano" en el que está la enfermedad, "y su medicina también debe ser tan fina y sutil como para alcanzar este plano."

Si no es así, no puede esperarse la curación. Si por tanto, está seguro que ha seleccionado la medicina correcta para su paciente y no hay curación aún después de su razonable espera, no se apure a cambiar la medicina enseguida, sino que considere cuidadosamente si la potencia no debe ser cambiada, puede ser más alta como más baja. Un cambio de medicina donde sólo un cambio de potencia es requerido en relación a que la potencia correcta no ha sido dada en primera instancia, puede crear un desastre a veces.

Una falta de reacción por el uso de la medicina correcta luego de una espera razonable, indica que la potencia correcta quizá no ha sido usada.

5º) Ahora, ¿qué hay que esperar con el uso de la medicina correcta y potencia correcta? Esto es un tema difícil y permítanme discutirlo en detalle.

CAPITULO VI

LA OBSERVACIÓN DEL PACIENTE LUEGO DEL USO DE LA PRIMERA DOSIS

Permítanme suponer que la primera prescripción ha sido correcta y que la medicina prescrita ha sido administrada en la potencia correcta. Pero ¿qué es lo que tenemos que esperar ahora? ¿Cuánto debe ser repetida la dósis o hacer una nueva selección? ¿Cuánto tiempo debemos esperar? ¿Hay algunas indicaciones para juzgar que el paciente está curándose? Todos estos hechos ocuparán nuestra atención ahora.

Pero permítanme en este momento, volver a repetir que "si han sido dadas dosis repetidas de la primera medicina de acuerdo con lo prescrito por Hahnemann en la 6a. edición del Organon, "entonces la medicina debe suspenderse tan pronto como la reacción comienza a aparecer", es decir, no debe haber repetición de dosis cuando hay algún cambio en los síntomas del paciente. Y debemos considerar a estas dosis repetidas como que son "una sola dósis", porque aunque el número de dosis dadas sean varias, el efecto es "acumulativo", por lo que es el efecto de una sola dosis en realidad. "Hay sólo un solo golpe a la energía vital." Para la energía vital, las dosis que no han producido reacción no han sido dosis de ningún modo. La energía vital no la ha sentido, por lo que no son entidades para ella. Es así como hay que entender los casos comenzados con dosis repetidas, todas las dosis anteriores a la aparición de la reacción deben ser consideradas como una sola dósis. Por lo tanto, cuando la reacción ha aparecido, es decir, cuando hay algún cambio en los síntomas del paciente, debemos suspender la medicina inmediatamente y esperar el progreso de los cambios.

¿Qué es lo que debemos esperar luego de la aparición de la reacción por el uso de la primera dósis? Debemos esperar algún "cambio", es decir, agravaciones de los síntomas de la enfermedad o su mejoría, o su desaparición o a veces la reaparición de los síntomas antiguos en forma distinta al orden de su aparición, lo cual es siempre en el orden inverso. Consideremos los diferentes cambios que puede haber.

En el caso de agravación de los síntomas de la enfermedad, debemos analizar cuidadosamente la agravación. Por ejemplo, ¿"qué" es lo que se ha agravado y cuál es el "tipo y carácter" de esta agravación? Puede haber agravación de los síntomas, pero el "paciente" puede sin embargo, sentirse mejor en su interior, en su mente. Puede haber una elevación de la temperatura; pueden incrementarse las deposiciones, aún empeorarse en su carácter, pero, si a pesar de eso, "si el paciente se siente más aliviado que antes", debe entenderse que la agravación es una agravación homeopática y que el paciente está mejorando. Esta agravación es sólo una "manifestación" de la parte de la enfermedad que fué acallada (suprimida) y por lo tanto, es para beneficio del paciente y no debe desalentarse por esto. Por el contrario, el paciente puede ser incapaz de darse cuenta de su propia condición luego de la agravación, es decir, saber si se siente mejor en su interior y puede por lo tanto, no decirle si está mejor o peor. En tal caso, debe esperar cuidadosamente y entender por usted mismo si comparativamente está menos triste y abatido que antes. Si lo encuentra así, tome esto como una "agravación homeopática" y no debe por lo tanto inquietarse por ello. "Si quizá en vez de una agravación homeopática (es decir, agravación de los síntomas de la enfermedad con una mejoría de la condición interna del paciente), hay una agravación de los síntomas de la enfermedad y de lo interno (la mente) del paciente, esto debe ser considerado con recelo" pues esta agravación no indica el proceso de curación.

En el caso de una "verdadera agravación homeopática" la cual indica el comienzo del proceso de curación, el paciente debe estar "mejor mentalmente", acompañando el incremento de sus sufrimientos físicos.

Pero ¿por qué debemos aceptar la agravación homeopática (agravación de los síntomas físicos de la enfermedad con una mejoría mental del paciente) como una indicación favorable y lo contrario de esto como desfavorable? El hecho es que la real medicina curativa debe comenzar su acción "desde el centro hacia la periferia". Y si comienza su trabajo en el centro, en la mente, el efecto se manifestará enseguida en la mente y el paciente se sentirá por lo tanto, mejor mentalmente primero. Pero, si por el contrario, la medicina trae sólo una mejoría de los síntomas externos, sin traer un alivio en la mente, esto sólo significa que la medicina no está actuando del centro a la periferia y en tal caso, el proceso no es de curación. El único proceso de curación cmo oya ha sido explicado anteriormente, es del centro a la periferia, de lo más interno a lo menos interno, desde adentro y no desde afuera. Justamente ahora, debo aclarar un hecho muy importante. Antes de usar la primera dosis de la medicina en un caso crónico, debe asegurarse que el paciente tiene una "vitalidad" suficiente como para tolerar la agravación homeopática como la que va a seguir. Porque, salvo que haya suficiente fortaleza en su paciente para ser capaz de tolerar el sufrimiento de una agravación homeopática temporal, él puede sucumbir bajo su medicina. Esto es un desastre que debe evitar cuidadosamente. En los casos tan deplorables, estos hechos deben señalarse en la historia del paciente y no intentar realizar la "curación" del paciente y por lo tanto no debe darle una medicina curativa de acción profunda. En tales casos, se intentará la "paliación" solamente y se usará una medicina de acción superficial como la que piden los síntomas que tenga a mano. En tales casos, ayuda aunque la "curación" no se pueda necesariamente efectuar y el médico no es responsable en lo más mínimo. Si el paciente hubiera venido a él antes, es decir, cuando la vitalidad todavía toleraba una agravación homeopátaica, lo hubiera podido curar. Algunas palabras más acerca de la cautela. Así como debe ser cauto para evitar el desastre de una agravación homeopática en un caso desesperante desvitalizado, de modo similar debe ser suficientemente cauto para evitar la mera paliación en un caso en donde la vitalidad es suficiente todavía para la curación. Sería miserable si usted en forma errada condena un caso en el cual el paciente, si no es capaz de tolerar una potencia alta como la Mil o más, es todavía capaz de tolerar la 30 o la 200. Si en un caso así, en vez de "curar" solo la "palia", hará un deplorable error y va a sacrificar la "curación" por la "paliación." En un caso así, es preferible comenzar con una potencia baja como la 30 o la 200. Al respecto, he aprendido por mi propia experiencia que los casos aparentemente desesperados han respondido a la potencia 30 o 200 sin ninguna desastrosa agravación homeopática. En tales casos, luego de recuperarlos algo con potencia 30 o 200 en el comienzo, es posible "curarlos" gradualmente incrementando la potencia a medida que el paciente progresa y adquiere más y más vitalidad. Algunas palabras al pasar, acerca de la agravación homeopática. He observado que la agravación que a veces se vé en casos agudos debido al uso repetido de dosis bajas, es considerado generalmente por algunos como una agravación homeopática. Pero esto es tremendo error. En los casos agudos no debe haber absolutamente agravación alguna. La medicina y la potencia deben ajustarse al caso de modo que no perciba agravación alguna. Por lo tanto, la agravación referida no es ciertamente una agravación de los síntomas externos con una mejoría de los "internos" del paciente, sino que, una cuidadosa observación mostrará "la agravación de ambos, es decir, de los síntomas físicos así como de los mentales del paciente." Hay una agravación tanto ("de la enfermedad como del paciente") y esto indica que la dosis de la medicina es baja para el caso y que debe ser usada una más "sutil."

"La agravación homeopática siempre es debida a la "sutileza" de la dosis mientras que la otra agravación descrita es debida a lo "burdo" de la dosis y es por esta causa que se llama "agravación medicinal." El efecto de una agravación homeopática es curar, mientras que una agravación medicinal significa solo trastornos y sufrimientos para el paciente.

Por lo tanto, hay siempre algunos cambios luego del uso de la primera dosis de una medicina correcta y estos cambios son de varias clases. En algunos hay "agravación", en otros, "mejoría" y en otros, "retorno desordenado de síntomas antiguos" y así en más.

Permítanme ahora considerar uno por uno estos cambios posibles, así como ver qué pronóstico probable ellos hacen.

a) Si luego del uso de la medicina hay una "agravación de los síntomas físicos sin ninguna mejoría mental", el pronóstico no es muyu feliz. Una agravación al comienzo es por supuesto un buen signo y en tal caso el médico homeópata puede tener razón en saludarlo con agrado, pero cuando él encuentra que no trae la mejoría mental sino que la agravación solo continúa, con razón se alarmará. Porque la no aparición de alguna mejoría mental "nos traerá enseguida la idea que la medicina sola está actuando y que el paciente no reacciona, es decir, no responde a la medicina. Esto muestra falta de suficiente vitalidad en él y también que la medicina usada está actuando muy profundamente para su vitalidad. Por lo tanto, si el caso es así, es muy tarde para él y rápidamente marchará a la muerte en lugar de otra cosa. Lo cierto es que el pronóstico en este caso es malo. (Nota: en tales casos en donde no hay suficiente vitalidad se deberá ejercitar el mayor cuidado al comienzo, no se usarán potencias más altas que la 30, 60 o 200. Con tales potencias bajas al comienzo y luego yendo a las más altas graduaciones, se puede aún, llevar estos casos a la mejoría).

b) Si en el caso referido, la medicina hubiera sido usada mucho antes, es decir, antes que la condición del paciente hubiera sido desesperada y él hubiera tenido suficiente vitalidad aún para responder a la agravación homeopática que la medicina trae, el pronóstico hubiera sido distinto. En tal caso, "la agravación hubiera sido quizá la misma, pero hubiera sido seguida de mejoría de la condición mental y la agravación física gradualmente hubiera desaparecido." "El pronóstico en tal caso hubiera sido bueno."

c) Puede haber otras clases de agravación luego del uso de la medicina seleccionada, distintas de las descritas. En éstas, la agravación es quizá severa pero tiene un curso de corta duración. "Y luego de esta agravación severa pero de corta duración hay una mejoría mental del paciente y esta mejoría continúa por largo tiempo." En tales casos no se requiere generalmente otra medicina ya que la mejoría mental continúa y estos síntomas resultan en todos los aspectos, en la curación del paciente. Asi que "en los casos de agravación severa rápidamente seguida de una mejoría mental, el pronóstico es ciertamente bueno."

Los referidos son los varios tipos de agravación y sus respectivos pronósticos. Hay otros casos aún, donde no hay agravación, pero si otras clases de consecuencias, permítanme considerarlos uno por uno.

d) En algunos casos en los cuales la enfermedad crónica no ha progresado mucho y ha causado sólo alteraciones funcionales en los órganos, sin traer alteraciones en su estructura, "no hay absolutamente agravación luego del uso de la medicina seleccionada, sino que hay una mejoría gradual en todos los aspectos del paciente, mental y física." "Este tipo de curación generalmente se ve en los casos agudos y es muy, pero muy raro en los casos crónicos." Más bien, es siempre deseable tener una agravación seguida de mejoría ya que esto sólo indica la profunda acción de la medicina y no deja lugar a dudas de una cierta curación, aunque este tipo de curación es no menos gratificante porque en este caso el paciente no sufre y por lo tanto, el médico puede sólo entender en tales curaciones que la selección del remedio y también de la potencia fué perfectamente correcta y que el remedio "se ajustó al caso punto por punto. Esto puede llamarse por lo tanto una alta clase de curación."

e) En otros casos, "hay una mejoría al comienzo, pero es prontamente seguida por una agravación." Esto indica que la mejoría del comienzo era sólo el resultado de una acción "superficial" de la medicina y que ésta no actuó suficientemente en la profundidad. "Esto es debido ciertamente a una selección errada" y el remedio en tales casos de selección errónea no es fácilmente encontrado porque usted tiene que esperar ahora que la agravación pase y el paciente presente el cuadro original otra vez. Y entonces debe hacer una nueva selección. Si quizá la agravación continúa y el cuadro original en el paciente no se presenta sino que por el contrario sólo aparece un estado más complejo, no puede esperar más tiempo. Debe prescribir para el cuadro con las complejidades tal como lo encuentra.

Permítanme aclararles que no en todos los casos en que la mejoría es seguida de agravación, "se debe invariablemente a la selección errónea del medicamento." Usted debe asegurarse re-estudiando el caso si la prescripción es correcta o no. Si ésta aparece como correcta, "la probable inferencia que se hace es que el pronóstico en ese caso, es desfavorable." Pero ¿por qué? Porque la prescripción siendo correcta y habiendo alguna acción favorable, la no continuación de la mejoría y la subsecuente agravación puede ser sólo explicada como que "es la condición del paciente la que no permite que la acción de la medicina sea permanente."

No puede ser la Psora, Sífilis o Sicosis que interfiere la curación, porque la prescripción fué basada en estos miasmas, ésta debe vencerlos y llevar al paciente a la curación. Ahora, si no es por alguno de estos miasmas, entonces debe haber algún órgano del paciente que ha sido dañado de tal modo que no admite recuperación alguna. "Esta es la única razonable inferencia que podemos hacer en un caso en donde la mejoría es rápidamente seguida por una larga agravación, y podemos sostener que el pronóstico en tal caso, es sin duda desfavorable."

Hay además otro "tipo de mejoría y ésta sigue por mucho tiempo. Pero desafortunadamente no es mejoría del todo. Porque en ésta hay solo una mejoría de los síntomas externos, las manifestaciones externas de la enfermedad, sin la correspondiente mejoría "interna" del paciente." En éste, las manifestaciones de la enfermedad desaparecen pero el paciente no se siente mejor. Esto no es "curación" en el sentido nuestro de la palabra. Nosotros conocemos realmente que la curación no es la mera desaparición de las manifestaciones de la enfermedad, sino algo más, es una restauración del hombre enfermo a la condición normal de salud. Por lo tanto, "cuando aparece bajo el uso de la medicina de acción profunda miasmática en alta potencia, sólo una mejoría de las manifestaciones de la enfermedad, sin que el paciente se sienta mejor, el pronóstico es que el paciente es incurable, aún si la mejoría sigue un tiempo." La falla de la acción profunda de la medicina para hacer algo en el "plano mental" del paciente (donde él tendría que sentirse mejor) indica una "agravación muy alta" de la condición tan depravada que rehúsa manifestarse al exterior. Y salvo que haya una exteriorización de la condición depravada latente, no puede haber curación. "Tales pacientes deben por lo tanto, ser paliados solamente y no hacer más serios esfuerzos como los de usar potencias más altas para llevar la degradación latente afuera porque esto puede resultar fatal"

Ahora, estamos en condiciones de discernir "qué es lo que indica la agravación y la mejoría cuando aparece luego del uso correcto de la medicina en un caso crónico", es decir, qué desarrollo indica pronóstico favorable y cuál desfavorable. Pero al lado de cambios en la forma de agravación y mejoría, hay otros tipos de cambios que se ven en un paciente crónico luego del uso de remedios miasmáticos.

Permítanme detallarlos ahora aunque éstos fueron en realidad discutidos en detalle antes.

Puede haber casos en los cuales, luego del uso de la medicina miasmática profunda, no hay ni agravación ni mejoría y por el contrario, se desarrollan nuevos síntomas, los cuales nunca han sido experimentados por el paciente. Tales casos indican que la prescripción es errónea y la solución es esperar que la acción de la medicina errónea pase. Cuando estos nuevos síntomas han pasado luego de una suficiente espera y cuando el paciente aparece como que ha vuelta a su antiguo estado, una nueva selección ha de ser hecha correctamente. Si quizá, los nuevos síntomas aparecidos luego de la medicina errónea no pasan completamente, luego de una suficiente espera, sino que por el contrario se mezclan con el estado original del paciente y se presenta un nuevo cuadro, entonces la selección nueva se hará de acuerdo con el "nuevo cuadro" y no con el original.

h) Hay otra clase de cambios todavía. En ésta, "los síntomas externos se mejoran, pero alguna parte interna del paciente es atacada." Yo mismo he tenido experiencia de casos así. Cuando en un caso de eczema, he seleccionado y usado un remedio indicado para los "síntomas externos", he visto desaparecer el eczema, pero aparecer una diarrea severa. Esto se debía ciertamente a que "todo el paciente" (su exterior e interior) no fué tomado en cuenta para hacer la prescripción "debido a que la prescripción no había sido miasmática." Fíjense qué peligroso es prescribir para los síntomas externos sólo y qué necesario es prescribir en relación con los miasmas para efectuar una "verdadera curación" Esto le aclara que en el tratamiento de un caso agudo, más o menos, siempre se realiza un trabajo de remiendo, ya que éste está basado en los síntomas externos solamente sin que lo interno, la base miasmática del paciente, sea tomada suficientemente en cuenta." Por lo que, el tratamiento agudo no puede "curar a su paciente" con el sentido que tiene en Homeopatía.

La prescripción aguda es sólo una prescripción para la "enfermedad" pero no para el "paciente."

Quizá en algunos casos, la medicina ha actuado pero en un camino equivocado, debido a un defecto en la selección y el fluír de la acción fué "de afuera hacia adentro, justo al revés del verdadero proceso de curación, el cuál siempre es del "interior hacia el exterior." Esta clase de fluír de lo externo hacia lo interno, es llamado "metástasis." Pero ¿qué hacer con una metástasis así, no científica? La única vía es antidotar el efecto de la selección errónea de la medicina enseguida. Pero antes de hacerlo, debe ser explicado claramente al responsable del paciente, que otra cosa que la reaparición del eczema bajo el uso del antídoto (ésta reaparición debe ser necesaria, en el sentido de realizar una verdadera curación), debe causar alarma.

En conexión con esto, yo trato de hacer una completa y sistemática exposición de todas las indicaciones de todo el proceso de curación, así como lo que pasa en los casos crónicos curables, luego de la administración de una medicina de acción profunda, en alta potencia y con base miasmática. Estas indicaciones han sido realmente dadas pero pienso que establecer esto en un resumen, puede completarlas:

"Luego de unos días de dar una medicina, habrá, o una agravación de los síntomas externos rápidamente seguida de una mejoría interna, o habrá una mejoría externa e interna directamente. A lo largo de estas agravaciones y mejorías, como puede haberlas en el caso, los síntomas antiguos que no están más en el paciente, es decir, los que han sido suprimidos con este tratamiento, reaparecerán gradualmente en el orden inverso al que han aparecido. Debe ser notado cuidadosamente que será en el orden inverso a su aparición y no en otro orden, lo cual no es orden, sino desorden. Ahora, a lo largo de este proceso, el paciente sentirá gradualmente alivio, primero en todo su interior, en su mente y luego este alivio se transmitirá gradualmente de la mente al cuerpo, primero en las partes más internas y luego en las menos y menos internas y al final de todo, en las más externas, de adentro hacia afuera. Además, la aparición de la mejoría en las partes del cuerpo, será percibida primero en las partes más altas y luego en las más bajas, de arriba hacia abajo. Estas son indicaciones de un verdadero proceso ideal de curación homeopática, una curación que hace un hombre nuevo del hombre enfermo."

Hay algunos pacientes que son marcadamente sensitivos. Ellos no toleran potencias como la 50Mil o la 100Mil y cuando usted los trata con esas potencias, ellos comienzan a "experimentar" los medicamentos en vez de seguir un curso de curación. Es difícil "curar" tales pacientes, de tal modo que sus síntomas pueden ser sólo "paliados" con potencias bajas como la 30 o la 200 a lo sumo. Hay otra clase de pacientes aún, los cuales son sólo típicos cuadros de desorden mental y corporal. Evidentemente, ellos jamás han sido "curados" de ninguna enfermedad en su vida. Cada enfermedad ha sido sólo suprimida por nuestros amigos científicos y ahora que han arribado a una edad, como los 40 o 50 años, tienen sus sistemas tan desesperantes y depravados que ellos han olvidado sus funciones normales. Cuando usted toma la historia de tales casos, encontrará que ellos le dán páginas y páginas de síntomas, pero jamás un "caso", jamás un síntoma particular que le permita encontrar "un" remedio particular. Es una pena que este hombre tenga que sufrir y sufrir hasta el final de su vida cuando pudo haber sido curado y ser feliz.

CAPITULO VII

LA SEGUNDA PRESCRIPCION

Permítanme considerar ahora, cuando la medicina prescrita en primera instancia, debe ser cambiada y hecha la segunda prescripción.

Si luego de la mejoría obtenida por el uso de la primera prescripción, "los síntomas originales" retornan, es decir, si el cuadro original del paciente, por el cual fué hecha la primera prescripción, se vuelve a presentar otra vez en la misma forma, más moderada, hay que entender que la potencia usada no ha sido suficientemente alta como para efectuar la curación total, de tal modo que la energía de la enfermedad ha sido sólo "parcialmente" controlada y se muestra a sí misma otra vez. "En tal caso, la misma medicina será repetida en una potencia más alta", de tal modo la energía de la enfermedad se controla completamente y la energía vital es restaurada a su condición normal. Pero, si en lugar del cuadro original, "un nuevo cuadro" consistente en algunos nuevos síntomas se presenta, esto dá a entender que la primera prescripción no fué correcta. A veces, son los síntomas de la primera medicina los que aparecen, o en otras palabras, el paciente aparece como experimentador del remedio". En tales casos, la primera prescripción debe tomarse no sólo como que ha fallado en la curación del paciente, sino que también como que se ha hecho un daño al paciente, por complicar el cuadro original con los síntomas drogales. "En tales casos, se deberá hacer un solo grupo de todo el conjunto de síntomas ahora útiles, es decir, el cuadro original del paciente más los síntomas que la droga trajo por la selección errónea y será considerado como un sólo cuadro y una nueva selección será hecha correctamente. Si esta segunda prescripción es hecha correctamente, es seguro que dará una medicina diferente, la cual no será de ningún modo la medicina que fué prescrita en primera instancia. En el caso referido, un hecho debe siempre ser estudiado con cuidado, es "la condición interna del paciente", la condición de la mente del paciente. "Si al lado de la aparición de algunos síntomas nuevos, el paciente se siente más tranquilo en el interior, entonces, no hay que interferir con una segunda medicina mientras esta mejoría interna persista, simplemente porque hayan aparecido algunos nuevos síntomas." Puede ocurrir que luego de alguna espera, los síntomas originales retornen y pidan por una potencia más alta de la misma medicina o que esta mejoría interna desaparezca gradualmente y persistan estos nuevos síntomas que se tomarán en cuenta en este momento. En este último caso, no hay otra alternativa que hacer una segunda prescripción. De cualquier modo, permítanme explicar por qué advertí que hay que esperar en el caso en que aparecen nuevos síntomas que el paciente describe como "nuevos". Pueden no serlo en realidad, quizá ellos aparecieron en el curso de la enfermedad del paciente o quizá en su infancia y es posible que el paciente, o no se dió cuenta de ellos o los ha olvidado. Por esta razón, "siempre que haya la más ligera mejoría en el sentir interno, es muy sabio esperar." La más ligera duda o indecisión, debe hacerlo a usted esperar. Ahora, en el caso presente, ¿qué es lo que estamos esperando? "Estamos esperando un retorno de los síntomas por los que se hizo la primera prescripción."

Si ellos no retornan del todo y el paciente además deja de sentir mejoría interna, no hay otra ayuda que recurrir a una segunda prescripción.

"Al lado del caso descrito, de una segunda prescripción, hay otros casos aún donde una segunda prescripción es necesaria." Suponga por ejemplo que tiene un paciente con un cólico. Él tiene su ataque cada 10 o 12 días y suponga que mientras lo trata como un paciente crónico, le ha dado algunas cosas como Belladona,

Colocyntis o Magnesia Phosphorica, tal como lo indica la totalidad de sus síntomas y encuentra que su medicina actúa bien, pero que el ataque retorna luego de varios días. Entonces cambia de potencia, pero aún este vuelve como antes. En un estudio cuidadoso de tal caso, encontrará que no ha usado una medicina de acción profunda ya que los ataques retornan; y si usa ahora un profundo anti-Psórico, anti-Sicótico o un anti-Sifilítico "complementario" tal como puede ser indicado por el cuadro miasmático del paciente, verá con sorpresa que el paciente se cura. Si le ha dado Belladona, quizá Calcarea Carbonica será necesario, si Colocyntis, entonces tal vez Kali Carbonicum; y si Magnesia Phosphorica, quizá Arsenicum album. Yo he dado sólo unos cuántos ejemplos "pero el hecho es que estos remedios complementarios de acción profunda son necesarios en los casos en donde los remedios de acción superficial han sido usados en este caso. "¿Por qué la prescripción de Belladona, Colocyntis o Magnesia que fué hecha al principio no fué correcta y una medicina de acción profunda tal como Calcarea Carbonica, Kali Carbonicum o Arsenicum no se prescribió de entrada? "Pero, esto no debe ser hecho nunca." Porque un remedio de acción profunda correcto donde un remedio de acción más superficial es pedido por los síntomas a mano, puede causar una agravación severa y hacer peligrar la vida del paciente. Es preferible reducir la fuerza de la enfermedad con remedios de acción corta y superficial, cuando ellos son pedidos por los síntomas y luego hacer un gradual intento de potencias más altas de éstos. No es completamente imposible que algunos casos se curen completamente por el solo cambio gradual de la potencia de la primera droga superficial. Es de cualquier modo cierto que aún si un caso es completamente curado por tales remedios, se deberá usar un remedio complementario, o la posibilidad de una recaída futura no desaparecerá. De cualquier manera, este es otro de los casos donde es necesaria una segunda prescripción.

"Una tercera clase de casos de segunda prescripción son aquellos en los cuales uno, dos o tres remedios son pedidos en un ciclo, luego que el primer remedio usado se agota. "Por ejemplo, Sulphur es a veces requerido luego de Sepia, luego Sepia y luego Sulphur y así en varios tiempos. También por ejemplo, Nux, Sulphur y Calcarea o Nux, Sulphur, Calcarea y Lycopodium. Debe ser notado aquí que este ciclo de usos de remedios complementarios, "nunca es arbitrario, sino que es compulsivo", tal como lo piden los síntomas que llaman por estos remedios, unos después de otros. Yo puedo citar un caso. Una mujer de Halishahar requería un ciclo de tres de estos remedios complementarios durante dos largos años; antes de poder curarse completamente. Qué maravilloso es para una medicina, el actuar hasta agotarse y preparar el terreno no para ella, sino para un "complementario" de ella y otra vez este complementario también actúa hasta agotarse y preparar el terreno para "un complementario suyo" y así en más. Esto sólo debe establecer un pensamiento: que la Homeopatía está basada en leyes inmutables de la Naturaleza y que es la única terapéutica curativa descubierta.

De cualquier modo, "al lado de los tres, hay un cuarto caso donde es necesaria la segunda prescripción. Son los casos donde hay una "combinación de varios miasmas." Permítanme un ejemplo concreto. Hay un paciente que tiene los tres miasmas, Psora, Sífilis y Sicosis. Mientras toma su caso y hace la primera prescripción, encuentra que el elemento Sicótico es el predominante y por lo tanto le dá el anti-sicótico de acuerdo con la totalidad de los síntomas sicóticos. Tan pronto como la sicosis es controlada por el remedio anti-Sicótico, quizá la Psora predomine. Entonces debe darle el anti-psórico por la totalidad de los síntomas psóricos existentes ahora. Suponga que la Psora sea controlada por el anti-psórico y el elemento Sifilítico sobrevenga de golpe. Tiene que seleccionar el anti-sifilítico y así, hasta curar el caso. Puede suceder que luego de controlar la Sífilis, la Sicosis o la Psora, aún la Sífilis vuelva otra vez, una tras otra y así por cierto tiempo y que en cada circunstancia deba ser usado un remedio seleccionado de acuerdo con el miasma predominante.

Así, nosotros vemos que sobreviene en varios casos la necesidad de una "segunda prescripción" y han sido descritos sólo algunos de ellos.

CAPITULO VIII

LAS PECULIARIDADES DEL TRATAMIENTO CRONICO

Hay varias peculiaridades en el tratamiento de los casos crónicos. Ellos exigen "paciencia, tiempo y una correcta selección del medicamento y potencia y finalmente observación". Pero sobre todo la "paciencia" es lo más importante, "paciencia de parte del enfermo y "paciencia" por parte del médico.

Hay también algunos obstáculos en el camino del tratamiento crónico y de éstos, la ignorancia de los miasmas es el más importante. Este es a veces un obstáculo insuperable y puede ser sólo mitigado a través de una gradual educación de la gente, y salvo que esto sea hecho, la gran donación de Hahnemann, el verdadero método de tratamiento de las enfermedades crónicas, será desaprobado y desusado. La gente sólo conoce que el tratamiento de un caso puede llevar 10, 15 o 20 días y ellos son incapaces de concebir que la Homeopatía lleve años y años. Ellos ignoran que la finalidad del tratmiento homeopático es "curar", mientras que la del tratamiento alopático es "suprimir", la desaparición de los síntomas de la enfermedad solamente. Ignoran el hecho que en el método alopático no hay nada en el curso del su tratamiento que toque el verdadero principio vital y que es un tratamiento que se ocupa de las expresiones físicas de su principio. Salvo que estos misterios sean explicados a la gente ignorante, no estarán en una posición de entender por qué el curso de un tratamiento homeopático sea tan prolongado. Es por esto mi prudencia siempre de explicar el método al paciente y a sus encargados antes de tomar el caso. Y si encuentro que no hay la "paciencia requerida" de su parte, no tomo el caso para nada. Esto por supuesto, significa alguna pérdida para el médico. Pero el hecho es que el médico que hace del dinero su objetivo, no puede tratar casos crónicos. "La curación" debe ser siempre su objetivo, trabajar duramente y curar. Por supuesto que hay casos en donde el médico es adecuadamente reconocido por su dura tarea. Por lo tanto al respecto: "en el tratmiento de casos crónicos, la "paciencia" tanto por parte del médico como parte del paciente, es una condición indispensable y necesaria."

Pero ¿por qué es necesario tanto tiempo y paciencia en esta clase de tratamiento?   "La primera causa es la preparación de la historia." Hahnemann ha puesto atención especial en la necesidad y también en el método de preparación de la historia. Y éste consiste en tomar los síntomas de tal modo que se consiga un cuadro." Pero esto no significa un mero trabajo rutinario. Así como el pintor bosqueja su objeto con algunas líneas, de modo similar el médico homeópata deberá también "pintar el cuadro de su paciente con los síntomas" Las líneas son el lenguaje del pintor y "los síntomas son el lenguaje del médico homeópata." El pintor debe tener algún arte de tal modo que su bosquejo indique su objeto. De modo similar, el médico también debe tener su "arte", de tal modo que la historia que prepara debe indicar a "su paciente" y no a otro. Si simplemente detalla un catálogo de síntomas, puede ser un cuadro de un paciente, pero puede no ser el cuadro del paciente que él desea representar en la historia. Salvo que exista ese ente, salvo que la historia preparada indique lo particular del paciente cuyos síntomas han sido tomados, no es historia del todo, aunque aún hayan sido anotadas veinte páginas de síntomas. Ahora, imagine cuánto tiempo y paciencia es necesario para preparar una historia.

"La preparación de la historia no es un mero trabajo rutinario. Es el arte de un artista."

"El segundo hecho es la selección de la medicina". Esto es también un trabajo muy difícil y demanda un detallado estudio de la Materia Médica. No sólo eso, sino además una mente sin prejuicios, de tal modo que sea posible hacer una selección correcta libre de toda parcialidad.

"El tercer hecho es la selección de la potencia," y esto es casi siempre más difícil que la selección del remedio. He visto algunos homeópatas que tienen dos o tres potencias diferentes en sus botiquines. Pero yo me admiro como es que pueden manejar sus casos con tan pobre equipo. En mi humilde opinión, todo verdadero homeópata que se aventura a tratar casos crónicos, debe tener por lo menos, las siguientes potencias: 30 - 200 - 500 - 1000 - 10000 - 50000 - 100000. Y aún hay casos que pueden requerir potencias más altas que éstas. Por lo tanto, permítanme ahora ver si de algún modo "hay algún método que pueda seguirse para determinar la potencia." Es admitido por todos que no lo hay. Pero no puede ser. Algún método debe haber aunque sea difícil de explicarlo y aún más difícil de entenderlo porque la generalización en materia de selección de la potencia no es posible, cada caso individual tiene su propio patrón para establecer lo mismo. Sin embargo, alguna idea de cómo se establece la potencia en un caso dado debe ser dada, particularmente para los que inician su estudio de esta parte dificultosa del tratamiento homeopático. Salvo que se den algunas amplias ideas acerca de la selección de la potencia, no es posible para un nuevo estudiante emprender este trabajo con esmero y precisión. Trataré por lo tanto de dar algunas ideas al respecto, aunque debe entenderse que éstas no deben ser seguidas con rigidez. El médico debe gradualmente entender este trabajo difícil que el estudio de cada caso individual exige.

1) En los casos en los que el paciente es sensible física o mentalmente (es decir, cuando fácilmente se aflije o se agita su mente o es sujeto a alguna enfermedad por la más pequeña provocación) debe casi siempre darse bajas potencias, tanto en casos agudos como crónicos. Para los casos agudos, las

potencias 6 -12 y 30 son suficientes y para los crónicos a lo sumo 30 -200 o 1000.

2) Donde quizá el paciente no es tan sensible como el anterior, la potencia 30 y no más baja que ésta debe ser usada en los casos agudos. Tampoco debe usarse la potencia 200. Es inocuo comenzar el tratamiento agudo de tal paciente con la potencia 30 y gradualmente llevarlo a la 200 y gradualmente incrementarse hacia la 1000 - 10000 - 50000 - 100000, etc. de acuerdo a lo que las circunstancias demanden.

3) "La real acción homeopática" de las drogas es sólo eficaz alrededor de la 200. Son muy raros los casos en que la acción es eficaz con la potencia 30. Si por lo tanto su objetivo es sólo la adecuación homeopática de la droga al caso, todo intento debe comernzar en los casos crónicos con la potencia 200 y no más baja que ésta. Es decir, salvo que haya algo positivo que indique una potencia más baja, ya sea por la sensibilidad del paciente o por su falta de vitalidad, será preferible para comenzar con el caso, la potencia 200 y no una más baja.

4) En casos extremos donde la vitalidad del paciente es muy baja, es aconsejable comenzar con potencias tan bajas como la 12. En tales casos, potencias más altas deben usarse con cautela y en forma gradual.

5) En los casos de supresión de alguna descarga o erupción y en los que éstas deben ser hechas retornar para efectuar la "curación" del paciente, las potencias 6 o 12 son peor que no usar nada, porque no se puede hacer retornar una descarga o erupción suprimidas con potencias tan bajas. La 30 también tiene éxito rara vez. La 200 generalmente puede hacer volver la supresión. Pero cuando el caso de supresión es muy antiguo, por ejemplo una descarga gonorréica de fecha antigua, la potencia 200 es habitualmente baja. Sólo potencias como la 1000 - 10000 o 50000 y más altas, pueden hacer volver el estado suprimido. La potencia

en tales casos es proporcional a la "cronicidad" del caso. Cuanto más antigua es la supresión, más alta la potencia requerida.

6) En los casos incurables, los cuales deben ser por lo tanto sólo paliados, potencias muy bajas deben ser usadas. Las potencias 6 o 12 son generalmente necesarias en tales casos y la 30 no es requerida para la mayoría de los casos.

7) Si alguna medicina es requerida por una mujer embarazada con el objeto de liberar al niño de la afección miasmática de sus padres, no debe darse potencias por debajo de la C.M. salvo que la condición de la madre indique otra cosa.

CAPITULO IX

EL MOMENTO DE REPETIR LA DOSIS

Es necesario conocer cuándo y qué indicaciones definidas indican que una segunda dosis debe ser dada. Hay casos en donde una precipitada repetición de la dosis, ya sea debida a la ansiedad de los encargados del paciente o debida a la falta de paciencia del médico, ha causado serios daños. Permítanme por lo tanto, hacer notar que, "no debe darse una segunda dósis hasta que ésta sea pedida por las indicaciones del caso," porque puede ser que esta segunda dosis no sólo sea innecesaria, sino que puede ser positivamente perjudicial. Debo también mencionar aquí que me refiero a la ocasión de la segunda dosis, cuando la primera prescripción fué correcta y el resultado fué tal que el paciente tuvo alguna respuesta a la medicina. Esta advertencia no se dirige a aquellos que se preocupan sólo de curar casos agudos, ya que en los casos agudos no hay tal respuesta de parte del paciente, sino sólo una desaparición de síntomas.

Es por supuesto un hecho que quizá no hay un solo hombre hoy en día que no sea un paciente crónico. Pero esto no significa necesariamente que se hará un tratamiento crónico en todos los casos que llegan a usted. Suponga por ejemplo que un paciente asmático llega para tratarse. El se queja: "Doctor, yo tengo una disnea terrible y tos alrededor de las 2 o 3 de la madrugada. Por favor haga algo por mí, soy incapaz de soportarlo una semana o más, debe curarme rápidamente." Ahora suponga que le dá una dosis de Kali Bich. o Arsenicum o algún remedio que indique los síntomas en la potencia 30 y el paciente se alivia de su disnea y otros síntomas concomitantes en una semana. Pero esto no es tratamiento crónico. O suponga que el paciente citado llega para un completo tratamiento crónico, pero si lo trata como en la forma anterior y le alivia de sus sufrimientos rápidamente con potencias bajas como la 30 o 200, no es tratamiento crónico tampoco, aunque el caso del paciente es bueno para un tratamiento crónico, porque en potencias tales como la 30 o la 200 sólo remueve sus síntomas y aunque lo alivie de sus sufrimientos en el futuro, esto es puramente un tratamiento agudo, el cual casi siempre es una terapéutica de remiendo. De modo distinto, el tratamiento crónico es una aniquilación de la base miasmática, base de todas las manifestaciones de enfermedad y esto asegura inmunidad para todas las enfermedades futuras, sean en forma de asma o en cualquier otra forma. Por lo tanto, para un médico que sólo se encarga de remover las manifestaciones de las enfermedades particulares, la segunda o tercera dósis, o la segunda o tercera prescripción, etc., es verborrea ininteligible. El problema de la segunda o tercera dosis, puede sólo presentarse en el caso del tratamiento crónico y en el curso de un tratamiento prolongado. Este lleva tiempo, de uno a cinco años o seis o siete años o aún más. Al Dr. Kent le llevó once años curar una corea.

Cuando por lo tanto, el paciente no espera someterse a un tratamiento crónico como el que es necesario para una "real curación del hombre como tal", no deben usarse potencias altas. Es preferible tratar tales casos con potencias 6 - 12 - 30 a lo sumo, porque potencias más altas pueden hacer volver síntomas antiguos enseguida y por lo tanto necesitan un curso de tratamiento crónico. Además, esto debilitaría la energía vital innecesariamente; si vuelven los síntomas antiguos, salvo que el caso sea tratado hasta el final, significa sólo un "alboroto" en el sistema, sin el beneficio siguiente por el hecho de que no se finaliza de curar lo que se ha comenzado.

Ahora, luego del uso de la primera dosis de la primera prescripción, debe haber un "cambio" en los síntomas del paciente, si ésta ha sido hecha correctamente. Y durante el curso de este cambio. algunos de los síntomas por los cuales se seleccionó el remedio, deben ser hechos desaparecer y reaparecer, mientras otros serán agravados y otros mejorados. Así, "este período de cambio, serán períodos de desorden", en el sentido de que no habrá nada estacionario. "En tanto esta condición de "cambio y tumulto" continúe, es decir, en tanto la condición del paciente no se establezca en un estado definido de quietud que indique que la acción de la primera dósis ha sido agotada, no debe haber interferencia con una segunda dosis." La cambiante condición del paciente tentará al médico a repetir la medicina, pero eso no debe "jamás" ser hecho porque estos cambios sólo muestran que la medicina está actuando y por lo tanto, no debe haber interferencias mientras ésta actúa, es decir, mientras estos cambios continúen. Es sólo cuando estos cambios, éstas apariciones y desapariciones de síntomas y sus agravaciones y mejorías hayan pasado y cuando la condición del paciente ha alcanzado una condición de quietud, es decir, sin cambios posteriores; indicando que la medicina dada ha casi cesado de actuar, se llega al problema de la segunda dosis. Debe ser recordado cuidadosamente, que alguna dosis durante el período de cambios, luego de la primera medicina, arruinará todo el caso. Está claro ahora que luego de la primera dosis de la primera prescripción, habrá algunos cambios fugaces y luego de éstos habrá una condición de "calma" en donde no habrá un cambio constante de síntomas. Esta "calma" indicará que la acción de la medicina ha sido agotada y que alguna medicina debe ser dada ahora. Usted deberá por lo tanto tener que esperar cuidadosamente y ver si algunos de los síntomas por los que hizo la primera prescripción, han vuelto. Si su primera prescripción era correcta y si fué dejada actuar sin ninguna interferencia de otra medicina, entonces esos síntomas deben volver. No hay duda de eso. Así, la sola condición de calma luego de una serie de cambios no es todo lo que usted debe esperar para repetir la dosis. "Para dar una segunda dosis, la vuelta de los síntomas por los cuales se ha hecho la primera prescripción es necesaria" y cuando estos síntomas han retornado, la segunda dósis debe ser dada enseguida sin espera posterior. La vuelta de estos síntomas mostrará que el tratamiento ha sido correcto, que la primera prescripción ha sido "perfectamente homeopática" y que se la ha dejado actuar todo lo suficiente sin ninguna interferencia. Es por lo tanto, imposible decir cuánto tiempo puede transcurrir para que los síntomas originales (por los que se hizo la primera prescripción), retornen. Puede llevar un mes, dos meses y aún un año, a veces. Cada caso individual tiene su propia regla y en esta materia ninguna otra regla puede dictarse. El tiempo que lleva, está quizá en proporción a un largo número de factores, por ejemplo, la edad, la vitalidad y la susceptibilidad del paciente, la cronicidad del caso, la potencia usada, etc.

Puede argüirse que la advertencia de la espera, luego del uso de la primera dosis es ininteligible aún, pero ¿cuál puede ser el curso a seguir en los casos en donde no hay cambios luego de una larga espera? Esto ha sido realmente explicado en extenso, pero permítanme decir otra vez que en tales casos no debe esperar tanto, luego de la primera dósis y puede repetir la dosis todos los días o día por medio, incrementando ligeramente la potencia, tal como lo advierte la 6a. edición del Organón y suspender la dosis, tan pronto se perciba alguna acción de la medicina. Esto evitará el riesgo de perder tiempo innecesariamente, lo cual puede pasar en el caso en donde una sola dosis es usada y no hay reacción que le indique que puede esperar el tiempo suficiente. La repetición de la dosis incrementando la potencia, acelerará la acción, mientras que suspenderla simultáneamente con la aparición de la reacción, no hará a las distintas dosis diferentes unidades de acción, sino que una sola "acumulada." En realidad, la acción obtenida de estas dosis repetidas es igual a la de una sola dosis y mientras, no hay pérdida de tiempo. Si por lo tanto, no hay signos de reacción aún luego de tal repetición de dosis, la condición mental del paciente debe ser estudiada en este estado, ya que puede ser posible que haya habido alguna mejoría mental, la "cual aún no se ha reflejado en su cuerpo." Si hay alguna mejoría mental, hay que entender que la medicina está actuando, y en tal caso, no debe darse más dosis y debe dejarse continuar la acción hasta que los cambios fugaces gradualmente aparezcan y finalicen y hasta que la "calma" indique la ocasión de una segunda dosis. Si por lo tanto, de un estudio de la condición mental no se percibe alguna mejoría, es necesario considerar la corrección de la dosis empleada y usted puede entonces dar una potencia más elevada, si la anterior parece ser baja. Pasa a veces que luego de los cambios fugaces que ocurren luego del uso de la primera dosis, hay un período largo en donde no hay indicios de vuelta de síntomas por los que se ha hecho la primera prescripción. Este es un estado asintomático. No hay aparición ni desaparición de síntomas, aún los síntomas que indicaban la primera prescripción están ausentes. Prácticamente no hay síntomas o hay muy pocos en este estado. Esto puede inducirlo a repetir la dosis, "pero debe evitar tal repetición a toda costa." Usted es un verdadero homeópata y debe entender que hizo la primera prescripción por síntomas que la justificaban. Ha habido una reacción por su primera prescripción, pero ésta reacción ha cesado y sobrevino un estado "asintomático." Esto debe ser porque la reacción continúa, sólo que no es percibida en el exterior. Posiblemente se está estableciendo el desorden en los rincones más profundos y por lo tanto no hay tiempo suficiente como para que aparezca en la superficie y posiblemente actuará en la superficie sólo cuando haya finalizado de corregir el interior. En tal caso, debe por lo tanto esperar. No debe repetir la dosis y no debe tratar de hacer una segunda prescripción. No debe repetir la dosis ya que una dosis adicional cuando la medicina está realmente actuando, traerá una agravación severa, mientras que no puede hacer una segunda prescripción porque no hay síntomas por los cuales prescribir. Debe por lo tanto, esperar en tales casos y si espera y espera por algún tiempo, encontrará que los síntomas por los que hizo la primera prescripción reaparecerán. "Mientras intenta repetir la dósis, o hacer una nueva prescripción en tales casos, debe medir al situación y si encuentra que algunos de los síntomas constantemente van y vienen y otros no aparecen, no aparece la totalidad de los síntomas por los que ha prescrito, en ese caso no debe prescribir." De modo similar, cuando hay un estado asintomático, no puede haber prescripción tampoco, porque como homeópata, no puede prescribir sin tener la totalidad de los síntomas. Esta es la lógica verdadera y profunda que tiene que tomar en cuenta para repetir la dosis o hacer una nueva prescripción durante el estado de cambios fugaces que sobrevienen luego de la primera prescripción, como también durante el estado asintomático. Esta lógica le hará por lo tanto, esperar y vigilar y sin duda, la condición, la base de su primera prescripción retornará pronto y le ofrecerá a usted el caso de una segunda dosis de la misma medicina en la misma o más alta potencia.

Luego del uso de la segunda dosis, habrá un cambio otra vez y quizá una reaparición de los síntomas por los cuales prescribió, tal cual como luego del uso de la primera dosis. Esto puede repetirse varias veces y en cada repetición puede tratar de usar ufna potencia más alta, tanto como es permitido, por el gradual logro en vitalidad del paciente. Y gradualmente aparecerán los síntomas antiguos que habían desaparecido y estos gradualmente desaparecerán por sí imismos, indicando que la curación total ha sido efectuada. Si por lo tanto espera cuidadosamente, encontrará el hecho maravilloso de las varias reapariciones de los síntomas por los cuales se hizo la primera prescripción y con esto, "el paciente se sentirá mejor y mejor y más aliviado en su mente" a pesar de todos sus síntomas físicos. Este es el hecho que le dará una evidencia inequívoca de la corrección de su selección. ¿Qué hermoso! Imagine al paciente, con todos los síntomas por los que usted prescribió quizá agravados, y "sin embargo, el se siente mejor mentalmente."

PARTE III

ALGUNOS HECHOS IMPORTANTES

CAPITULO I

LA TOMA DE LA HISTORIA

La preparación de la historia no es considerada por muchos como "un trabajo de mucho cuidado y atención." Se supone que el paciente necesariamente establecerá sus sufrimientos y síntomas y que la preparación de la historia consiste solamente en anotar aquello. Pero no es así. No me interesa lo que piensan otras terapias que no sean la Homeopatía, respecto a eso. Puedo por lo tanto decir, que para un homeópata, en el tratamiento homeopático "la toma de la historia es el trabajo más difícil e importante", a tal grado, que de una completa y correcta preparación de la historia, depende una prescripción correcta y "difícil", pues los pacientes tienen el hábito de dar solo lo que se les pide, de tal modo que la historia necesaria para la prescripción "tiene que ser sonsacada de ellos." Por lo tanto, demanda mucho tacto, consideración y juicio por parte del médico, de tal modo que "puede sacar un caso", de lo que establece de modo heterogéneo el paciente. Hahnemann ha formulado con gran énfasis la importancia de la toma del caso. Él ha establecido en su Organón, que de la correcta preparación de la historia depende la mitad de la curación. Esto es significativo. La curación del paciente depende tanto de la historia. Si la historia es completamente preparada, no hay mucha demora en la curación porque una correcta preparación capacitará para la selección de la medicina correcta enseguida y el paciente se curará obligadamente. Permítanme por lo tanto, hacer notar con cuidado, "que la preparación de la historia es un hecho de gran importancia en el tratamiento homeopático."

Hay otros quizá que no consideran la historia de gran necesidad. Homeópatas de esta clase escuchan la historia del paciente o de sus cuidadores y arriban a una medicina enseguida. Pero tal prescripción precipitada en los casos crónicos, es peligrosa, tanto para el médico como para el paciente. Es peligroso para el médico porque él puede hacer una prescripción errónea cuando la hace así, precipitadamente y enseguida hace varias de estas prescripciones incorrectas con la consiguiente falla en curar sus casos y esto es una tremenda pérdida de su reputación. Y la pérdida de reputación significa pérdida de práctica. Además, es peligroso para el paciente, porque tales prescripciones erróneas no solo fallan en curarlo, sino que empeora su caso. Debo advertir por lo tanto a mi lector acerca de la realización de la "historia" y deseo que él jamás tome a su cargo un tratamiento crónico sin ésta.

Permítanme explicar la necesidad de la historia. Es un hecho patente, casi una regla, que el paciente está ansioso de dar sólo aquellos síntomas que le causan mayores problemas y sufrimientos. Pero todos estos síntomas no son, de hecho, necesarios para prescribir. Sólo algunos de ellos son necesarios y así éstos deben ser separados y clasificados con respecto a su importancia para el propósito de prescribir. Y salvo que se haga una "historia", es imposible esta "clasificación."

Además, no es infrecuente que los síntomas más insignificantes sean dados por el paciente, sucediendo que no son útiles para seleccionar el medicamento. Quizá los síntomas que son requeridos y que pueden servir para encontrar el remedio, sean "pasados por alto por el paciente."

Y salvo que se haga una historia, no es posible sacar los síntomas que el paciente pasa por alto y que son necesarios para arribar a un remedio. Salvo que se tome la historia, no es posible encontrar donde reside lo incompleto del caso, de tal modo que pueda completarse.

El tercer hecho es que sin una "historia", la prescripción correcta es imposible. Los síntomas en cualquier caso son siempre complejos y conflictivos y ellos sólo sugieren un solo remedio. Y cuando más de un remedio le es sugerido, la historia, es decir, el estudio de la historia es lo único que puede ayudarle para sacar el remedio correcto, por exclusión de los otros.

El cuarto hecho es que sin una historia enfrente suyo, jamás es posible esperar y estudiar la acción del remedio luego de ser usado. Usted no puede depender de su memoria para entender qué síntomas han desaparecido o qué nuevos síntomas han aparecido, qué cambios tomaron su lugar y qué síntomas antiguos volvieron. Para juzgar todo esto, es indispensable la historia.

Finalmente, salvo que tenga una historia, no puede recordar qué medicina usó a través del tiempo y en qué potencias y no puede por lo tanto reconocer cuánto tiene que esperar y cuándo tiene que repetir la dosis o hacer una segunda prescripción.

Lo referido debe convencerlo de la necesidad e importancia de la historia escrita y yo trataré de explicarle el método de prepararla.

Lo primero, cuando un paciente viene a usted para su tratamiento crónico, es solicitarle que "establezca sus sufrimientos. Debe pedir que los formule lentamente, de tal modo que pueda anotarlos; y él debe explicarlos con su propio lenguaje y no debe haber interrupción." Puede ver quizá que se sale del tema, en cuyo caso puede hacerlo volver a él. Debe tomar sus síntomas en su propio lenguaje y debe escribirlos en renglones bien separados unos de otros.

Cuando un paciente ha finalizado su exposición, debe darle más tiempo y preguntarle para anotar algunas cosas más aún. Si hace alguna exposición posterior, ésta también debe tomarse. En relación a esto, permítanme dar una idea de cómo se anota lo expuesto.

El libro seleccionado para este propósito, debe ser un libro encuadernado, debe tener cinco columnas como se muestra en la página siguiente.

En la columna 1, debe escribirse lo que expone el paciente. Cada línea debe estar bastante separada una de otra y cada síntoma expuesto debe ser colocado en renglón aparte. En la columna 2, deben ser anotadas las modalidades de los síntomas más importantes. Cada modalidad debe aparecer al lado del síntoma relatado. En la tercer columna se anota la naturaleza, temperamento, conducta, etc. del paciente, tal como el médico puede entender a través del estudio del paciente, mientras él relata sus síntomas. En esta columna, el médico toma algunas otras notas que puede considerar necesarias

1	2	3	4	5
Exposición del paciente.	Modalidades demostradas en la columna 1. Mejoría y agravaciones (lo particular, de lo general, anotado en la columna 1)	Naturaleza, temperamento, etc. del paciente, tal como lo vé el médico mientras toma el caso:	Nombre y potencia de la medicina usada.	Fecha del uso de la medicina.

para el propósito de la prescripción. Puede también anotar en esta columna el resultado del uso de cada medicina. La columna 4 y 5 debe dejarse para anotar el nombre y potencia de la medicina y la fecha de la administración.

Algunos médicos quizá no usan estas dos últimas columnas y ellos prefieren anotarlo al final de la historia. Pero esto no me parece lo más conveniente pues como pasa a veces, el paciente memoriza mientras hace su exposición el nombre y fecha de medicinas tomadas de tiempo en tiempo y si no se tienen estas columnas en todas las páginas, esto acarrea un inconveniente para anotar el nombre de estas medicinas. Lo más importante que tiene que tomarse en cuenta mientras se hace la historia, es que no debe haber nada indefinido o inexplicable en el registro hecho. Todo registro debe ser claro, no ambiguo y preciso, de tal modo que cualquier médico pueda estar en una posición de prescribir por su historia. "Cuando por lo tanto el paciente ha finalizado su relato, es su turno para preguntarle y extraerle algunos datos más y de tal modo hacer la historia completa y suficiente para el propósito de la selección." Cada síntoma dado por el paciente y anotado por usted en la columna 1 es sólo un síntoma general, y debe obtener la particularidad de cada uno de ellos, para acercar la historia a un remedio. Debe recordar siempre que "el objeto de la historia es pintar el cuadro del paciente y tan pronto como el cuadro está hecho, tiene la mitad del trabajo para la selección del remedio."

De lo que expone el paciente, el cuadro jamás será completo y por lo tanto, es indispensable preguntarle. Pero al preguntarle al paciente, algo muy importante debe ser tenido en cuenta, lo cual quizá ya ha sido explicado en detalle y es que "no deben hacerse preguntas directas." Otra cosa más aún, mientras hace las preguntas, usted no debe "nunca pensar en algún remedio, ya que si tiene en su mente alguno de los remedio, se dirigirá a preguntar sólo aquello que aclare el cuadro de tal remedio y sólo de ese." Esto lo llevará a un error tremendo. Debe tener su mente libre y "podrá cabalmente llenar la columna 2, con las particularidades de los síntomas generales de la columna 1." Si esto puede hacerse exitosamente, sin un prejuicio anterior por una medicina en particular, el cuadro que pinte en su historia será el cuadro real del paciente que tiene delante suyo y su historia será el cuadro de un remedio de la Materia Médica, el cual es similar a su paciente; considerando por su puesto que usted tiene un conocimiento cabal de la Materia Médica, vendrá enseguida el remedio a su mente. Si quizá pase que a pesar de todos sus esfuerzos vienen a su mente dos o tres medicinas (en vez de una), las cuales cree que son similares a la historia que tiene frente suyo, es necesario realizar algunas preguntas más al paciente de tal modo que recogerá los puntos diferentes de cada una y eliminará aquellas que "no están indicadas", arribando a una "indicada."

Permítanme agregar que no puede pasar por alto la importancia de la columna 2, la columna de las modalidades o en otras palabras, la columna de las particularidades, yq eue ésta es la que más lo va a ayudar en la selección. Permítanme repetir que ha anotado en la columna 1 sólo los síntomas generales, es decir, diarrea, flatulencia, fiebre, tos, etc. y salvo que anote en la columna 2 lo particular de cada uno de éstos, no puede tener ningún "remedio particular." La fiebre, tos o diarrea solas, no le dan ningún remedio de la Materia Médica, pero si puede tomar las particularidades respecto a éstos, es decir, si puede encontrar que la fiebre sobreviene a las 9 o 10 de la mañana, quizá inevitablemente llega a Natrum Muriaticum y si encuentra que la tos es aliviada por un sorbo de agua fría, quizá llegue a Causticum y si encuentra que la diarrea trae alivio después de cada evacuación, quizá llegue a Nux Vomica. "Así vé que la columna 2 lo guiará al remedio." La columna 1 representa al paciente tal como es, pero la columna 2 representa "a un paciente en particular.", eso debe recordarlo. Es la columna 2, por lo tanto, la que singulariza a su paciente de todos los otros pacientes que sufren los mismos síntomas. Y como su objetivo es, al hacer su historia, el cuadro del paciente en particular, fuera de cualquier paciente que tenga esos síntomas, "debe tomar especial cuidado hacer esta columna, particularmente completa y suficiente."

Es muy necesario determinar la "naturaleza" del paciente y sus "síntomas mentales", ya que éstos son valiosos para el propósito de prescribir. Estos deben por lo tanto, tener el mejor estudio y determinación, por la observación cuidadosa del paciente mientras hace la exposición. En el caso que el paciente dá sus síntomas como corresponde, alguna idea de su naturaleza y temperamento debe ser obtenida a través del lenguaje correspondiente. Es un hecho que la determinación oral debe ser escrita tal como se la dice y el médico debe aprender a estudiarlo y entenderlo. Es decir, que la naturaleza y temperamento del paciente debe ser averiguado y anotado en la columna 3 como realmente se explicó, esto facilitará la prescripción de todos los síntomas, "los síntomas mentales son los más importantes y necesarios", ya que la mente es lo más importante del hombre.

CAPITULO II

EL MISTERIO DE LA SELECCIÓN HOMEOPÁTICA

La selección del remedio es la tarea más difícil. Permítanme tratar de entender y asimilar el misterio que yace en esto.

Hemos estudiado que la historia del caso es la que proporciona la base de los síntomas. Y la historia del caso es la manifestación de los síntomas. Pero todos los síntomas anotados no tienen el mismo grado de importancia para el propósito de la prescripción. Y mientras se procede a prescribir, es necesario tomar los síntomas en el orden de importancia. El orden de importancia ya ha sido en realidad explicado. Los síntomas mentales son los de máximo valor. Luego vienen los síntomas físicos generales, es decir, los que dicen de todo el cuerpo del paciente y al final los síntomas locales, es decir, los que relatan de las particularidades locales del cuerpo del paciente. Ahora, para el propósito de la prescripción, todos los síntomas deben ser colocados y clasificados en ese orden. Pero antes de explicar el método de esta clasificación, quisiera poner en claro, "dónde reside la personalidad del hombre. Reside en su mente; es la mente que hace al hombre. Por lo que, los síntomas mentales deben ser necesariamente los de mayor valor e importancia." Ahora, estos síntomas mentales pueden subdividirse a su vez en tres categorías de acuerdo a tres funciones de la mente:

1º) *Afecto;* 2º) *Inteligencia;* 3º) *Memoria*

Los síntomas relacionados a todo el cuerpo del paciente (físicos generales), pueden ser clasificados:

1º) La relación de todo el paciente con el frío y el calor.

2º) Deseo de reposo o movimiento

3º) Cómo le afecta el aire libre

4º) Cómo se afecta antes, durante o después de la menstruación

5º) Cómo se afecta antes o después de comer

6º) Cómo se afecta antes o después de evacuar

Estos síntomas generales están "en segundo lugar en importancia" respecto de los síntomas mentales.

Luego, los síntomas relacionados a las particularidades locales en el cuerpo del paciente, están "terceros en importancia." Y estos síntomas son generalmente, las así llamadas enfermedades, para las cuales el paciente llega al médico. Suponga que un paciente viene a usted para tratarse de un cólico. Ahora, este cólico no dice de todo su cuerpo (físico general), sino de una localización particular en su cuerpo, es decir, el estómago. Así, estos síntomas se confinan al estómago solamente.

Permítanme clasificar y convenir las tres clases de síntomas referidos de acuerdo a su importancia y uso para el propósito de la prescripción:

1º) Síntomas mentales

    a) El afecto, su desorden mórbido

    b) La inteligencia, su desorden mórbido

    c) La memoria, su desorden mórbido

2º) Síntomas generales, los síntomas físicos que se refieren a todo el cuerpo del paciente:

    a) Cómo se afecta el paciente con el frío y el calor

    b) Su deseo de movimiento o reposo

    c) Cómo le afecta el aire libre

    d) Cómo se afecta antes, durante o después de la menstruación

    e) Cómo se afecta antes o después de comer

f) Cómo se afecta antes o después de sus evacuaciones

3º) Síntomas físicos locales, los síntomas confinados a una localización particular del cuerpo del paciente. Estos son los síntomas por los cuales el paciente viene a tratarse.

Ahora, los síntomas Nº 1, son los más importantes para el propósito de prescribir, le siguen los síntomas Nº 2 y los Nº 3 que son los de menor importancia. Mientras se procede a prescribir, usted debe clasificar los síntomas de acuerdo a este esquema. Y si los síntomas Nº 1 y Nº 2 lo llevan a "un" remedio, no es necesario considerar los síntomas Nº 3 porque el remedio a que se llega en base a estos dos primeros síntomas es el remedio correcto y éste curará el caso aún si no cubre los síntomas Nº 3; si éste los cubre, tanto mejor. Si por el contrario, los síntomas 1 y 2 le sugieren "más de un remedio", entonces usted debe considerar los síntomas Nº 3 y el remedio al que llegará, "por un estudio combinado de los síntomas 1, 2 y 3, será el remedio correcto." Permítanme aclarar con un ejemplo. Suponga que haya un paciente:

1º) **Síntomas mentales:** Cólera violenta por la mínima causa, muy sensible, no puede tolerar el mínimo ruido.

2º) **Físicos generales:** Se afecta por la mínima exposición al frío y al calor; no puede estar quieto en su lugar, tiene deseos de ir de aquí y allá; mejora comiendo y prefiere alimentos fríos.

3º) **Físicos locales:** Cólicos mejorados por el movimiento.

Ahora; por los síntomas 1 y 2, usted puede arribar enseguida a Phosphorus y si el cólico (el síntoma local físico) que sufre el paciente, no es como un cólico de Phosphorus, no interesa, porque Phosphorus es el remedio de este caso. Si quizá el cólico es cubierto por Phosphorus, tanto mejor. "Lo referido muestra qué poca importancia tienen los síntomas locales, es decir, los síntomas por los cuales el paciente viene a tratarse." No es infrecuente que ellos no se tomen en cuenta para nada para el propósito de prescribir y para un homeópata no es muy difícil entender por qué estos síntomas locales tienen tan poco valor. Quizá hay que admitir que es realmente difícil obtener una historia completa, pero tal historia es indispensable para una prescripción correcta y los síntomas locales solos, por los cuales el paciente va a la consulta, son incapaces de dar un remedio. Los pacientes que tienen síntomas claros de la clase 1 y 2, son fáciles de prescribir y curar, mientras que los pacientes que tienen varios síntomas de la clase 3 sin alguno de la clase 1 y 2, son difíciles de curar. Esto explica por qué un cáncer, tumor, etc., es difícil de curar. Es que en estos casos, los síntomas 1 y 2 están casi siempre ausentes. Se puede encontrar en estos casos sólo ciertos efectos del proceso de la enfermedad y esto cae bajo la clase 3 y estos no pueden ayudar a arribar a un remedio. No hay nada de sorprendente en esto. Si no hay síntomas para arribar a un remedio, el mero producto de la enfermedad, tal como lo expresan ciertas localizaciones en el paciente, no pueden capacitar "a nadie para curarlo."

CAPITULO III

AUXILIARES EXTERNOS: ¿AUXILIARES U OBSTÁCULOS?

Mientras trata un caso crónico, el médico debe tener cuidado en un hecho muy importante. Antes de comenzar el tratamiento, debe invariablemente preguntar al paciente si ha tomado algunas medidas, en la forma de medicina interna o aplicaciones externas para el alivio temporal de sus sufrimientos. Porque es sabido que estos auxiliares no tienen el poder de curar, sino que sólo suprimen y modifican las manifestaciones de la enfermedad. Y si existen algunos de estos auxiliares, ellos necesariamente obstruyen la acción de la medicina homeopática en su acción y pueden también, a veces, dificultar y hasta imposibilitar la selección de la medicina correcta. Es por lo tanto esencial, que tales auxiliares sean completamente suspendidos antes de la administración de la medicina homeopática, aún antes de la preparación de la historia, porque, salvo que ellos sean eliminados, el caso íntegro no aparecerá en su expresión natural y la prescripción puede ser errónea.

Permítanme dar alguna idea de los auxiliares que usan generalmente los pacientes por su propia ansiedad para aliviarse, así como debido a nuestros antiguos especialistas. Para la dispepsia, es dado a menudo bicarbonato de soda o magnesia, para el reumatismo, cólicos y diarrea, usan Opium; para el prolapso de útero, pesarios; para hernias, fajas; y para orquitis, suspensores. Hay muchos más de estos auxiliares que los mencionados, por ejemplo: inhalaciones de eucalipto para resfríos, aspiraciones de sales para el desmayo; y purgantes y baños para los casos de constipación, y así en más.

Aunque ya he dado realmente algunas sugerencias de por qué yo he llamado a estos auxiliares, obstáculos, permítanme explicar este punto más detalladamente. Los síntomas son el lenguaje de la Naturaleza que llama por un remedio particular requerido en el caso dado y si más síntomas encuentra, más fácil es la selección. Es posible que a veces sea necesario en algunos casos donde hay una pausa de síntomas, desarrollar los síntomas latentes en su más amplia expresión, de tal modo que el médico pueda ser capaz de encontrar el remedio que los ataque. Pero, el uso de estos auxiliares, interfiere con la manifestación de síntomas y así, el lenguaje de la Naturaleza enmudece y hace el trabajo de prescribir difícil y a veces, imposible. Por ejemplo; suponga en un caso de prolapso de útero donde la paciente usa pesarios. Ahora, los pesarios previenen la protrusión. No sólo esto, sino que también hacen difícil entender cómo y cuándo esta protrusión se agrava o mejora y qué es lo que la paciente siente en otras partes de su organismo durante la agravación. Todos estos síntomas son enmascarados con el uso de pesarios y no se puede encontrar ningún remedio. Además, toda la asistencia extraña que se suministra al sistema para volverlo a su condición normal, hará que el sistema gradualmente cese su propio esfuerzo para esto. Y si el sistema propio no tiene fuerza para arribar a su condición normal, las medicinas no pueden completar la tarea de curación. Mientras persisten estas ayudas extrañas al sistema, las medicinas no harán mucho y si aún hacen algo, no se puede saber cuánto y en qué extensión lo han hecho.

CAPITULO IV

INDICACIONES AL PACIENTE DURANTE EL CURSO DEL TRATAMIENTO

Los pacientes son casi siempre ayudados con ciertas indicaciones al respecto a la dieta, el reposo, etc. y el objeto de estas indicaciones es siempre el mismo, es decir, facilitar el proceso de curación. En los casos agudos, las indicaciones son casi siempre automáticamente observadas por todos los pacientes porque en el curso de sus sufrimientos agudos, los pacientes mismos muestran tener aversiones por cosas que agravan sus sufrimientos, por ejemplo: un paciente que sufre de fiebre, por sí mismo y naturalmente evita comer arroz, o bañarse o tomar frío. No hay por lo tanto mucha dificultad en los casos agudos, pero no es lo mismo en el caso de pacientes crónicos. Debido al largo curso de sus sufrimientos, los pacientes cesan de tener gradualmente mucha o inmediata agravación al no observar los cuidados respectivos en la dieta o movimiento. Además, ellos desarrollan indiferencia acerca de los beneficios de los cuidados. Gradualmente encuentran que difícilmente tienen alguna mejoría por observarlos. Esta clase de descuido e indiferencia por las indicaciones van casi siempre en detrimento del paciente.

Como por lo tanto, no es naturalmente muy fácil para el paciente crónico seguir direcciones con respecto a su dieta y movimientos, el médico debe prescribir estas indicaciones con sumo cuidado y consideración y también ver si con eso, la libertad del paciente es innecesariamente interferida. Deben darse tales indicaciones por lo tanto, sólo cuando es realmente necesario para ayudar al proceso de curación y no desconcertar al pobre paciente con toda clase de instrucciones necias acerca de esto y aquello. No es infrecuente que los pacientes sean cubiertos con múltiples indicaciones, las cuales los sujeta a una cantidad de inconvenientes evitables. Nuestro objetivo debe ser siempre el bien del paciente y nosotros debemos siempre dar tales indicaciones sólo cuando es para su bien. Al respecto, debemos cuidadosamente evitar dar órdenes y también asumir la tendencia a la pose de eruditos. Permítanme ver si hay algún método para prescribir nuestras indicaciones para los pacientes crónicos: las dietas que pueden agravar el sufrimiento deben siempre ser suprimidas, por ejemplo: pimienta y ají (chile, pimiento picante) a los pacientes que tienen ardor al orinar; grasas y cosas de difícil digestión en los pacientes que sufren de dispepsia y alteraciones hepáticas. Se deberá establecer que esto no causará mucha dificultad al paciente al obedecer tales indicaciones. Se verá en los casos crónicos que las modalidades del paciente son exactamente como las modalidades de la medicina prescrita, por supuesto si la medicina ha sido prescrita correctamente. Esta puede dar algunas indicaciones de qué es lo que exige el caso. Algunos hechos que agravan la condición tal como los encuentra en la medicina, probablemente agravarán el sufrimiento del paciente. Por ejemplo: si ha seleccionado Lachesis para cierto paciente, entonces la condición del paciente debe ser agravada por comidas y bebidas ácidas; si ha seleccionado Arsenicum, entonces el paciente se debe agravar por la leche. Porque Lachesis y Arsenicum se agravan por ácidos y la leche respectivamente. Por lo tanto, los pacientes a quienes se les prescriba Lachesis y Arsenicum deben ser instruídos para que eviten los ácidos y la leche respectivamente. De modo similar, el paciente Lycopodium no debe comer a la tarde y no tomar alimentos ácidos y así en más.

Así, aparece que el paciente debe ser advertido respecto de aquellas cosas, comidas, bebidas y movimientos que agravan la medicina para él.

Además de lo prescrito, hechos y hábitos lujuriosos deben también ser suprimidos, como por ejemplo la bebida y el hábito de fumar opio, etc. Por supuesto, no debe haber ninguna interferencia innecesaria con la libertad del paciente. Nosotros vemos que algunos médicos directamente suprimen el hábito de fumar, etc. durante el curso del tratamiento y yo tomo que esto es ir muy lejos.

Tales indicaciones sólo dan al paciente una gran cantidad de problemas y privaciones mientras que no sirven para el éxito del propósito. He visto en un caso en donde un paciente con neumonía que requería Pulsatilla, era arrastrado a las puertas de la muerte por el uso de antiflogísticos calientes, aplicados en su pecho. He visto otro caso de Phosphorus en donde el paciente era llevado a la insanía por haberle indicado la supresión del baño. Todas estas inequívocas sugerencias que deben ser indicadas en cada caso, deben estar siempre de acuerdo con las modalidades del remedio prescrito. Si el remedio ha sido correctamente seleccionado y si las indicaciones respecto a la dieta, movimientos, etc. están de acuerdo con éste, el objeto de todas las indicaciones que es la curación, servirá y no se correrá el riesgo de dar una indicación errónea o interferir con la libertad del paciente.

CAPITULO V

EL REMEDIO HOMEOPÁTICO
Y SU PLANO DE ACCIÓN

Las medicinas homeopáticas "no son substancias materiales." No hay "materia" en ningún remedio homeopático potentizado, además del alcohol y los glóbulos de azúcar. Pero estos últimos, el alcohol y el azúcar, no son medicinas. Ellos son sólo el vehículo a través de los cuales la medicina es provista. La medicina misma es sólo "energía abstracta, dinamismo" y es provista en un vehículo material como el alcohol y el azúcar. Todas las demás medicinas, es decir, las alopáticas, etc., son substancias materiales y como tales, ellas son capaces de actuar en el plano material, justo como una comida o una bebida. La comida o la bebida que nosotros tomamos, se introducen en nuestro estómago y se convierten, por procesos del sistema, en sangre, hueso, médula, etc. De modo similar, las medicinas alopáticas y otras medicinas de tipo material entran en nuestro sistema y se convierten en los diferentes ingredientes necesarios. Además de actuar en el plano material como las comidas, las medicinas no homeopáticas también actúan como substancias químicas en ciertos casos. De cualquier modo, estas medicinas actúan en el plano de la "Materia" y ellas son incapaces de alcanzar el plano más sutil, el del "Espíritu" o Energía", porque la "Materia" puede actuar sólo sobre la "Materia", no puede actuar sobre una cosa tan sutil y fina como el "Espíritu". Lo expuesto sugiere que, salvo que la medicina que es introducida en el sistema para curar la enfermedad sea lo suficientemente fina, es decir, sea tan sutil como la energía de la enfermedad misma, o en otras palabras, salvo que la medicina esté en el mismo plano en el cual está la enfermedad, por la cual el sistema ha sido viciado, no puede haber curación. Y la enfermedad está siempre en el plano del espíritu, la mente. La expresión física de la enfermedad, no es la enfermedad, sino sus efectos y este efecto material de la enfermedad inmaterial, espiritual, cuya expresión son las manifestaciones físicas, es la que debe ser curada y si ésta es curada, las manifestaciones físicas gradualmente desaparecerán por sí mismas. "La enfermedad real es sólo un funcionamiento anormal de la energía vital." La energía vital es tan fina y sutil que no puede alcanzarse con dosis de medicinas tan toscas como las "materiales." La medicina curativa debe ser, por lo tanto, tan fina como ésta; debe ser tan fina como es el espíritu. "Esto es porque la medicina homeopática está potentizada. Es por esta potentización que la sustancia material, por ejemplo Nux Vomica, se vuelve más y más fina, hasta la potencia 200 o 1000; y deja de tener cualquier propiedad material. Y cuando alcanza esta condición inmaterial, es decir, cuando se vuelve algo semejante a la energía vital, - un dinamismo - es cuando adquiere la capacidad curativa." Todas las medicinas homeopáticas en sus diferentes potencias son sólo "poderes", "ajustes dinámicos" de diferentes grados. Cuanto más alta es la potencia, más alto es el poder, la energía dinámica, porque es más semejante al espíritu. Esto explica por qué las medicinas homeopáticas son tan rápidas, de acción tan prolongada y profunda. "No es materia" actuando contra "la materia", sino "espíritu" actuando sobre el "espíritu". El remedio potentizado corrige el funcionamiento anormal de la energía vital y la vuelve a su función normal y las expresiones materiales, las cuales ordinariamente se reconocen como enfermedad, como tumor, reumatismo o gota, desaparecerán automáticamente.

Lo expuesto hace pensar que las medicinas materiales alopáticas y de otras escuelas no tienen absolutamente poder de curar. Esto es una cuestión muy pertinente y sólo se puede decir que el poder de éstas es el poder de la "materia" sobre la "materia". Así como una comida o una bebida tienen ese poder, así tienen las medicinas materiales el poder de afectar el cuerpo material.

No es su poder curativo y esto explica por qué los efectos de todas las otras medicinas no homeopáticas jamás son suaves, rápidos, profundos y duraderos en su acción.

Usted mismo puede observar el efecto de la dosis de opium o quinina. El opium y la quinina actúan en el físico y no en el espíritu, en la mente. Ellas sólo actúan sobre el "efecto de la enfermedad, pero no sobre la enfermedad, la cual es realmente "espíritu". Así es que ellas no tienen efecto de "curar".

CAPITULO VI

EL PACIENTE CRÓNICO Y EL CAMBIO DE CLIMA

Los médicos alópatas y de otras escuelas tienen a menudo el hábito de aconsejar el cambio de clima a sus pacientes. No es que los homeópatas no aconsejen cambios climáticos, sino que el objeto por el cual los homeópatas lo aconsejan es diferente. Permítannos entrar más profundamente en este problema y ver si el cambio de clima es realmente necesario para los pacientes crónicos y en qué circunstancias es necesario.

La causa de las enfermedades crónicas es la Psora, Sicosis y Sífilis, tanto una, dos o las tres de ellas. Ahora, estos miasmas tienen por su naturaleza, una tendencia inherente a continuar en el sistema en una u otra forma, es decir, no tienen ninguna tendencia a dejar el sistema por su propia capacidad. Además estos miasmas no son sustancias materiales, sino por el contrario, son extremadamente sutiles. En efecto, ellos son tan sutiles como la mente, o en otras palabras, ellos son sólo ciertas condiciones de la mente, de la energía vital, implantados en ésta por el pensamiento y la acción perversa. La Psora, Sicosis y Sífilis dan ciertas condiciones anormales a la energía vital normal y la curación de la enfermedad crónica significa liberar la energía vital de sus garras, o en otras palabras, significa volver a la energía vital a su condición normal. Esto no es una tarea insignificante. Para la normalización de la energía vital anormal ¿podemos tener la posibilidad de esperar que se efectúe este trabajo sobrehumano por un simple cambio climático de aire, agua, escenario y sociedad?

Nosotros presumimos que pensar esto es un sueño inútil. El objetivo de llevar la energía anormal a su condición normal, debe ser necesariamente por la introducción de algo en el sistema, de algo tan inmaterial y espiritual como lo es la energía vital misma. Las medicinas homeopáticas en sus formas potentizadas son tales agentes espirituales, son ellas solas y no un cambio de clima las que pueden realizar este trabajo. Es por lo tanto, necio e inútil aconsejar un cambio climático antes que la energía vital haya sido vuelta a su condición normal a través de drogas potentizadas de acción profunda, drogas que sean capaces de alcanzar el plano espritual. Si quizá el cambio de clima es efectuado a lo largo del tipo de curación referido, el hecho es diferente, ya que puede ayudar al proceso de curación en alguna extensión, si el nuevo lugar es más conveniente para el paciente. Es decir que la curación sólo puede ser efectuada por drogas potentizadas en alta potencia y jamás por un cambio climático, aunque éste último puede ayudar al proceso de curación en alguna medida.

Como ya ha sido explicado, cuando un cambio de clima es aconsejado en algún caso, debe verse si el lugar escogido es aconsejable para el paciente en particular y sobre todo, que el proceso de tratamiento no sea interferido con éste. Debe tenerse en cuenta que el cambio de clima está contraindicado si éste es a costa del tratamiento. Porque es el tratamiento y no el cambio de clima el que curará al paciente y si este puede hacer el tratamiento y cambiar de clima, mucho mejor. Si el tratamiento es sacrificado por el cambio de clima, esto es sacrificarlo a costa de la curación, mientras que si el tratamiento continúa sin el cambio de clima, la curación a lo sumo se dilatará.

Es una práctica común hoy en día aconsejar un cambio de clima para los pacientes en los que se les diagnostica tisis. Y este consejo es a veces dado a costa de sacrificar el tratamiento ¡Qué necedad! Se espera que una suave brisa marina salvará al paciente cuya condición puede ser bien imaginada por la descriptiva expresión tisis. No, si hay algo en la tierra que pueda salvar al paciente, son sólo las drogas homeopáticas altamente potentizadas, las cuales son capaces de tocar el plano de la energía vital y no la brisa marina que puede sólo actuar sobre el tejido material del cuerpo. La tisis es mucho más sutil que el mero cambio tisular que ellos pueden percibir en sus microscopios. Recuerde, los cambios tisulares son sólo el efecto de la energía vital viciada.

CAPITULO VII

PSORA - SÍFILIS - SICOSIS
COMO RECONOCERLOS

El tratamiento de las enfermedades crónicas jamás es posible sin un completo conocimiento de los miasmas crónicos: Psora, Sífilis y Sicosis. Pero ¿cómo adquirir este conocimiento? Debe haber ciertamente algún método y permítanme tratar de explicarlo. Antes que todo, permítanme ver cómo construímos nuestra concepción de las así llamadas enfermedades agudas. Por ejemplo: veamos cómo nos formamos la concepción de "cólera". Nosotros vemos un gran número de casos de cólera y gradualmente recogemos los "síntomas generales" de todos estos casos. Podemos encontrar que todos los casos de cólera tienen diarrea, vómitos, frialdad y colapso, etc.

Tan pronto como el nombre de "cólera" es pronunciado, llega enseguida a nuestra mente un estado que debe tener estos "síntomas generales". Y estos síntomas generales forman la base de nuestro conocimiento de "cólera". Cuando nosotros tenemos un conocimiento de los síntomas generales de las manifestaciones de una enfermedad, se vuelve fácil para nosotros tratar cada caso en particular, Porque nosotros tenemos entonces que "encontrar solamente los síntomas particulares del caso y seleccionar el remedio (de todos los remedios que tienen estos síntomas generales), aquél que tiene esos síntomas particulares." Suponga un caso de cólera, es decir, un paciente teniendo todos los síntomas generales de la enfermedad (diarrea, vómito, frialdad, colapso). Y suponga que los síntomas particulares del caso es lo "copioso" de la sed. Ahora, no hay dificultad en seleccionar Veratrum Album. Así, nosotros vemos que es muy conveniente y necesario conocer, antes que todo, los síntomas generales de la enfermedad. Si los síntomas generales de la enfermedad son entendidos enseguida, se vuelve fácil tratar a un paciente que tenga esa enfermedad, porque queda sólo encontrar los síntomas particulares del caso, del paciente en particular y el remedio que tenga esas particularidades.

Lo que se ha establecido respecto a las enfermedades agudas es valedero respecto a los casos crónicos. Usted debe construír su concepción de los tres miasmas crónicos (a través de los cuales sobrevienen las enfermedades crónicas), por el estudio de los síntomas generales, del mismo modo que construye su concepción acerca del cólera, viruela, etc. por el estudio de los síntomas generales de cada uno de ellos. La única diferencia es que en el caso de las enfermedades agudas, usted puede formar su concepto por un estudio de pacientes, mientras que en el caso de los miasmas crónicos, es más fácil construír el concepto por un estudio de las tres clases de remedios miasmáticos. Les doy una lista de tales remedios, de tal modo que sean capaces de hacer un estudio miasmático de esto:

REMEDIOS

Remedios antipsóricos	Antisicóticos	Antisifilíticos
Abrotanum		
Acetic Acidum		
Agaricus musc.		
Aloe		
Alumina		
Ambra Grisea		
Antimonium Crud		
Apis		
Argentum Mettall.	Argentum Mettall.	
Argentum Nitric.	Argentum Nitric.	
Arsenicum Album	xx Arsenicum Album	Arsenicum Album
Arsenicum Iodatum	xx Arsenicum Iodatum	Arsenicum Iodatum
Aurum Mettall.		x Aurum Mettall.
Aurum Muriat.		x Aurum Muriat.
Baryta Carb.		
Belladonna		
Benzoic Acid.	Benzoic Acid.	
Berberis	Berberis	
Borax		
Bufo		
Calcarea Carb.		
Calcarea Arsen.	x Calcarea Arsenic.	x Calcarea arsenic.
Calcarea Phos.		
Carbo animalis		
Carbo Veget.		
Capsicum		

	Cistus Canad.	x	Causticum		
	Clematis		Clematis		
	Coccus Cacti				
			Colchicum		
x	Conium				
x	Crotalus				
.	Croton Tig.				
	Cuprum Mettall.				
	Digitalis				
	Dulcamara		Dulcamara		
	Ferrum Mettall.				
	Ferrum Phosph.				
x	Fluoric Acid.		Fluoric Acid.		Fluoric Acid.
x	Graphites				
xx	Hepar Sulph.			xx	Hepar Sulph.
xx	Iodum	xx	Iodum		
x	Kali Bichrom.	x	Kali Bichrom.	x	Kali Bichrom.
x	Kali Carb.	x	Kali Carb.	x	Kali Carb.
x	Kali Iodat.	x	Kali Iodat.	x	Kali Iodat.
	Kali Phosph.				
	Kali Sulph.				
x	Lac Caninum				
xx	Lachesis			xx	Lachesis
x	Ledum				
x	Lycopodium	x	Lycopodium	x	Lycopodium
	Magnesia Carb.		Magnesia Carb.		
	Magnesia Mur.		Magnesia Mur.		
			Magnesia Phosph.		
	Manganum				
				x	Mercurius
	Mezereum	xx	Mezereum		
	Muriatic Acidum		Muriatic Acidum		

um Arsen.	x Natrum Arsen.		
um Carb.	x Natrum Carb.		
um Mur.	xx Natrum Mur.		
rum Sulph.	x Natrum Sulph.		
ic Acidum	x Nitric Acidum	x Nitric Acidum	
troleum			
sphorus	x Phosphorus		
iosphoric Acid	Phosphoric Acid		
		Phytolacca	
atinum			
umbum			
rinum	xx Psorinum		
ogen	xx Pyrogen		
rsaparrilla	Sarsaparrilla	Sarsaparrilla	
cale			
nium			
ia	xx Sepia		
cea	xx Silicea		
annum			
phisagria	x Staphisagria	x Staphisagria	
phur			
ulphuric Acid.			
		x Syphilinum	
entula			
heridion			
	x Thuya		
berculinum	xx Tuberculinum	xx Tuberculinum	
incum			

Todos estos remedios son usados en el tratamiento de casos crónicos. Todos son de acción profunda. Aquellos que tienen una x son comparativamente de acción más profunda que aquellos sin la x, y los que tienen dos xx son de acción aún más profunda. Las medicinas que no están en esta lista no tienen base miasmática y ellas son usadas en casos agudos generalmente y también durante agravaciones repentinas de enfermedades crónicas. Puede notarse que algunos de estos remedios crónicos son puramente anti-Psóricos, algunos anti-Sicóticos y otros anti-Sifilíticos, mientras que otros anti-psoro-sicóticos, otros anti-psoro-sifilíticos y otros anti-psoro-sicótico-sifilíticos.

    Las medicinas detalladas en la lista son casi siempre usadas en el tratamiento de casos crónicos y algunas de ellas pueden ser seguidas por alguna otra si la ocasión lo indica. Por lo tanto no es aconsejable establecer cuál debe ser usada luego de cual, ya que tal rigidez tiende a interferir con la libertad del médico. La selección debe hacerse siempre en base a los síntomas valederos y si un remedio en particular es llamado por los síntomas luego de otro remedio particular, no debe interferir nada en el camino de la selección. Permítanme por lo tanto evitar la ortodoxia en la materia de que un remedio debe seguir a algún otro.

    Si las medicinas detalladas en la lista anterior son estudiadas cuidadosamente desde un punto de vista miasmático, aparecerá que algunas de éstas tienen síntomas generales de Psora, algunas de Sicosis y otras de Sífilis y también aparecerá que algunas de ellas pueden tener una combinación de los síntomas generales de dos o aún tres miasmas. Si usted puede adquirir un conocimiento de las características generales de estos miasmas, el tratamiento de cualquier caso crónico se volverá un hecho de regocijo. Porque todo lo que usted tendrá que hacer, será encontrar sólo lo particular de un paciente particular y al descubrirlo, usar el remedio particular que los tenga.

Aunque se ha detallado cómo puede formarse la concepción de la Psora, Sicosis y Sífilis a través de la Materia Médica en vez de un estudio del paciente como fué hecho en el caso de las enfermedades agudas, no es, sin embargo, el método original de Hahnemann. Él hizo sus estudios y formó primeras concepciones a través del estudio de un gran número de pacientes porque él no tenía una Materia Médica miasmática entonces. Fué a través de un cuidadoso escrutinio de pacientes que él descubrió tres diferencias generales entre los diferentes grupos de pacientes y llamó a estos grupos diferentes: Psora, Sicosis y Sífilis.

Esta es en resumen, la historia del descubrimiento de los miasmas crónicos. Pero el método seguido por Hahnemann es más dificultoso que el descrito más arriba. Usted puede por lo tanto, tener un buen concepto de los miasmas crónicos a través del estudio de los remedios tal como los encuentra en la Materia Médica.

En este capítulo, yo he explicado el método de forjar vuestra concepción de los miasmas crónicos, nosotros debemos aún entender sus características generales.

PARTE IV
LOS MIASMAS CRÓNICOS

CAPITULO I

PSORA

Ha sido establecido anteriormente que para un tratamiento exitoso de casos crónicos, no es suficiente que el remedio seleccionado sea similar a los síntomas solamente. Al lado de esta similitud de síntomas, debe haber "similitud miasmática" también. Es decir, que el remedio seleccionado debe ser también miasmático. Si en un caso dado prescribe Rhus Tox por los síntomas superficiales como dolor de espalda, que empeora al comenzar el movimiento, pero mejora por el movimiento contínuo, puede haber algún alivio por un tiempo, pero no puede haber una curación permanente, salvo que la medicina elegida esté en armonía con el miasma del paciente; usted debe por lo tanto, estudiar y descubrir la base miasmática del caso y ver si el remedio seleccionado corresponde a este. Pero, ¿cómo conocemos definitivamente qué miasma existe en un caso dado y nos capacitamos para hacer una prescripción miasmática? Esto sólo se consigue con el conocimiento de los síntomas y sus características. Los miasmas se hacen conocer siempre a sí mismos por las características de sus síntomas. Yo describiré las expresiones características de cada uno de los tres miasmas. Permítanme describir los síntomas característicos de la Psora antes que todo.

1º) Los síntomas de parásitos en niños. Ellos tienen una tendencia a desarrollar parásitos en sus intestinos que les causa picazón anal, irritabilidad de su temperamento y humor lloroso.

2º) Anormalidades del apetito, falta completa, hambre canina.

3º) Inquietud mental sin causa aparente, malhumor, falta de coraje y energía, miedos.

4º) Palidez facial, falta de brillo en los ojos.

5º) Epistaxis en niños y jóvenes y frecuente tendencia a éstas.

6º) Toda clase de anormalidades del sudor, por ejemplo: excesivo sudor en zonas particulares como la frente, manos y pies, cara y ano; completa falta de sudor; o sudor fétido, etc.

7º Flujo nasal por la más pequeña exposición o sin causa; o falta de flujo nasal aún frente a una exposición excesiva; o todo tipo de malestares pero sin flujo nasal.

8º) Obstrucción nasal que obliga a respirar por la boca.

9º) Costras en la nariz y tendencia a sacarlas con los dedos.

10º) Gran fatiga en desproporción con el ejercicio hecho. Tendencia a sufrir largo tiempo por el más ligero malestar. Dolores de mayor duración que lo habitual en músculos, huesos y nervios por la más pequeña lesión.

11º) Cefalea de un sólo lado (hemicraneanas). Tendencia a este tipo de cefaleas por la más ligera causa. Varios tipos de dolor y varias sensaciones en la cabeza.

12º) Odontalgia por la más ligera causa o sin ella. Encías sangrantes.

13º) Caída del cabello y encanecimiento prematuro. Tiña en la cabeza, debajo del cabello. Caspa.

14º) Tendencia a erisipelas por lesiones ligeras. La mínima lesión causa equimosis en alguna parte del cuerpo y esto es seguido gradualmente por fiebre y putrefacción de la parte lesionada. Tendencia a la hiperestesia en alguna parte del cuerpo.

15º) Sensación como si toda la sangre del cuerpo fluyera hacia arriba, hacia la cabeza, con sensación simultánea de sofocación, causando tanto inquietud mental como física. Esto quizá termina con un sudor parcial de la cara y la frente. Tendencia a esto en períodos ocasionales.

16º) Todos los desórdenes menstruales, por ejemplo: descarga excesiva o escasa.

Anormalidades en el color y olor de la descarga. Todos dolores y sufrimientos en relación con la menstruación.

17º) Anormalidades del sueño, falta de sueño, sobresaltos durmiendo, sueños, sueños con miedo, sudor durmiendo, evacuaciones durmiendo, gritos, crujidos de dientes durmiendo, varias clases de sonidos con la boca durmiendo, inquietud y constante cambio de posición durmiendo, risa durante el sueño, salivación durmiendo. El sueño excesivo es también un síntoma Psórico.

18º) Varias clases de cubiertas en la boca, aliento fétido, encías sucias, hipersalivación.

19º) Vómitos y tendencia a vomitar en la mañana, pirosis, sequedad de boca, varios gustos en la boca: agrio, amargo, salado, etc.

20º) Deseos o aversiones por cosas particulares.

21º) Constipación, constipación y diarrea en forma alternada, diarrea por la más pequeña irregularidad en la dieta.

22º) Varias clases de dolores en estómago, con agravación o mejoría por comidas particulares o en horas en particular.

23º) Varias clases de dolores en recto y sensaciones; sangre u otro tipo de descarga con las evacuaciones. Crecimientos hemorroidales.

24º) Ulceraciones en pies y entre los dedos en estaciones particulares.

25º) Callosidades en pies. Varios tipos de dolor en las callosidades.

26º) Varios tipos de sonidos como deslizamientos en huesos, comiendo, caminando, al incorporarse, al sentarse, así como sonidos particulares en los huesos de los huesos de los pies caminando.

27º) Agravaciones y mejorías de todos los tipos de dolor en estaciones particulares, caminando, sentado o acostado.

28º) Tendencia a forúnculos y abscesos en varias partes del cuerpo. Sarna, tiña en estaciones en particular.

29º) Temperamento áspero e irritable, falta de afecto por los demás, tendencia a realizar actos perversos hacia los demás.

30º) Deseo sexual excesivo.

Los descritos son algunos de los síntomas de la "Psora latente" y ellos no son la expresión de enfermedad alguna. Pero cuando existen estos síntomas, éstos solos dan a entender que la Psora también está y que ésta estallará algún día bajo formas desastrosas y que se reconocerá su existencia sólo entonces. No hay nada de hecho, pero un viento repentino enseguida trae un resfrío, luego éste es seguido por un malestar en todo el cuerpo, luego una fiebre ligera y tos gradual y luego alguna expectoración sanguinolenta y al final de todo ¡se diagnostica tisis! Este es el trabajo de la Psora. Está latente hoy día y su existencia ni se siente o se reconoce, pero puede estallar de un momento a otro, porque la Psora es la causa de todas las enfermedades.

Al lado de los síntomas de la Psora latente, hay otros síntomas de la "Psora manifiesta". Y no hay fin en las manifestaciones de ésta. En efecto, todas las variadas clases de enfermedades y manifestaciones de enfermedades conocidas y oídas y aún las no conocidas y oídas, son manifestaciones de la Psora. Por supuesto que hay algunas enfermedades y manifestaciones de enfermedades causadas por la Sicosis o Sífilis, pero aún la Psora proporciona la base de éstas también. Es un hecho que la Psora es la causante de todas. La Sicosis y Sífilis sólo se dan la mano con la Psora y crean complicaciones.

Hay también otras causas de complicaciones además de la mera unión de los distintos miasmas y ellas son:

1º)   "Los métodos alopáticos y similares que son métodos supresivos."
2º)   "Vacunaciones e inyecciones".
3º)   "Gradual finura y sutileza de los miasmas y sus imbricaciones debido a la herencia progresiva."
4º)   "La unión de los miasmas hereditarios con los adquiridos directamente".

Imagine por un momento qué dimensiones tremendas tienen las manifestaciones de la enfermedad sobre la raza humana, que se extiende y se extenderá bajo el método de tratamientos que se hacen pasar por científicos y racionales. Atisbe profundamente en la materia y sienta por usted mismo cómo y por qué nuevas enfermedades aparecen día a día, y cómo y por qué usted se desarrolla con pobre vitalidad, longevidad y energía y cómo y por qué engendra niños cada vez más débiles. Si no cubre sus ojos y siente la situación por sí mismo, nada puede ayudarlo. Fué dicho correctamente por Samuel Hahnemann que la enfermedad natural, es decir, aquella que apareció por una trasgresión de las leyes de la naturaleza, posiblemente pueda ser curada, pero no hay cura para aquella producida por tratamientos no naturales. Esto es la joya que él estableció. Mientras que la gradual introducción de potencias cada vez más altas tienen poco éxito en desatar las combinaciones miasmáticas de las enfermedades naturales y drogales, la tremenda proporción de desarrollo de estas combinaciones y su mayor complejidad parece de modo inequívoco indicar que pronto nuestras más altas potencias y dinamizaciones dejarán ya de combatirlas. ¡Qué miseria! ¡Cómo podemos engañarnos y no sacar provecho del descubrimiento de mayor alcance hecho hasta ahora por el hombre en la esfera de la ciencia, filosofía y arte, como es el descubrimiento de la ley de curación!

Hay además otra clase de complicaciones que no ha sido incluída en las cuatro o cinco clases ya referidas. Es la que fué traída por el hombre en su desesperada lujuria. La lujuria es un ataque contra la naturaleza y la naturaleza responde siempre a la ocasión. El hombre desarraigó rápido los ovarios de las mujeres con el objeto de controlar los nacimientos en vez de tomar en cuenta las leyes naturales del control y la naturaleza recompensa tal ingenuidad rápidamente con una variedad de enfermedades. Y hay otros que hacen desarrollar a las jóvenes con hormonas ¡pero la naturaleza debe juzgar qué tipos de jóvenes crecen! Por lo tanto, éstas son algunas formas de lujuria que están importando enfermedades nuevas y frescas, a las combinaciones que ya existen, ¡y no se sabe a dónde se llegará!

Por lo tanto, para entender la Psora, es necesario estudiar al hombre desde su parte más interna de su ser hacia el exterior, de la mente a su cuerpo material. Es en la "mente" que la Psora se origina y es la mente la más viciada. Permítannos ver el modo particular de su vicio. En primer lugar, la mente psórica es "inquieta". Nunca está tranquila, nunca satisfecha con nada. Esta inquietud mental se manifesta además en su sentimiento y en su voluntad. Así, el "Psórico es inquieto en su pensamiento, sentimiento y voluntad" y esto se muestra en la inquietud en la acción. Es en todo aspecto inquieto. Piensa que no es lo suficientemente rico y trata de adquirir riqueza, jamás está satisfecho con su esposa y por lo tanto, busca satisfacción en otra mujer y así adquiere gonorrea y sífilis. No hay calma, no hay paz en su mente, no hay quietud.

Es quizá necesario anotar que este estado de inquietud mental trae agudeza en la inteligencia, porque la inquietud mental significa sensibilidad y la sensibilidad es el poder de entender las cosas fácilmente. Pero este poder de entender o agudeza de la inteligencia del psórico no tiene uso para el mundo porque es perverso.

El punto siguiente respecto a la mente del psórico es que es "miedoso". Él está "lleno de miedo". Tiene miedo de todo. Tiene miedo de la obscuridad, tiene miedo a estar solo, miedo a enfermedades comunes y piensa que algo serio le sobrevendrá. Tiene miedo a emprender aún trabajos físicos ordinarios, tiene miedo a que le pase algo en el futuro. Vemos por lo tanto que la "Psora, mentalmente es inquieto y miedoso".

El "apetito" de la Psora es "anormal", anormal en todo sentido. Aparece en horas inusuales, viene a veces luego de una comida copiosa, su apetito jamás se satisface. Además, mientras come, transpira y el abdómen está lleno de gas inmediatamente después de comer. Hay somnolencia después de comer y no puede hacer nada sin dormir. Desea "dulces" y cosas "ácidas". "Desea los alimentos que más le dañan." Además, en el psórico el apetito es "anormalmente insaciable" . Él tiene deseos de tiza, carbón, tierra y todas esas cosas indigestas. Tan pronto como usted encuentra una mujer embarazada teniendo estas peculiaridades, puede establecer enseguida que es psórica. Las mujeres muy claramente desarrollan sus rasgos característicos durante el embarazo y es por lo tanto muy fácil estudiar sus síntomas entonces. Los deseos peculiares respecto a las comidas, etc., proporcionan una indicación miasmática buena y si ésto puede ser averiguado, la prescripción se vuelve mucho más fácil. Los deseos y aversiones están siempre en concordancia con la personalidad del individuo, ellos muestran la esencia interna de su ser y así, son muy importantes y útiles para el propósito de la prescripción. suponga que un padre llega y le dice: "Doctor, el niño despierta a las 24 o 1 de la noche y desea algo para comer." Ahora, por este síntoma singular, puede inferir que el niño es psórico y puede seleccionar algún antipsórico (aquél que tenga ese síntoma) y aquél que corresponda con la totalidad sintomática. El psórico "prefiere comida frita más que hervida". No tiene muchos deseos de carne y si la come, no la tolera bien. El sicótico no tolera la carne para nada, mientras que el psórico la tolera en cierta medida. El psórico prefiere comida y bebida caliente y "sobre todo, prefiere dulces."

Cabeza: en la cabeza, la Psora tiene sus síntomas específicos, es decir, vértigos y cefaleas de varios tipos. Hay por lo tanto, peculiaridades en las enfermedades de la cabeza con los psóricos. Ellos "empeoran y mejoran con el curso del sol". Comienzan tan pronto como se levanta el sol a la mañana, se incrementa hasta el mediodía y desaparece con la puesta del sol. Pero nosotros debemos notar aquí que en lugar de la característica inquietud mental de la Psora, los síntomas de la cabeza están siempre mejor con el reposo. No está físicamente inquieto durante estas alteraciones, sino por el contrario, está mejor por el descanso, por aplicaciones calientes y por el sueño. Antes que comience la cefalea psórica, hay un hambre canina, y no puede hacer nada sin comer algo. Luego de alguna enfermedad de larga duración, hay siempre alguna caspa con prurito en la cabeza y aún caída del cabello. Encanecimiento prematuro es otra buena indicación de la Psora. El psórico no desea cubrirse la cabeza. Prefiere la cabeza descubierta y así durante alguna dolencia de la cabeza, él desea calor local; no es mucho el calor que él desea porque desea tener la cabeza "descubierta".

Ojos: en los ojos, hay algunas alteraciones características de la Psora, pero la peculiaridad aquí, es la misma que en el caso de la dolencia de la cabeza. "Hay agravación y mejoría con el curso del sol" y decididamente se alivia por aplicaciones de calor. Además, en el psórico, las dolencias oculares se acompañan siempre de picazón, ardor y tiene una tendencia a frotarse los párpados.

Oídos: en los oídos, la Psora tiene raramente sus propias manifestaciones. Hay sólo una "intolerancia a los ruidos y sonidos". Esto está en relación con la mente psórica.

Nariz: en la nariz, también la Psora no tiene síntomas, salvo un "acentuado poder olfativo". Tienen intolerancias por el olor de las comidas o de las cocciones y consecuentemente vomita, esto es indicación de Psora. Esta intolerancia a los olores a menudo causa vértigo y desagrado por las comidas. Parece que la Psora sola (es decir, no combinada con los otros dos miasmas, Sicosis y Sífilis), no daña mucho al oído y el ojo, fuera de una inusual sensibilidad, la cual es un desorden funcional solamente. Y la sensibilidad aumentada es psórica siempre.

Boca: en la boca, el paciente psórico tiene gusto agrio, dulzón o amargo. Un hombre sano no debe sentir gusto alguno en la boca, de tal modo que alguna anormalidad en el gusto sugiere enseguida que no está sano y que hay algún miasma. Así como en el psórico hay un gusto agrio, amargo o dulce solamente, cualquier otro gusto sugiere otro miasma.

Abdómen: los síntomas psóricos en el abdómen son: flatulencia, borborigmos, hambre antes del mediodía, hambre a la mañana, hambre durante el sueño, hambre antes de la cefalea, eructos agrios luego de comer, apetito y deseos han sido dados ya al describir los síntomas mentales. Puedo quizá agregar una sola cosa y es que el psórico tiene a menudo "sensación de languidez" en el estómago o en otras partes como si no tuviera nada en él, como si estuviera vacío. Este es un síntoma que indica Psora.

Aparato respiratorio: el psórico no sufre mucho de resfríos y tos. Puede establecerse por lo tanto que el puramente psórico jamás tiene resfríos o toses fatales, aunque persisten por mucho tiempo, pero sin embargo, el paciente está siempre "ansioso" por esto y su ansiedad lo lleva a buscar algún alivio en esto y aquello. Él siempre tiene "miedo" por su tos o su resfrío y al final puede tener un fin fatal. Permítanme por lo tanto recordar que cuando un paciente tiene un ligero resfrío o tos y sin embargo está ansioso por esto, nosotros podemos inferir que es solo psórico, es decir, que no hay otro miasma en él o que si lo hay, no juega un papel muy importante. Cuando nosotros encontramos el revés de esto, es decir, mucho resfrío y tos y sin embargo no hay ansiedad a pesar de que puede ser fatal y por el contrario, hay una decidida esperanza de sobrevivir al ataque, nosotros podemos saber que hay Sífilis al lado de la Psora. La Sífilis al lado de una base psórica significa una condición tuberculínica. Tales pacientes tienen resfríos severos y tos y aún tuberculosis, pero al revés del psórico, ellos piensan que esto no tiene mucha importancia, aún si sufren el estado más fatal de tisis y están en la puerta de la muerte. Debemos recordar cuidadosamente esto. "La Psora está llena de ansiedad y la falta de ansiedad en el caso dado indica que no hay Psora", que hay otro miasma predominante. La Psora por supuesto está en todos los casos porque sin Psora no puede haber otro miasma. Yo sólo hablo de predominancia.

Corazón: en el corazón también puede haber varias clases de síntomas, pero en los síntomas físicos, la ansiedad sobresale como característica. Aún por un ligero dolor o palpitación, el paciente está ansioso en gran medida. "La ansiedad sola aclara a menudo la indicación de Psora y establecerá que no está minando otro miasma." Así como en otros órganos del cuerpo ya referidos, la Psora no tiene muchas manifestaciones por sí misma. Si puede recordar las características referidas de la Psora, estará en una posición de entender con certeza si en su paciente la Psora está predomiinando o si lo está algún otro miasma. Más adelante consideraré las combinaciones de la Psora con los otros miasmas.

Pero antes de dejar la Psora, no se debe omitir de hablar de "dos grandes características de ésta". Estas dos características de la Psora son muy importantes ya que con recordar a estas dos solas, usted será capaz de asegurar en un caso dado si la Psora u otro miasma es el predominante. Pero ¿cuáles son estas características? La primera es la "sensibilidad", la Psora es supersensible. Por pequeño que sea el estímulo, el psórico lo siente enseguida. En "el poder de sentir sensaciones," la Psora sobrepasa a la Sicosis y a la Sífilis. Remarque así que yo no hablo de sensaciones, yo no estoy diciendo que la Psora tenga más sensaciones que los otros dos miasmas, sino que la Psora tiene mayor "poder de sentir sensaciones." Esta agudeza de sentir de la Psora está en relación estrecha con su mente. Recuerde que el síntoma mental de la Psora es la inquietud. La segunda característica de la Psora es la "falta de degeneración estructural." En un paciente puramente psórico o en un paciente donde predomina la Psora, hay desórdenes, pero estos desórdenes son siempre desórdenes funcionales de partes de los órganos involucrados y jamás son desórdenes de la estructura de estos órganos. Si hay un dolor en el hígado o riñón, pero no hay cambio estructural en éstos, es decir, agrandamiento o endurecimiento, es por cierto que la Psora está sola; si hay algún cambio estructural, es igualmente cierto que hay otro miasma en el paciente además de la Psora. "La Psora sola jamás es capaz de causar algún cambio estructural." Permítanme aclarar este punto un poco más con un ejemplo. Suponga que hay un paciente que tiene una sensación de ardor en todo el cuerpo, incapaz de estar acostado del lado izquierdo, puede estar acostado sólo del lado derecho, excesiva sed, diarrea, ocasionalmente vómitos, etc. Por un exámen del paciente, usted encuentra que hay algo anormal en el hígado, pero si por un exámen de su hígado encuentra que no hay agrandamiento o endurecimiento, puedo, de modo inequívoco, tomar esto como que la Psora sola está haciendo su trabajo.

Si quizá por el contrario, encuentra que el hígado está agrandado o endurecido, etc., ciertamente es que algún otro miasma, sea Sicosis o Sífilis, o ambos, trabajan. Sin Sífilis o Sicosis, no puede haber cambios "estructurales" en el hígado. Suponga otra vez, ahora, un caso de insanía. Usted toma los síntomas del paciente y encuentra que hay ciertos cambios en sus facciones; una mirada furiosa o vaga existe en su cara. Ahora, esa expresión en su cara significa que debe haber habido algún cambio en su estructura cerebral. Esto lo capacita de diagnosticar enseguida que la Psora sola no lo hizo. Es ciertamente la Sicosis o la Sífilis, o ambas a la vez, además de la Psora y finalmente es una de éstas la que predomina. Si por lo tanto, en la cara del paciente no aparece estampa alguna de insanía, entonces usted debe tomar esto enseguida como que no hay cambios estructurales en su cerebro y así, debe ser la Psora sola la que está trabajando y que otro miasma no se ha instalado todavía. Puede ser que existan los otros dos miasmas o uno de ellos, pero ¿qué significa esto? Significa que ellos están en la base y no han tomado parte predominante en el proceso. En el curso del tiempo quizá ellos predominen y entonces habrá ciertamente cambios estructurales.

Ahora, nosotros encontramos que los cambios estructurales no aparecen si no existen uno o dos miasmas, Sicosis o Sífilis. Hay dos condiciones necesarias para los cambios estructurales: 1º) "Tiempo" y la 2ª) La Sicosis o Sífilis, o ambas a la vez" como una base psórica. Es siempre el desorden funcional el primer anuncio de la aparición de enfermedad y si no es corregido, se llega al desorden estructural si la Sicosis o Sífilis están presentes. Pero desgraciadamente, los desórdenes funcionales jamás son corregidos en su comienzo. No sólo eso, sino que además ellos no son reconocidos como "enfermedades" por nuestros amigos científicos. Mientras el paciente tiene sólo un mal dormir, mal apetito, etc., ellos dicen seguros: "oh, no hay nada de malo en su sistema" y prescriben una dósis de purgante o un "tónico" para fortalecer el sistema. No intentan detener el proceso de la enfermedad que se ha establecido. He visto casos de mujeres que han desarrollado varias clases de dolores en ovarios, útero, etc., inmediatamente después de casarse, debido a la co-habitación con esposos sicóticos. Pero estos procesos dolorosos continuaron hasta que se formó un tumor. Y cuando estas manifestaciones palpables de la enfermedad, o mejor dicho, cuando "estos efectos concretos" fueron percibidos por los doctores, éstos los removieron por medio de operaciones. Este modo de tratamiento, por consiguiente, permite continuar el proceso de la enfermedad sin interferirla y el resultado es que la paciente vuelve al poco tiempo. Si en vez del tratamiento mecánico de la operación, la paciente es tratada toda ella y si ella es "curada", el proceso anormal que ha formado el tumor se habrá suspendido. Y con esta suspensión de su proceso anormal, el tumor gradualmente desaparecerá, no teniendo base para desarrollarse.

Permítannos por lo tanto, ponernos en guardia y tratar de "curar" al paciente cuando alguna anormalidad es anunciada por un mero desorden funcional, ya que de otro modo, el desorden estructural está destinado a seguirlo y hacer el caso pero más y más difícil de curar.

CAPITULO II

SICOSIS

De todos los miasmas, la Psora es la más difundida, pero la Sicosis es la más peligrosa e insidiosa. La Psora es la más difundida porque es el miasma original y así todo el mundo la sufre y sin ella no podría haber otros miasmas y ninguna enfermedad. Se sigue por lo tanto que si hay Sicosis, debe haber Psora. Hemos ya tratado las indicaciones características de la existencia de la Sicosis.

Antes que todo, debemos examinar las manifestaciones "mentales." Aquí se expresan en varias formas y la primera y más importante de ellas, es "una peculiar tendencia a hacer un secreto de todo." El sicótico siempre está ansioso porque no se sepa su secreto, así como está ansioso por ocultar su pensamiento a los demás; él piensa que los demás tienen la misma mentalidad y que tratan de ocultarle cosas a él.

Así, necesariamente es "suspicaz." Él sospecha que los otros no son suficientemente francos con él. Si está enfermo, irá a varios médicos, unos tras otros y aún así, no estará satisfecho. Si está bajo tratamiento con un médico, cambiará en unos días e irá a otro. Si describe sus síntomas, los volverá a repetir, ya que piensa que la idea correcta no ha sido bien expresada. Si escribe algo, lo volverá a leer una y otra vez, y hará cambios cada vez. Él siempre sospecha que la idea no ha sido correctamente manifiesta.

En segundo lugar, la Sicosis tiene "una tendencia a cavilar, rumiar, sobre cosas." Si está enfermo, siempre pensará sobre eso. Si ha hecho algo, siempre pensará en eso, no puede desembarazarse de todos los miasmas. "Siempre está propenso al daño y al delito. La mente Sicótica está fuertemente enviciada. La Sicosis hace que la víctima esté desprovista del sentido de lo correcto, la hace desprovista de todo amor y afecto por los demás, la hace vil y egoísta. Todos los vicios individuales de la tierra, los ladrones y asesinos son producto de la Sicosis. Hace una bestia del hombre.

La "memoria" tampoco escapa al embate de este miasma. "Hace a la memoria más y más débil, particularmente respecto a nombres y fechas." Al respecto, veremos que de las tres funciones de la mente: afecto, inteligencia y memoria, el efecto de la Sicosis es más prominente en el "afecto y la memoria". Resumiendo, la mentalidad de la Sicosis es "suspicaz, dañina, vil, egoísta y olvidadiza."

En la esfera del cuerpo físico, hay manifestaciones específicas de la Sicosis también y las más importantes de éstas son: "los crecimientos de condilomas" de varios tamaños y colores. Algunos de estos son como coliflores. Algunos tienen a menudo una descarga ofensiva y son secos otras veces. Al lado de estos crecimientos, todo tipo de tumores y crecimientos tumorales son también Sicóticos y en efecto, cualquier crecimiento carnoso inusual en alguna parte del cuerpo es Sicótico. Las hemorroides también son manifestaciones sicóticas.

Si usted puede recordar las indicaciones mentales y físicas de la Sicosis, no le será muy difícil diagnosticar su predominancia en algún caso. Pero yo le daré algunas indicaciones más específicas. "El temperamento del Sicótico es extremadamente irritable y esta irritabilidad está pero al aproximarse o durante una tormenta o lluvia. Hay otro síntoma muy importante que a veces es perceptible y es la tendencia a "orinar frecuentemente." Tan pronto como una tormenta o lluvia se aproxima o se desencadena, el sicótico tiene repetidas ganas de orinar. La "irritabilidad mental" incrementada y el "deseo urinario" aumentado al aproximarse una tormenta o lluvia es una variación en relación con los cambios atmosféricos que ha hecho que algunos de nuestros homeópatas den al sicótico el título de "barómetro viviente." Al lado de esta variación de la mente y en el deseo de moverse durante la lluvia o una tormenta como si no pudiera estar quieto. Los tres síntomas referidos son muy prominentes en la Sicosis y si los encuentra, difícilmente fallará en su caso. Por lo tanto, si existen estos tres síntomas en su caso, usted podrá establecer enseguuida que el paciente es Sicótico.

Mientras escribe o habla, el Sicótico es "incapaz de expresar sus pensamientos" o es incapaz hablando o escribiendo. "En el psórico, el caso es todo lo contrario." Porque cuando el psórico habla o escribe, lo hace muy rápidamente, hay tal flujo de ideas que difícilmente puede seguirlas con la lengua o la lapicera.

En el delirio, la Psora habla de mil y una cosas, no le falta tema o lenguaje, pero el Sicótico contínuamente repite la misma cosa y quizá en el mismo lenguaje. "En el sicótico hay pobreza de lenguaje y pensamiento."

Al lado de las indicaciones generales, hay indicaciones específicas de Sicosis y éstas jamás existen sin que haya Sicosis. Estas indicaciones le darán también material complementario para su diagnóstico. Ellas son: inflamaciones testiculares, hidrocele, orquitis, reumatismo, catarros en algunas partes del cuerpo, por ejemplo: nariz, garganta, pulmones, estómago, intestino, útero, etc., anemia, emaciación de alguna parte del cuerpo, todas las alteraciones urinarias. Diabetes, etc. Todas las alteraciones uterinas y ováricas, son Sicóticas. Problemas dentales en niños, sudor de cabeza, diarrea agria, diarrea infantil, son también de origen Sicótico.

CAPITULO III

SIFILIS

Hemos visto como los miasmas crónicos, Psora y Sicosis se manifestan a sí mismos por vías características respectivas, permítannos ver cómo se manifiesta la Sífilis. Es sólo cuando hemos entendido detalladamente las imágenes características de estos miasmas cuando estamos en una posición de emprender el tratamiento miasmático del caso.

Las manifestaciones más importantes de la Sífilis son: abscesos y forúnculos malignos, sudores fétidos y una lengua gruesa y floja con una cobertura blanca e impresa la dentadura en sus bordes. El aliento es fétido, como su sudor y el sudor en vez de aliviar los sufrimientos del Sifilítico sólo lo agravan. Hay dolores óseos severos y éstos se empeoran a la noche con el calor de la cama.

Los problemas sifilíticos, cualquiera sean ellos, están siempre pero a la noche y peor por el calor de la cama. Estas son algunas de las indicaciones más importantes de la existencia de la Sífilis. Permítannos recapitular aquí, que la Sífilis o Sicosis, jamás pueden existir en algún caso sin que exista la Psora. La Psora debe dar siempre la base para la existencia de Sífilis o Sicosis. Las alteraciones de piel en la Sífilis se caracterizan por la falta de prurito, mientras que las alteraciones Psóricas siempre se acompañan de prurito. La alteración típica sifilítica de piel es de un tipo de erupción de color cobrizo y sin ningún prurito. La Sífilis puede tener intolerancia al calor y el frío o a veces al calor solamente. Si quizá el sifilítico es un hombre viejo, adquiere una extrema sensibilidad al frío, pero la susceptibilidad del sifilítico al frío puede distinguirse fácilmente del psórico por la ausencia de ansiedad y del sicótico por la ausencia de la característica agravación durante las tormentas y lluvias. Recuerde que la Psora es supersensible física y mentalmente, la Sicosis es sensible a los cambios barométricos, mientras que la Sífilis es decididamente la más débil en sensaciones que las otras. La Sífilis jamás tiene sus órganos internos, cabeza, hígado, riñones, bazo, pulmones, etc., en su condición normal. Siempre hay alguna anormalidad en sus estructuras. Todas las anormalidades estructurales son invariablemente debidas a la Sífilis o Sicosis. La Psora sola es incapaz de alterar las estructuras orgánicas, no puede hacer otra cosa que alterar sus funciones. Por lo tanto, el hecho real es que la Sífilis puede interferir con la estructura tisular, pareciendo sugerir que ataca a los órganos, huesos, sangre, etc., de modo no superficial; y es un hecho que causa serias destrucciones orgánicas. Las úlceras de las membranas mucosas de la nariz y garganta, caries óseas y aún degeneraciones leprosas, son algunas de las degeneraciones estructurales de la Sífilis.

Cuando la Sífilis recién adquirida y manifesta en la forma de úlcera es suprimida por algún método de tratamiento aceptado, inyecciones, pomadas, etc., es dirigida hacia el interior del sistema, resultando una infección miasmática de toda la personalidad de la víctima. Y luego, a veces reaparece en la forma de bubones malignos y luego en la forma de abscesos y forúnculos, hasta que al final destruye tejidos más importantes, como membranas mucosas y huesos. Si por lo tanto, la infección es curada enseguida, el proceso insidioso hacia el interior es diferido. Y la curación, la real curación de la infección miasmática significa la reaparición de la úlcera primaria y la gradual desaparición de ésta. Es sólo a través de la reaparición de la imagen primaria y su gradual desaparición bajo el curso del tratamiento que se tiene la seguridad de una real curación. Si esto no pasa en el curso del tratamiento, no ha sido curativo, sino supresor y si puede observar de modo inteligente el desarrollo que sigue a tal curso de supresión, debe invariablemente encontrar las manifestaciones características (secundarias), reproduciéndose día a día en el paciente.

Mente: La Sífilis es más profunda e insidiosa en su curación porque no sólo el tejido físico como la sangre, huesos, etc. es atacado, destruído, sino que también ataca e implanta su daño característico en la más fina parte de la víctima, en su mente; y la vía característica de expresión aquí es la "imbecilidad". Esta imbecilidad es un proceso gradual y lento. Permítannos recordar aquí que la "Psora hace la mente sobre-activa, la Sicosis mal-activa y la Sífilis, inactiva. La Psora es rápida, la Sicosis mala, la Sífilis lenta. El Psórico es inteligente, el Sicótico dañino y el Sifilítico idiota." Destruye el equilibrio mental y lo vuelve prácticamente destruído de agudeza.

"La noche es el peor tiempo para el Sifilítico", porque es a la noche, particularmente cuando está en la cama, que tiene una agravación de todos sus sufrimientos. Es también a la noche cuando su estado mental está peor, como su físico. Él siente un impulso irresistible a suicidarse y piensa sólo en los modos posibles de realizar tal impulso. Piensa que la vida es agobiante y cuanto antes se termine, mejor. Imagine de qué modo profundo la Sífilis deteriora la mente. El hombre conoce por naturaleza que la vida es lo más querido para él, pero de qué modo grosero la Sífilis ataca que le hace olvidar todo amor por la vida. Este es sin embargo, sólo uno de los aspectos del deterioro mental de la Sífilis. El otro aspecto es la "idiocía". Toda rapidez mental desaparece y hay una incapacidad gradual para entender cosas y esto lo hace malhumorado. Esto sobreviene en el curso del tiempo y la mente falla en ir de un objeto a otro, en la rapidez, que es tan prominente en la Psora. Así, él desarrolla falta de atención y comprensión. Si leé una línea no puede entender su significado y tiene que leerla una y otra vez. La mente se desarrolla lenta, como paralizada.

Además, junto con la agravación nocturna, la Sífilis se agrava a veces por las excreciones normales como el sudor, la orina, las deposiciones, etc. Finalmente, jamás se mejora con éstas. Podemos comparar aquí la Psora que inevitablemente se mejora por éstas y la Sicosis que se mejora a veces.

Cabeza: La cefalea en la Sífilis está siempre peor a la noche. Persiste toda la noche con el calor de la cama y desaparece a la mañana. O no desaparece del todo a la mañana, es menos intensa a esa hora y durante todo el día. La agravación "comienza al anochecer" y se incrementa mientras avanza la noche, para decrecer cuando se acerca el día. En la Psora pasa justamente lo contrario. Comienza a la mañana, se incrementa con el curso del sol y decrece cuando éste se pone. Por lo tanto, debemos recordar que cuando una cefalea se agrava por el calor, el reposo, por estar acostado o por dormir, ésta es indudablemente sifilítica. La Sífilis desea fresco y la cefalea sifilítica está mejor por el frío, caminando al aire libre y antes de dormir.

Junto con la cefalea, la cabeza en la Sífilis tiene un sudor profuso y el sudor tiene invariablemente olor fétido.

Ojos: Es la Sífilis la que ataca a los ojos en formas variadas. Difícilmente podemos nombrar las manifestaciones varias en estos órganos de tal modo que debemos discriminar la Sífilis de los otros miasmas a través de las modalidades características. Al igual que los otros síntomas de la Sífilis, los síntomas oculares se agravan por la noche, por el calor de la cama, por el calor, por estar acostado y por el sudor y se mejoran durante el día, por el frío, por el reposo y por lavarlos. Las ulceraciones en ojos, oídos y nariz, etc., son en la mayoría de los casos, Sifilíticos.

La Sífilis tiene una decidida aversión por la carne y prefiere comidas y bebidas frías. No le gusta comida y bebida caliente o derivados de animales y no los tolera. Al respecto de comidas de origen animal, tiene deseo de leche solamente pero no la tolera bien.

La acción de la Sífilis en las "estructuras" es raramente independiente, ya que en la mayoría de los casos, está en conjunción con la Psora, la cual siempre le sirve de base. Y es por esta acción conjunta que el carácter destructivo de este miasma peligroso ha tenido tan poderosas manifestaciones.

Cómo la conjunción viciosa de la Sífilis con la Psora acarrea en su proceso insidioso la destrucción en los pulmones, membranas mucosas, huesos, por su poder gradual sobre la energía vital debilitando su resistencia, será tratado en un capítulo aparte.

CAPÍTULO IV

PSORA - SICOSIS - SIFILIS, SUS COMBINACIONES.
PSEUDO-PSORA - TUBERCULOSIS

Los tres miasmas crónicos, Psora, Sífilis y Sicosis son la causa primaria de las variadas enfermedades del ser humano y provocan por sí mismos las miles de enfermedades serias curables e incurables. Esto ya ha sido establecido y es conocido por todo verdadero homeópata. También es conocido por todos éstos que de estos miasmas, la Psora puede existir sola e independiente en un sistema en particular, sin que existan los otros dos. Pero los otros dos, Sicosis y Sífilis jamás pueden existir en sistema alguno sin la existencia de la Psora. Si por tanto, la Sicosis o Sífilis, alguno de ellos o ambos existen en algún sistema, necesariamente debe estar presente la Psora también. Porque sin la Psora, no pueden ingresar los otros dos miasmas. Esto es científico y ha sido establecido a través de la cuidadosa observación de Samuel Hahnemann, el padre del verdadero Arte de Curar y por sus dignos continuadores. La razón de por qué los otros miasmas no pueden implantarse en el sistema sin la Psora es porque la Psora es la consecuencia del pensamiento perverso, mientras que los otros son la consecuencia de la acción perversa. No puede haber impulso para la acción perversa sin que no hubiera habido antes pensamientos perversos. Primero está el pensamiento perverso, luego la acción perversa y la Psora es la condición grabada en el sistema por el pensamiento perverso, mientras que la Sicosis y Sífilis son condiciones grabadas por la acción perversa. Esto explica por qué no puede haber Sicosis o Sífilis sin Psora. El desarrollo primario de la Sicosis y Sífilis debe ser hecha realmente por la Psora. La filosofía de la Psora es por consiguiente semejante a la filosofía de la "hoja" y el "árbol". Así como jamás es posible decir si la hoja produjo al árbol o el árbol a la hoja, de modo similar jamás es posible decir si la mente, la que viciada creó a la Psora, o si la Psora es la que vició a la mente. Podemos por lo tanto decir que donde existe Psora existe siempre simultáneamente el impulso a la acción perversa. Es así como la condición de Psora da el impulso a la acción perversa. Es así como la condición de Psora da el impulso para una cohabitación inmoral. Estos hechos ya han sido realmente discutidos suficientemente y permítanme ahora ver cómo las enfermedades se vuelven más y más complejas e incurables.

La Psora nos da algunas enfermedades y cuando éstas son sólo "removidas" por métodos no curativos de los distintos artes médicos, en vez de ser "curados" desde el centro a la periferia, éstas necesariamente comienzan a manifestarse en las partes más internas de la economía. Esta es una de las vías de desarrollo de las enfermedades. Cuando, por lo tanto la Psora "se combina con alguno de los otros miasmas", se crea una nueva condición compleja y cuando ésta "se combina con los miasmas juntos", hay una condición más profundamente compleja. Esto no hay que entenderlo como que los otros dos miasmas Sicosis y Sífilis se combinan con la Psora en el momento en que se produce la infección, porque éstos pueden ser curados radicalmente antes que se produzcan las combinaciones y es posible hacer al sistema inmune de daños posteriores y se puede así no dar tiempo para que estas combinaciones se produzcan. Pero lo que pasa actualmente, todos los días de nuestra vida es que estas infecciones, Sicosis y Sífilis, o mejor dicho, sus manifestaciones físicas son rápidamente "removidas" y esto no es "curación"; ellas continúan en el sistema de modo imperceptible y en el curso del tiempo, ellas gradualmente socavan el uniforme flujo de la energía vital y se combinan con el miasma primario "Psora". El sistema en el cual la Psora está combinada con los otros miasmas, gradualmente da salida a síntomas enredados de enfermedades. Así, "es en la supresión de las manifestaciones de la enfermedad y en la combinación de los miasmas donde reside la base de todas las complejidades de la enfermedad."

Si hay un solo miasma, Psora, en el sistema, hay ciertos síntomas de enfermedad; y si hay dos miasmas, es decir Psora y uno de los otros dos, Sicosis o Sífilis, hay ciertos síntomas más; y de nuevo, si están todos los tres miasmas, es decir, la Psora y los otros dos, Sicosis y Sífilis, habrá muchos más síntomas. Estas son "complejidades" debido simplemente al "número de miasmas" (no combinados) en el sistema, pero cuando estos miasmas existen en el sistema, "no meramente en número" (no combinados), sino que también "combinados", hay aún mayores complejidades y estas "complejidades varían de acuerdo a que están combinados dos o más miasmas". Además, al lado de las variaciones en las complejidades descritas, es decir, las debidas al número de miasmas en combinación, hay más variaciones en coomplejidades en relación a que los miasmas sean "adquiridos o hereditarios". Por ejemplo, una cosa es que la Psora, Sicosis y Sífilis sean adquiridos y otra cosa que sean heredados. Lo último es siempre mucho más complejo en las combinaciones que forman. Esta es una materia muy recóndita y usted debe invocar la ayuda de su experiencia para ponerla de manifesto. En la vieja escuela y en su extensa literatura, no hay absolutamente ningún análisis de las combinaciones miasmáticas y las varias complejidades debidas a éstas. Sólo aparecen en sus libros nombres variados que ellos han dado a todas estas complejidades, como por ejemplo: escrófula, tuberculosis y así en más. Permítannos por lo tanto, tratar de entender el significado exacto de estos nombres. No hay nada acerca de estos miasmas Psora, Sicosis y Sífilis en su filosofía (?), nada que haga entender las condiciones primarias de la enfermedad. Pero el nombre que les dan parece tener un significado convencional, por ejemplo, con el nombre escrófula, ricketiasis, ellos entienden la condición del sistema en donde los niños no se desarrollan bien y sufren de cuando en cuando de resfríos, y fiebre, de diarrea, etc. Además por tuberculosis ellos entienden la condición del sistema que predispone a la vícitma a la tisis y consunción. Estas son algunas de las generalizaciones que han sido hechas por las más doctas y experimentadas de sus escuelas y no intentaron la explicación de las diferencias en las manifestaciones de la enfermedad entre uno y otro individuo. Pero "La Homeopatía es la gran filosofía de la enfermedad", se ha esforzado en descubrir la verdadera raíz del árbol vicioso (de la enfermedad) y usted debe armarse de un profundo conocimiento de esta filosofía y también de la filosofía de la droga potentizada. Usted debe encontrar la raíz con el "ojo de la razón" y debe inactivarla con el arma de la "Potentización", porque esto sólo es la "verdadera curación de la enfermedad crónica".

PARTE V

HISTORIAS DE CASOS CRÓNICOS

CAPITULO ÚNICO

LOS DISTINTOS CASOS

El método de tratamiento de casos crónicos ha sido ya explicado y es mi intención ahora añadir a este libro un número de casos crónicos, para demostrar por esta vía la manera práctica de la aplicación de este método. Espero dilucidar la materia más adelante para hacerla más inteligible.

De los casos presentados, reproduciré la historia del primer caso "in toto", exactamente del modo que fué tomado, mostrando también cómo fué hecha la selección miasmática del remedio. El resto de los casos será dado de modo resumido y si usted puede comprender el fundamento que será descubierto en el primer caso, no habrá ninguna dificultad en entender a través de éste, el modo de seleccionar el remedio; y también su acción paso a paso (ver cuadros).

Ahora permítannos examinar el caso como fué tomado y encontrar cuál de los tres miasmas es el predominante y la causa del mayor trastorno para el paciente. Nosotros podemos ver fácilmente que los síntomas Nos. 2 - 7 - 8 - 9 - 10 - 11 - 13 - 14 - 15 - y 18 son los que causan los mayores sufrimientos a la paciente y estos síntomas son Sicóticos, mientras que los Nos. 9 - 10 - 11 - 13 y 15 son síntomas Psóricos. Es por lo tanto la Sicosis la causante de los mayores problemas, y por tanto, se debía atacar primero la Sicosis. Es necesario mencionar que. aunque había una historia positiva de Sífilis heredada por el lado paterno, es difícil encontrar algún síntoma sifilítico en el caso. Por lo tanto, es el remedio anti-siicótico el que deberá ser seleccionado. La Psora y la Sífilis están en la base ahora y no debe preocuparnos en este momento. Pero, ¿cuál es el remedio anti-Sicótico que es pedido por los síntomas? Ha sido establecido anteriormente, que en la selección de un remedio debe darse la mayor importancia a los síntomas mentales. Luego vienen los síntomas que se refieren a todo el cuerpo y luego a una parte particular del cuerpo. Los síntomas mentales anotados en la columna 3 de la historia son los (A).(Ver cuadros).

: **Reumatismo y parálisis derecha**

Nombre: Sra..............................Edad: 27-28 años---------Domicilio.............................

1	2	3	4	5
	Modalidades que muestran las mejorías y agravaciones de los síntomas de la columna No. 1.	Naturaleza, temperamento etc., de la paciente como son observados por el médico. También el resultado de la medicina prescrita.	Medicina y potencia.	Fecha
e 3 hijos. del lado derecho l último parto. sifilítico paterno historia mias- el esposo.		Abatida - Melancólica.		
flácida. 10 acerca de un trimonio y esto r debido a que nudo estaba en la cama por		Indolente		
la debilidad e d.		Se agrava a la noche, tanto que tenía miedo a su aproxi-		

8) Dolorimiento y quemazón en la región lumbar. Esto era tan severo a veces que todo el cuerpo temblaba.

pero era más severo hacia las primeras horas de la mañana. No. lo agr. nada.

9) Miedosa. Miedo a que algo desconocido le sucediese.

Aprehensiva.

10) Vértigo a veces.

11) Había tenido una recaída días atrás en relación con el vértigo y se había roto un diente.

12) Apetito muy flojo. no tenía deseos de comer y comer era más una rutina que una necesidad.

13) Sed. un poco más que lo normal.

14) Dolores reumáticos en la región lumbar.

Peor hacia la mañana. El dolor era punzante y quemante. No era afectada por alguna estación del año.

15) Pesadez en la cabeza.
16) Se acuesta de ambos lados.

17) Había tenido malas noticias de parte del padre, y esto la trastornó para siempre. Y fué luego de esto que tuvo la parálisis. No podía mover el brazo derecho, salvo con la

Había tenido una mejoría parcial por aplicaciones externas de aceites. Se agr. por el baño.

mación. Agr. a la noche.

La enfermedad posiblemente se desencadenó por la pena o emoción.

Aplicaciones medicinales por 2 meses.

ayuda del izquierdo.
18) Tenía inclinación por el baño.

Síntomas de insania se desencadenaron luego de Sulph. Mil. Apareció leucorrea profusa el 31/1 y se mejoró la condición mental gradualmente. Erupción seca y pruriginosa apareció el 11/8 y luego pasó por sí misma.

Causticum 200   7/12
Causticum 200   15/12
Causticum Mil   22/12
Sulphur Mil.   7/1
Causticum 50M   13/2
Causticum CM   29/5

A
1°) Abatimiento
2°) Melancolía
3°) Indolente
4°) Aprehensiva

B
1°) Debilidad e inquietud (N° 7)
2°) Apetito malo (N° 13 y 13)

C
1°) Parálisis del lado derecho (N°2 y 17)
2°) Lumbago (N°8)
3°) Pesadez de cabeza (N° 15)

Los síntomas que se refieren a todo el cuerpo son los (B).

Y finalmente los síntomas que se refieren a partes particulares del cuerpo son los (C).

Ahora permítannos ver con cuál remedio antisicótico concuerda. Los síntomas mentales del grupo A, los síntomas de la serie 2º), del grupo B y los síntomas de la serie 1º) del grupo C, de modo inequívoco indican Causticum y la primera dosis fué dada a la potencia 200 el 7/12.

15/12. No hay cambios. Causticum 200 fué repetido.

22/12. No hay cambios aún. Causticum Mil, una dosis.

07/1. No hay cambio aún, se dió una dosis de Sulphur 1000, se supuso que quizá la Psora no permitía actuar a Causticum aún en la potencia 1000.

21/1. La evolución fué muy poco satisfactoria. La paciente estaba mostrando síntomas de insanía y se había vuelto mucho más miedosa y aprehensiva. Esto evidentemente apareció como una agravación de Sulphur y debía haber sido quizá porque la potencia era muy alta. Era aconsejable no interferir y la medicina fué dejada actuar. Para satisfacer al esposo de la paciente, fué dado un placebo y se advirtió de no dejar sola a la paciente.

31/1. Apareció una profusa leucorrea y la condición mental mejoró gradualmente. Esto era sin embargo alarmante, ya que no había mención en su historia de leucorrea, esto debía ser interpretado como un síntoma nuevo, pero un interrogatorio posterior aclaró que no era un síntoma nuevo, ya que la paciente había tenido leucorrea tiempo atrás y que yacía sólo suprimido en el sistema. No se administró medicina, sino que en cambio, se le dió placebo, ya que era evidente que con la reaparición de un síntoma antiguo, "leucorrea", el caso seguía su curso curativo.

13/2. La descarga leucorréica había disminuído y la condición mental estaba un poco mejor. Placebo.

24/2. Todos los síntomas por los que se hizo la primera prescripción estaban agravados. Esto invitaba a una segunda dosis de la misma medicina en una potencia más alta y por lo tanto se dió una dósis de Causticum 50000, además de un placebo para un mes, con la consigna de una inmediata información en caso de una agravación severa.

25/3. No mucha mejoría y ninguna agravación severa como se previó. La paciente se sentía un poco mejor. Placebo para otro mes más.

13/4. La enfermedad principal, "parálisis", estaba mucho mejor pero había una severa agravación de la quemazón e iniquietud. Deseo de frío solamente.

14/4. Tuvo una caída accidental de la cama mientras dormía a la noche y se había golpeado la nariz, la cual sangraba profusamente. Dejó de sangrar hasta las 9 de la mañana. Sin embargo no se medicó para esto ya que podía interferir con la dosis de Causticum 50M, la cual había actuado bastante satisfactoriamente y la hemorragia podía ser parada de otro modo. Fué recomendada aplicaciones de agua fría sobre la nariz y frente y algún placebo. La hemorragia se detuvo por la tarde.

18/5. Mucho mejor. Ligero lumbago y la quemazón también muy ligera, agravada por la noche. No se medica.

25/5. Una nueva agravación otra vez, de algunos síntomas por los que se hizo la primera prescripción. Esto era una indicación de una tercera dosis del remedio prescrito en una potencia un poco más alta y se dió una dosis de Causticum C.M. el 29/5.

11/8. Mejoría en todos los aspectos, física y mentalmente, pero en esta fecha me dijo la paciente que había tenido una erupción seca en su cuerpo, esto pasó en unos días y no tuvo más problemas de ninguna clase.

Consideraciones

1º) Aunque todos los síntomas del caso indicaban Causticum, sin embargo no hubo acción hasta que una medicina de acción más profunda, Sulphur, la cual es un anti-Psórico, fué dada. Si hubiera habido un desconocimiento de la Materia Médica, posiblemente Causticum hubiera sido cambiado, fundándose en que no había actuado aún en la potencia Mil, pero hubiera sido un error.

2º) La leucorrea, la cual había sido sólo suprimida en vez de curada, reapareció bajo la acción de una droga profunda potentizada. Esto era una indicación segura del proceso de curación, "la reaparición de síntomas antiguos (suprimidos) en el orden inverso a su aparición."

3º) La insanía que se desarrolló, aparecía como un síntoma nuevo. Si esto hubiera sido realmente un síntoma nuevo, hubiera sido muy malo y la única interpretación en este caso hubiera sido que la primera prescripción de Causticum era errónea. Pero como ésta apareció luego que Sulphur fué dejado actuar, ésta fué realmente una agravación de Sulphur debido a que la dosis fué muy alta. La 200 hubiera sido la potencia más adecuada en este caso y la 1000 fué errónea. Si se hubiera usado la 200, lo más probable era que no se hubiera desarrollado la insanía, mientras que la descarga leucorréica hubiera aparecido antes.

4º) La insanía que apareció no indicaba ningún cambio estructural, el cual es posible miasmáticamente cuando la Sicosis o la Sífilis o ambas se combinan con la Psora. Había sólo alguna inquietud mental. Era por lo tanto cierto que la Sífilis que la paciente había heredado de su padre o el miasma Sicótico no tomaban parte en su insanía. Esto también corroboraba la presunción de que se debía enteramente al uso errado de una potencia muy alta de Sulphur.

5º) La erupción seca con que terminó el proceso de curación era psórico y posiblemente debido al Sulphur Mil, lo cual fué hecho para erradicar el miasma psórico, así como la Sicosis fué erradicada por Causticum. No puedo decir definitivamente que esta presunción fué correcta, salvo luego de un período de tiempo largo, es decir, sin ver si la paciente desarrolla otra enfermedad, ya que Sulphur Mil puede no ser suficiente para erradicar completamente la Psora. Y en este caso, la Psora es capaz de aparecer otra vez en la paciente en el futuro, y posiblemente una potencia más alta de Sulphur será necesaria para erradicarla.

6°) Puede ser que la Sífilis estaba aún muy superficial en la paciente y si la presunción de que la erupción seca indicaba la erradicación de la Psora es correcta, es muy posible que la paciente estuviera libre de la Sífilis también; porque la Sicosis fué erradicada por Causticum y la Psora por Sulphur y en este caso se puede decir que no habiendo Psora, la Sífilis no tiene nada en donde basarse. Y se puede decir de la paciente por lo tanto, que ha sido curada radicalmente de todos los miasmas y ella no debe tener más enfermedades en su vida, fuera de las afecciones ordinarias debido a desórdenes en su modo de vivir, salvo que se exponga a adquirir un nuevo miasma. Puede por lo tanto decirse que es una curación homeopática ideal. Pero esta presunción es altamente dudosa, ya que Sulphur en la potencia Mil puede difícilmente ser concebido como que ha erradicado la Psora totalmente.

7°) Si quizá se presume que la Psora fué erradicada con la potencia Mil de Sulphur, esto es erróneo, pues la Sicosis fué erradicada con la potencia C.M. de Causticum, entonces se puede arribar a que en ésta, la Sífilis debe continuar en ella, de tal modo puede ella estar expuesta a enfermedades en el futuro, salvo que estos miasmas sean erradicados con nuevos remedios anti-psóricos y anti-sifilíticos. Y esto sólo puede ser posible cuando presente síntomas apropiados para tales tratamientos anti-psóricos y anti-sifilíticos. Sin síntomas, nadie puede hacer nada.

Caso 2: Leucorrea - Diarrea y Cefalea

Sra.... 41 años... Había sufrido de estos síntomas los últimos 13 o 14 años, muy débil. La regulación dietética bajo el tratamiento ayurvédico había contribuído mucho a su debilidad.

Síntomas: casi siempre leucorrea contínua desde su niñez. Había tenido períodos de evacuaciones normales, pero la más ligera irregularidad en la dieta le acarreaba diarrea y ésta había asumido dimensiones tales, que gradualmente no digería nada prácticamente. Tenía siempre ardor en la boca, esto le causaba severa quemazón mientras comía, aún tomando agua. Difícilmente podía satisfacer su apetito, debido a esta quemazón. No estaba libre de esto en ningún momento y era particularmente pronunciado en el momento de comer. La quemazón que le causaba la comida asustaba aún más a los que la rodeaban. El temperamento era extremadamente irritable y ella se sobresaltaba por un ruido o sonido repentino.

Se le dió Borax 200, pero no hubo respuesta aún después de 15 días. Se le dió otra vez Borax 200, pero no hubo cambios. Se esperó 15 días más y sin embargo no aparecieron cambios. La paciente estaba muy débil y una potencia más alta no hubiera sido tolerada satisfactoriamente. Como la selección de Borax aparecía como perfectamente correcta, no había razón para cambiarla. Dosis gradualmente más altas fueron dadas, a razón de una dosis mañana de por medio y luego de la cuarta dosis, la paciente pareció sentirse mejor. La medicina fué suspendida enseguida. Luego de 15 días, es decir, el 17 de julio, la paciente fué reexaminada y parecía que había una indicación positiva de mejoría mental. No se le medicó por lo tanto los siguientes 15 días.

3/8. No hubo cambios posteriores. Borax 500, una dosis en la mañana, otra al anochecer y otra a la mañana siguiente. Placebo para los 15 días siguientes.

20/8. La paciente se sentía mejor, pero la leucorrea referida estaba sin cambio. Placebo para un mes.

17/9. La mejoría que sentía la paciente cesó. Se prescribe Borax 10000, una dosis en la mañana durante 4 días y placebo para un mes.

24/9. Una severa agravación. Por un exámen a la paciente quizá se hubiera encontrado que era debido a la medicina (agravación homeopática) y no medicinal. No había absolutamente síntomas nuevos, sólo los existentes estaban agravados. Había un requerimiento de la familia de aliviarla enseguida y se dió un placebo cada 4 horas.

30/9. La agravación casi pasó del todo y la paciente estaba comparativamente mucho mejor. Placebo para 2 meses.

13/12. Agravación del ardor de la boca y también de la leucorrea. Borax 10000, una dosis y placebo para un mes.

11/1. La información que se recibió fué que la leucorrea y el sudor eran terriblemente fétidos aunque la paciente se sentíai mejor en otros aspectos. El olor fétido había asustado mucho a la paciente y a su familia, tanto que temían que tuviera algo en putrefacción. Sin embargo no se le medicó.

16/3. La paciente estaba mucho mejor, pero la descarga, el sudor y la fetidez no habían aún desaparecido. Sanícula 1000, una dosis fué dada y esto completó la curación.

Consideraciones

1º) La paciente estaba terriblemente débil, particularmente su mente y es por eso que una potencia más alta que la 200 no fué dada al comienzo. Si la debilidad nerviosa es mayor que la debilidad física, no debe intentarse potencias más altas y el hecho que ella no podía tolerar el ruido mínimo indicaba que estaban débiles sus nervios.

2°) Si hubiera habido alguna duda de la corrección de la selección de Borax y si hubiera sido cambiado el 17 de julio o el 3 de agosto, la curación de la paciente hubiera sido dudosa. El médico debe tener un conocimiento exacto de la Materia Médica y una exacta confianza en el conocimiento.

Caso 3: Cólicos y Cefalea

Señor... 30 o 31 años....Herrero.

Había adquirido gonorrea a la edad de 21 años y fué ¿curado? con medicinas ayurvédicas. Tenía prácticamente buena salud luego de esto, excepto que desarrolló síntomas de cólicos, los cuales sufría desde hacía 3 años. Estos cólicos no eran muy severos al principio, pero se hicieron serios últimamente.

Síntomas: Los cólicos los sufría justo alrededor del ombligo. Tenía un dolor punzante mejorado por la presión fuerte, por estar acostado sobre el abdómen y por aplicaciones de calor. No había un horario particular para su comienzo, pero habitualmente aparecía luego del mediodía. Si podía inducirse el vómito colocándose los dedos en la garganta, el dolor se aliviaba enseguida. Una comida tardía en la noche, habitualmente le causaba este problema. Caminar cuando tenía cólicos también le aliviaba a veces, ya que esto inducía el pasaje de flatos por el ano y este pasaje lo aliviaba inmediatamente. El tiempo frío y el frío de cualquier forma, no lo toleraba. Esta susceptibilidad al frío no había sido pronunciada antes pero esto se desarrolló de modo marcado luego de la adquisición de la gonorrea. Prefería el calor y al paciente le gustaba estar cerca del fuego mientras trabajaba en la herrería. Magnesia Phosphorica 200 una dosis todas las mañanas por unos días, pero seguía teniendo 4 o 5 ataques de dolor en el curso del día. Fueron probadas dos dosis en la potencia 30. Hubo alguna mejoría entonces pero ésta duró 3 días solamente y el dolor volvió al 4° o 5° día. Las potencias

30 y 200 fueron probadas así sin beneficio. Entonces se indicó Sulphur 30 y 200, pero sin éxito. No hubo cambios. Esto hizo poner impaciente al enfermo y a su familia y tenían la intención de aplicarle alguna inyección. Se dió una dosis de Thuya 200 y ésta causó la desaparición del dolor por 5 o 6 días, pero no había reaparición de la descarga gonorréica aún. Entonces se le dió una dosis de Kali Carb. Mil y desde el día siguiente el cólico se desarrolló más y más leve y luego apareció gradualmente la descarga gonorréica (¡curada por las medicinas ayurvédicas!), y en 15 o 16 días, el cólico desapareció totalmente. En vez de un paciente con cólicos, ahora era un paciente con gonorrea. Un frasco lleno de placebo le fué indicado para tomar a la mañana y a la tarde. La descarga fué disminuyendo y entonces apareció una cefalea severa. Pero ésta no era un síntoma nuevo. El paciente estableció que él había tenido una cefalea similar antes de adquirir la gonorrea. La descarga gonorréica y la cefalea continuaron por dos largos meses. La descarga desapareció gradualmente, mientras que la cefalea continuaba. No se medicó en este estado. Entonces desapareció la cefalea luego de un mes pero retornó el cólico. Esto era un vuelta del estado por el cual se medicó la primera dosis de Kali Carb. Otra dosis de Kali Carb. 1000 fué repetida. No hubo acción visible luego de 10 o 12 días, se dió otra dosis pero no hubo acción durante un mes. Se dió Kali Carbonicum 10M, tres dosis durante 3 días y volvió la descarga a los 7 u 8 días. Junto con la descarga volvió también la cefalea y con reaparición de síntomas antiguos, los cólicos se aliviaron. Así continuó con la desaparición de los cólicos y la reaparición de los síntomas antiguos y la desaparición de éstos y la reaparición de los cólicos por 6 largos meses, cuando al final, los tres síntomas, cólicos, diarrea y cefalea desaparecieron y jamás retornaron. Se suspendió toda medicación y no se comunicó el retorno de estos síntomas.

Consideraciones

1º) No puede haber curación de un paciente que había tenido gonorrea, sin hacer volver la descarga suprimida.

2º) La aparición y desaparición de síntomas antiguos, en este caso es notable.

3º) No había diferencia en la modalidad de los síntomas miasmáticos y locales del paciente. El paciente mismo tenía deseos de calor, mientras que el cólico se aliviaba por el calor. El paciente no tenía este deseo de calor antes de adquirir la gonorrea y por lo tanto era un síntoma de valor. Si hubiera habido alguna diferencia entre la modalidad del elemento miasmático del paciente por un lado y la modalidad de los síntomas locales por el otro, la selección se hubiera decidido por la modalidad miasmática, porque la prescripción en un caso crónico debe ser miasmática, además de estar de acuerdo con la totalidad de los síntomas.

4º) "Mejoría por el pasaje de flatos" es un síntoma característico de Kali Carbonicum y esto me decidió en la selección entre los demás medicamentos; Magnesia Phosphorica y Thuya no eran correctos y Kali Carbonicum debía haber sido el primer remedio que se debió prescribir.

5º) El paciente indicaba no tener respuestas satisfactorias con potencias bajas y por esa razón se dió de entrada la potencia Mil y cuando no hubo reacción con la Mil, la 10M fué intentada. Como luego de la dosis de 10M hubo un retorno de los síntomas (por los cuales se hizo la primera prescripción), la C.M. tuvo que darse; de otro modo hubiera sido dudosa una completa curación miasmática ya que la 10M fué muy baja para efectuar una cura radical. Como no hubo retorno de los síntomas con la C.M. se puede llegar a la conclusión cierta, que el paciente fué curado del elemento Sicótico, ya que la C.M. es suficientemente alta para actuar en el plano miasmático. ¡Esto es ciencia!

Caso 4: Hemorroides y tumor uterino.

Sra:... 33 años.... Madre de 3 niñas.

La edad de la más pequeña era de 7 años. Las 3 niñas nacieron con un intervalo de 2 años entre cada una y la paciente no había concebido durante el período de 7 años, luego del nacimiento de la última niña. Los problemas presentes eran: dolor en hemorroides y sangrado profuso y un tumor uterino.

Esta es la historia del caso: "Mi primer embarazo fué a los 19 años y antes de esto yo tenía buena salud. Todos mis problemas comenzaron luego del nacimiento de mi primera hija. Yo menstrué luego de 7 meses del parto y recuerdo que fué una menstruación muy dolorosa. Fuí tratada alopáticamente y luego de 3 días de tratamiento tuve algún alivio de esos dolores agónicos que acompañaron la menstruación. No había descarga, sólo unas manchas. Los dolores eran simplemente agónicos, eran cortantes, punzantes y tenía violentos escalofríos. La siguiente menstruación fué con el mismo proceso doloroso y con ausencia de descarga. Fué llamado el mismo médico que dió la misma medicación y aplicaciones de calor. Pero no hubo alivio, o más correctamente, el alivio fué menor que la primera vez. La tercera menstruación fué igual que la 1ª y 2ª o quizá más severa y dos medicinas potentes me fueron prescritas. Cuando luego de 3 o 4 meses de no tener beneficio con este tratamiento fuí a ver a un especialista reputado. Seguí el tratamiento de este especialista 8 largos meses pero no hubo prácticamente alivio de mis sufrimientos, excepto que la descarga se incrementó un poco. Este tratamiento fué abandonado y se intentó un tratamiento ayurvédico. Y en este tiempo quedé embarazada por 2a. vez. La 2a.. niña nació y reaparecieron los problemas menstruales a los 6 meses del parto. Pero aparecieron nuevos problemas. Tuve hemorroides, jamás supe que eran hemorroides porque nadie de parte de la familia de mis padres sufrió de esto. Por lo tanto, entre el período de sufrimiento de dos menstruaciones, yo sufría de hemorroides. Me daban severos dolores y también alguna descarga de sangre. La descarga menstrual paró mientras que continuaban los dolores.

En este tiempo es cuando mi padre, quien me vino a ver, propuso a mi esposo un curso regular de tratamiento en el hospital. Soy incapaz de decir cuántos problemas ocasionaba a mi esposo en relación con mis trastornos. Por lo tanto, permanecí en el hospital 6 largos meses y fuí tratada alopáticamente por todas las vías posibles, pero todo para nada. Y cuando nada me curaba, fuí a Watiar para un cambio. Hubo por supuesto, alguna mejoría física por este cambio y quedé embarazada de la tercera niña en ese tiempo, de tal modo que no puedo juzgar si el cambio produjo algún beneficio respecto a mis problemas menstruales. Luego de nacer la niña, reapareció la menstruación a los 8 meses. Todos los problemas reaparecieron, pero no tan severos, permaneciendo así por un largo período. Todos los omédicos a los que consulté me dijeron que para hemorroides no había cura. Pero yo no podía persuadirme que no hubiera alivio para una envermedad.

Por lo tanto, continué sin medicina alguna por algún tiempo porque no tenía alivio bajo ningún tratamiento y porque estaba acostumbrada a sufrir luego de tanto tiempo y yo me sentía entonces comparativamente mejor que antes. Luego fué reexaminada por el especialista que me trató al principio y él me dijo: "Usted tiene un tumor en el cuello uterino y debe ser raspada". Creí entender qué quería decir exactamente por raspado y yo no podía aventurarme a esto porque en este tiempo yo tenía fiebre casi todos los días y me sentía más y más débil. Al final, yo escuché que el tumor habitualmente se cura sin raspado u operación, por el uso de medicinas homeopáticas intensas. Entonces me puse bajo el tratamiento de dos distinguidos homeópatas de Calcuta, pero luego de 7 meses en que no sentí mejoría alguna, he venido a Usted."

Esta es la historia del caso y ano dudar, era muy dificultoso, y fué tomado con vacilación.

Síntomas

"Ligera fiebre todas las tardes. Falta de gusto en la boca. Todo lo que como me parece sin gusto y no tengo deseos de ningún tipo de comidas. La fiebre había sido contínua prácticamente por alrededor de un año y medio, pero parece ser más regular los últimos 3 o 4 meses solamente, dura una hora o más. Hay escalofríos progresivos y luego la remisión con una ligera transpiración. Y luego una postración severa. El dolor en el abdomen inferior es contínuo, sólo que es un poco menos severo y eso es todo. Es punzante, aliviado por la presión y el calor. Aunque por el contrario, el dolor en el abdómen es tal a veces, que el ligero tacto no es tolerado. A la noche, debo a menudo caminar por este dolor abdominal. Y entonces comienzo a pensar que mi marido tiene toda clase de gastos y mi familia está desconforme por mí y que es por lo tanto mejor poner fin a mi vida, pero gradualmente me sobrepongo por miedo a morir. Y así la inclinación suicida termina en nada. Además, mientras camino al aire libre, comienzo a sentirme mejor y es un hecho que tengo preferencia por el aire libre pero temo estar mucho tiempo al aire libre por miedo a resfriarme. Me cubro cuidadosamente y estoy sentada al aire libre y parece que rehusara ir a la cama. Aunque no hay horario particular para el comienzo o la agravación de los dolores abdominales, decididamente me siento peor en la noche. Tengo vértigo y éste es peor doblando la cabeza a la izquierda. Hay otro síntoma muy peculiar, que no puedo explicar bien. Es éste: al anochecer o en la noche, o luego de concentrarme en algo, siento que toda la sangre subiera a la cabeza. Es una sensación muy detestable y no puedo explicarla bien. Afortunadamente es transitorio, hay una transpiración en la frente enseguida después de esto y luego me recupero del ataque."

Al interrogar al esposo, él refirió que el temperamento de la paciente era bueno antes de declinar su salud, pero ella se había vuelto intolerablemente irritable los 4 o 5 últimos años. Ella estaba malhumorada bajo todo aspecto y no quería tomar los medicamentos y habitualmente hablaba de la muerte, "es mejor para mí morir" y frases por el estilo. Tenía descarga fétida de los oídos y el aliento era igualmente fétido. "Las hemorroides son muy, pero muy dolorosas y el dolor es peor por el tacto. Es un dolor punzante y el tacto más ligero acarrea una descarga de sangre y un flujo acuoso. Cuando las hemorroides están peor, debo pasar la noche con muchos cuidados, el mínimo roce de la cama suele agravar el dolor y las hemorragias. Las aplicaciones de calor parecen aliviarme. Pero cuando el dolor es más severo, yo suelo sentirme mejor al aire libre, que con las aplicaciones de calor o por acostarme en la cama. No siento cambios en las diferentes estaciones, pero puede ser que esté peor durante la lluvia o inmediatamente después. En suma, estos son mis síntomas."

La primera dosis que se prescribió fué Aurum Met.1M el 26/6 y placebo todas las mañanas. Se indicó que refiriera la evolución luego de 15 días.

9/7. No hay cambios. Se le dá otra dosis de Aurum Met. 1M.

13/7. No hay cambios. Thuya 1M una dosis y se indica que vuelva dentro de 15 días.

30/7. Se recibió información que luego de 6 días, la paciente tenía, comparativamente, mejor sueño. Se da un placebo y se indica que vuelva dentro de 15 días.

14/8. Se siente mejor gradualmente. Apetito mejor. Peor mentalmente, está más abatida y malhumorada. Se da una dósis de Aurum met. 10M y placebo para un mes.

10/9. La paciente estaba peor, todos sus problemas más severos, pero no había tenido friebre los últimos 4 o 5 días. Placebo para un mes.

8/10. El dolor abdominal casi desapareció, mucho mejor en todos aspectos, también placebo para un mes.

10/11. La descarga de oídos había aumentado y apareció el flujo menstrual. No era muy escaso, pero se acompañaba de algún dolor abdominal. Placebo.

11/12. Mucho mejor en todos los aspectos. Placebo.

19/12. Abundante descarga menstrual, pero el humor estaba aún tan duro como cuando tenía los dolores abdominales. Los problemas hemorroidales también habían desaparecido y había también una mejor apariencia física de la paciente. Se le veía comparativamente más saludable.

3/1. El tumor estaba otra vez doloroso y aparecieron en el cuerpo algunos desarrollos condilomatosos. Placebo.

24/1. Volvió otra vez la descarga menstrual, pero escasa y el tumor estaba aún doloroso como antes. Aurum Met. C.M. una dósis y placebo para dos meses. Luego de tres meses, todos los problemaos, el tumor, la descarga de oídos, los dolores abdominales, etc. desaparecieron y la descarga menstrual se regularizó. Y el cuerpo se llenó de verrugas. Dos dosis de Thuya 1M fueron dadas con el intervalo de un mes y la mujer se curó completámente.

Consideraciones

1º) Este es un caso sumamente interesante. Aunque no había historia de alguna infección miasmática, los síntomas de modo inequívoco indicaban que de los tres, la Sicosis era el miasma predominante.

2º) Los síntomas físicos superficiales indicaban Magnesia Phosphorica, pero si se hubiera seleccionado éste, habría sido un error, porque en los casos crónicos son los síntomas mentales los que guían la selección. Además, Magnesia Phosphorica no es de acción tan profunda como para producir tumores. Puede ser quizá posible que si se hubiera dado Magnesia Phos. al comienzo de la enfermedad, hubiera parado el desarrollo posterior de la formación del tumor.

3º) La paciente debe haber adquirido Sicosis y Sífilis de su marido porque sus problemas datan de su primer embarazo.

4º) No hubo respuesta hasta que se le dió Thuya, ciertamente porque la Sicosis estaba predominando. Pero Thuya no fué repetido ya que no correspondió al caso y sí Aurum Met. El uso de Thuya fué igual que el uso de Sulphur para casos agudos. El estado del día 14/8 que era: mentalmente más abatida y malhumorada, indicaba que pedía Aurum Met. y no Thuya.

5º) Las modalidades "físicas locales" y las "generales" de la paciente eran diferentes en este caso. La paciente tenía deseos de frío y de aire libre, pero las hemorroides estaban mejor por el calor. Y como los síntomas "generales" son siempre más importantes que los síntomas "locales", se tomaron en cuenta los primeros para elegir Aurum Met. que curó también las hemorroides. Si la paciente hubiera tenido más síntomas locales además de las hemorroides, también hubieran sido curados por Aurum Met., ya que uéste era el medicamento para toda la personalidad de la paciente y no para alguna manifestación particular de esta personalidad en la forma de algún síntoma o alguna particularidad local de su cuerpo. Aurum era la medicina para la "paciente" y no para alguna "enfermedad". Esta era la medicina para la "persona enferma" y no para la "enfermedad".

6º) En los casos en que el remedio indicado no actúa salvo que otro remedio (en este caso Thuya) sea interpolado, debe esperarse suficiente tiempo para que actúe. El momento en que éste deja de actuar y el remedio seleccionado debe ser repetido, será determinado por un estudio de la condición mental del paciente (luego del uso del remedio interpolado) que indique el remedio seleccionado más claramente que cuando se hizo la primera prescripción, se considerará que es el momento para una nueva prescripción.

Caso 5: Un caso de los llamados Kala-Azar

Sr... 21 años.

Tuvo su primer ataque de malaria a la edad de 15 años y fué tratado alopáticamente. Se recuperó luego de 12 o 13 días pero luego de ese ataque, su salud empezó a declinar. Estaba habituado a los vicios de su edad (masturbación), etc., y luego del ataque de malaria, comenzó a estar más y más débil. La madre del paciente era una mujer instruída y cuando ella percibió la declinación progresiva en su salud, lo llevó a Calcuta para ser tratado. Primero siguió un tratamiento alopático y luego ayurvédico y pronto el paciente comenzó a tener una fiebre ligera todas las tardes. La fiebre duraba unas horas y luego había una remisión con alguna transpiración. Junto con la fiebre ligera apareció un síntoma nuevo. A la mañana, mientras se levantaba de la cama, el paciente tenía tos y estornudos y éstos se acompañaban de una descarga acuosa profusa de los ojos y la nariz. Durante el día, particularmente luego del desayuno, no había signos de la tos o los estornudos. Había un ataque similar al anochecer y éste cesaba completamente luego de la cena. Esto había sido señalado por algunos médicos como un estado pre-tuberculoso. La madre del jóven se impacientó y lo llevó hacia otro lugar para intentar una mejoría con un cambio climático. Pero todos los cambios que se hicieron no fueron acompañados de un cambio en su salud. Y luego de esto, se decidieron por un tratamiento homeopático. Los síntomas eran estos:

Muy débil pero tenía buen apetito y no podía comer tanto como deseaba. Este apetito podía llamarse normal. Muy sensible al frío. No toleraba el frío y tenía deseos de abrigo.

No tenía mucha inclinación por el baño, pero éste no lo agravaba. No tenía buen seuño, posiblemente estaba relacionado con su mala salud. Generalmente estaba constipado, pero a veces tenía diarrea. Sentía un bulto en la garganta que no pidía desalojar ni por tragar ni por expectorar. Este era un síntoma muy molesto, pero los exámenes no encontraban nada en su garganta. Mientras el paciente no se levantaba de la cama, luego de despertarse por la mañana, no tenía tos o estornudos o descarga de los ojos o nariz, estos ataques sobrevenían con el frío al bajar de ·la cama, con toda su vehemencia. Y continuaban hasta después del baño y luego del baño y del desayuno no tenía absolutamente nada. No dormía durante el día. Al atardecer comenzaba la fiebre, ésta se acompañaba de escalofríos y una sensación quemante sobre todo el cuerpo, pero sin embargo, no podía destaparse. Los estornudos y la tos comenzaban otra vez a las 16 o 17 horas y así continuaba mientras estuviera al aire libre. Gradualmente decrecía cuando entraba a su habitación y desaparecía completamente luego de la cena y tan pronto como se acostaba en su cama. Había algunos síntomas de parásitos, indicados por una picazón en el ano. Las emisiones nocturnas eran una o dos por semana. No tenía sed. La boca y la lengua se veían secas y tenía preferencia por bebidas calientes.

Los síntomas indicaban Arsenicum Iod. Pero el uso de una meidicina tan profunda hubiera sido un riesgo para una constitución tan débil como la de este paciente; se prescribió Sabadilla 200, una dósis todas las mañanas, hasta que los síntomas catarrales disminuyeran y placebo.

1/1. Los síntomas catarrales habían disminuído, pero la fiebre estaba agravada. Esto no debía ser interpretado como síntoma nuevo, sino que era una reaparición de síntoma suprimido por el tratamiento alopático. No había mucho cambio en el carácter de la fiebre, excepto que la transpiración a la noche era un poco más marcada. Placebo.

14/1. Los síntomas catarrales se agravaron. Se indicó Sabadilla 1M, una dosis durante 3 días contínuos, luego placebo.

27/1. La agravación de los síntomas catarrales casi desapareció. También había desaparecido la sensación del bulto en la garganta. Placebo.

9/2. Desaparecieron los síntomas catarrales completamente. El temperamento era muy irritable, el apetito aumentado, decididamente no natural. Escalofríos y calor a veces. Arsenicum Iod. 200, una dosis.

20/2. Mucha menos fiebre. Los sudores nocturnos desaparecieron completamente. Placebo.

8/3. Fiebre ligera de tanto en tanto, pero no todas las tardes como antes. Se dá otra dosis de Arsenicum Iod. 200. No fué requerida más medicina. El paciente se curó completamente. Es interesante señalar que las emisiones nocturnas también se curaron, aunque ninguna de las dos medicinas tiene este síntoma.

Consideraciones

1°) En sujetos muy debilitados, medicinas de acción profunda, particularmente en potencias altas, jamás deben ser dadas.

2°) Si en medio de los síntomas presentes en un caso dado, hay algunos síntomas superficiales pero serios, deben controlarse por algún remedio agudo común, antes de intentarse una medicina de acción profunda. Esto mitiga los problemas inmediatos del paciente en sumo grado y luego de su uso, el remedio constitucional se vuelve decididamente conveniente.

3°) El paciente indicaba Arsenicum Iod. al principio, pero esto no significaba que hubiera que dárselo luego de Sabadilla, hubiera desarrollado indicaciones de otro remedio, entences se tenía que dar ése en vez de Arsenicum Iod.

4°) La pregunta que surge es: ¿por qué no se dió una potencia más alta al comienzo del tratamiento de este caso? Si no se dió en todo el tratamiento una potencia más alta que la 200, ¿se curó totalmente el paciente? La completa curación del paciente es ciertamente dudosa en este caso, pero es un hecho que no tiene ayuda. Salvo que aparezcan los síntomas por los que se hizo la primera prescripción, no hay base para repetir la dosis de acuerdo a las leyes de Homeopatía. Si en el futuro aparecen, por supuesto se repetirá el remedio y en una potencia más alta. Para la primera parte de la pregunta sólo puedo decir que la condición débil del paciente no justificaba el uso de una potencia más alta que la 200. Y si la 200 actuó bien, debe ser la correcta.

5°) La gran ventaja de una prescripción miasmática reside en el hecho de que cura al paciente y así todos sus trastornos, además de aquellos por los que viene el paciente, se curarán por supuesto. En el caso presente, las emisiones nocturnas también se curaron y así el paciente tuviera media docena de otros trastornos, también se hubieran curado aún si no estuvieran en la sintomatología del remedio miasmático seleccionado. Esta es la verdad homeopática y la superioridad de la curación homeopática.

6°) Permítanme repetir que para efectuar una completa curación, no se debe repetir potencias más altas, hasta que reaparezcan los síntomas por los que se hizo la primera prescripción.

Caso 6: Tuberculosis debida a la remoción de ganglios edematizados por medios quirúrgicos.

Señor ... 30 0 31 años.

Yo sufro por una tuberculosis que se desencadenó hace 9 meses. En septiembre del año pasado, los ganglios de ambos lados del cuello se edematizaron y tenía algún dolor en la garganta. Consulté a médicos alópatas y ellos me indicaron aplicaciones externas y gárgaras. Como esto no me alivió, consulté al cirujano civil de Midnafore y él me recomendó el mismo tratamiento. Entonces consulté a los mejores alópatas de Calcuta, pero desafortunadamente sin beneficios. Entonces fuí a ver al jefe de cirujanos del Colegio Médico de Calcuta. Este médico me dijo que no había otro tratamiento para la remoción de los ganglios edematizados que la cirugía, que era exitosa para estos casos y que era lo único que podía hacerse. Y en julio pasado cuatro ganglios fueron removidos y otros dos en octubre del mismo año. Debo admitir que encontré gran alivio por esta operación y el dolor y todas las molestias de la garganta desaparecieron como por magia. Pero desde la primera operación en julio, comencé a sufrir de tos y yo le avisé enseguida al cirujano de esto, éste me dijo: "¡oh, algunos pacientes tienen una tos semejante luego de este tipo de operaciones. Pero no se preocupe, tome aceite de hígado de bacalao y la tos desaparecerá!" Él me lo prescribió pero no me alivió la tos y mi estómago estaba peor. Yo se lo avisé y él me aumentó la dosis de este aceite, pero no pude tomarlo porque no lo toleraba para nada. Cuando me operó por segunda vez en octubre, el mismo cirujano me dijo: "Usted es un desafortunado, tiene una tuberculosis galopante." Esto me alertó y consulté enseguida a cuatro o cinco médicos de Calcuta y a algunos kavirajis también. Todos me declararon que tenía tuberculosis. Uno de los kavirajis me recomendó tratamiento homeopático. Y por eso he venido a usted. Por favor haga lo que usted piense que es lo mejor para mí".

Esta es la historia del caso y los síntomas eran:

Figura delgada, más bien alto, grandes ojos castaños, respiraba por la boca en vez de por la nariz, tenía un deseo inusual de frío, de bebidas frías, baños fríos, aire fresco. Apetito exagerado, casi canino, pero sin embargo estaba emaciado. La tos se empeoraba a la noche, dentro de una habitación y se mejoraba caminando al aire libre. Tenía algo de fiebre y transpiración a la noche. Tremendamente débil en todos los aspectos. Sed excesiva.

Mientras el paciente me relataba su caso, se movía contínuamente en la habitación. Parecía incapaz de quedarse quieto y contarme su caso.

3/5. El caso de modo inequívoco indicaba Iodum. Y yo le dí la primera dosis en la potencia 200.

10/5. No hay cambios. Iodum 200 y dosis crecientes se indica.

18/5. Ninigún cambio de modo absoluto aún. Me ví obligado a usar un remedio más profundo y le dí Tuberculinum 200 en esa fecha. Se redujo la tos, pero el paciente no se sintió mejor.

30/5. Luego de dos meses, volví a Iodum, esa vez en la potencia 30, una toma todas las mañanas durante 3 días y esperar 15 días.

15/6. Pero no hubo absolutamente ningún cambio.

En este tiempo, el preceptor espiritual del paciente vino a mí y me pidió permiso para llevarlo a su casa para ciertos servicios religiosos. Le dí permiso de buena gana, con la certeza de que el paciente no tenía vida. Es necesario decir que falleció luego de un mes de dejarme. ¡Gracias a Dios! que el preceptor espiritual llegó para salvarme de la ignominia de una falla.

Consideraciones

No es para arrogarme del crédito de una curación que presento este caso, porque como oustedes ven, no hubo curación, sino que lo cito para ilustrar el tremendo error que fué hecho con este pobre paciente por tratamientos no homeopáticos, por el uso indiscriminado de la cirugía, por la remoción no científica de las así llamadas "enfermedades", las cuales son en realidad sólo el producto de éstas, expresadas en un lugar particular del cuerpo. La mera remoción del producto de la enfermedad por la cirugía, no corrige la anormalidad del proceso vital y a esto se le llama "curación."

Deben ver ustedes mismos cómo en el caso presente la oposición a la vía propia de la enfermedad se torna hacia el interior, hacia órganos más vitales. Si en lugar de haberle tratado la "enfermedad" en su localización particular, los ganglios, el paciente mismo hubiera sido tratado, si se le hubiera corregido del centro a la periferia, el proceso vital anormal se hubiera normalizado enseguida y no hubiera habido un desarrollo anormal, mientras que los ya existentes (los ganglios inflamados), habrían desaparecido al no tener causa por la que subsistir.

Caso 7: Diabetes y Fístula

21/3. Señor... 36 o 37 años...

Figura mediana, complexión regular, inteligente, habituado a trabajos mentales. Sufría de fístulas desde hacía 9 años y diabetes el último año. La fístula no le causaba muchos problemas, aunque pudo sentir que desde que comenzó a sufrirla, su salud gradualmente declinaba. Estaba ansioso por su diabetes y deseaba ser tratado por esto.

Historia: a la edad de 25 o 26 años, el paciente tuvo un gran número de forúnculos, más en la espalda, al final de un verano. Los forúnculos casi desaparecieron, pero tenía uno cerca del recto que persistía. Luego de la aparición de los forúnculos, había mejorado su salud. Pero una tarde decayó y así en varios períodos. Gradualmente terminó con una contínua aparición de abscesos supurantes. Fué operado un año atrás, pero el cirujano declaró que no estaba curado y que el absceso degeneró en una fístula. No se volvió a operar y continuaba como antes.

Al comienzo del invierno del año pasado, el paciente comenzó a tener un incremento de orina. Esto se acompañaba de constipación, las deposiciones eran cada 7, 8 días y la orina aumentaba cada vez más.

Síntomas presentes: La fístula tenía una abertura muy pequeña y los bordes estaban duros. Tenía algo de dolor, pero la sensibilidad original había desaparecido. Tenía una descarga amarilla sanguinolenta, el olor era terriblemente fétido y la descarga era contínua. Mientras que la abertura era pequeña, la superficie aledaña era dura y elevada.

El lugar parecía caliente al tacto. El dolor en la zona aumentaba luego de las deposiciones y continuaba por un tiempo después. Estaba peor en verano y en invierno y comparativamente mejor durante el tiempo lluvioso, el dolor era el mismo,con las deposiciones flojas o duras. El temperamento era terriblemente irritable. Y se agravaba por los ruidos. Tenía sudor fétido en manos y pies.

No había muchos síntomas acerca de la diabetes. Tenía algo de sed. La cantidad y frecuencia de la orina era excesiva y de olor muy fuerte. No tolera la leche. No toleraba el frío, pero no estaba mejor por el calor.

24/3. Nitric Acid. 200 una dósis todas las mañanas por 4 días y placebo. No hubo cambios después de 15 días.

8/4. Nitric Acid. 500 una dosis y luego de 7 u 8 días, la orina parecía haberse reducido algo.

24/6. Nitric Acid. 1000 una dosis. Luego de 10 días la cantidad de orina era mejor y el paciente se sentía mejor mentalmente. Placebo para 20 días.

24/5. No hubo más reducción de la cantidad de orina y el olor todavía era fuerte. Se da otra dosis de Nitric Acid. 1000.

18/6. No hay cambios. Una dosis de Hepar Sulphur 200 y placebo para 20 días.

3/7. No hay cambios. Una dosis de Nitri Acid. 10M y placebo.

13/7. Aumentó mucho la orina y la sed. No se medica, pero se da placebo para 15 días.

26/7. La orina es casi normal. Placebo.

18/8. No hay problemas con la orina. Pero la fístula estaba aumentada. No se medica y se le dá placebo para 2 meses.

15/9. No hay cambios en la fístula y no hay problemas urinarios. Placebo para 20 días.

24/9. La orina volvió a aumentar y la fístula era dolorosa. Nitric Acid. 50M una dosis y placebo para 3 meses.

21/12. Durante los últimos 3 meses sintió dolor en la fístula solamente dos veces y no tenía problemas urinarios. El paciente no sabía cuando había desaparecido el olor de la orina y del sudor. La orina era completamente normal y el sudor había disminuído.

3/2. Mejor en todos los aspectos, pero la fístula no había desaparecido completamente. Ardor en las manos y pies. No podía tener cubiertas las partes aún con el frío de febrero.

16/3. El ardor de manos y pies había desaparecido. Pero la fístula era dolorosa y secretaba contínuamente. El enfermo comenzaba a impacientarse por esto y estaba desesperado por curar. Nitric Acid. 100M una dosis y placebo para 3 meses.

13/4. La fístula parecía curarse por un exámen rectoscópico, aparecía con una pequeña abertura aún, pero no descargaba nada y el tejido circundante estaba más blando y menos elevado. No se usó más medicina.

Consideraciones

1º) Dos enfermedades bien diferentes fueron curadas por la misma medicina ¿pero por qué? Si la selección es miasmática, el paciente es el que se curó y si este se curó, todas las enfermedades, o mejor, las manifestaciones de las enfermedades deben desaparecer.

2°) Los primeros síntomas desaparecieron al final y los últimos primero. Esto debe suceder en el curso de una verdadera curación y es lo que pasó exactamente. La diabetes que apareció al final se curó primero y la fístula que había aparecido antes, se curó al final. Este caso explica la ley de "desaparición" de los síntomas en el orden inverso a su aparición.

3°) El paciente en este caso era Sico-psórico y el elemento Sicótico era el predominante y el uso de Nitric Acid. fué como Anti-Sicótico.

4°) El olor fétido de la orina no debe tomarse como un síntoma local, el olor se debía ciertamente a una anormal función del paciente.

Caso 8: Hemoptisis

13/8. Señor...45 años...

Moreno. Delgado. Temperamento irritable. Había tenido hemoptisis repetidas veces hasta junio del último año. Estuvo bajo tratamiento médico al comienzo y éste lo mejoró 3 o 4 meses. El último noviembre, la hemoptisis reapareció y siguió algún tratamiento alopático, pero como el paciente no toleraba drogas fuertes, estuvo sin ningún tratamiento por un tiempo. No había absolutamente síntomas constitucionales, excepto la irritabilidad de su temperamento, por lo tanto no era posible una prescripción miasmática. Era un típico caso de ausencia de síntomas y yo prescribí Ipeca para los síntomas de hemoptisis. Como ésta no hizo nada, se dió tres dosis de Millefolium 200 y ésta paró la hemoptisis. ¿Esto ciertamente curó al paciente? ¡no! sino que sólo removió los síntomas. Pero no había ayuda para él. No se puede hacer nada en este "caso".

Caso 9: Sífilis adquirida y trastornos debidos a ésta.

14/6. Señor... 29 o 30 años...

Contrajo sífilis por una prostituta cuando tenía 18 años. Fué suprimida por inyecciones y ungüentos y el paciente tenía la impresión de estar radicalmente curado. Pero cuando 2 años después desarrolló un ganglio en la ingle izquierda se dió cuenta que no estaba completamente curado. En este tiempo, esto fué conocido por sus parientes y lo llevaron a un reputado alópata para su tratamiento. El ganglio fué operado y cuando descargó secreción en ese lugar, se creyó que estaba completamente curado. Se le prescribió alguna medicina interna para complementar el tratamiento quirúrgico, pero en ese tiempo fueron atacadas las membranas mucosas de la nariz, se veían tan alarmantes que parecía que se iban a destruír. El cabello se cayó completamente y descargaba un pus fétido por la nariz y la boca. Fueron consultados algunos alópatas quienes decidieron otra operación y como la familia había perdido la esperanza de que una nueva operación lo fuera a curar radicalmente, pensaron en un tratamiento homeopático. Me preguntaron si el tratamiento homeopático podría hacer algo por él, y yo le expliqué al padre que lo que tenía el hijo iba a terminar en lepra y que no se le podía hacer nada, salvo un tratamiento homeopático. El padre era un hombre educado y yo le expliqué algunas de las leyes de la Homeopatía del *Organon* de Hahnemann y pareció convencerse; decidió poner a su hijo bajo tratamiento homeopático y me dijo que perseveraría con este tratamiento, aunque el hijo muriera con él.

Síntomas: Apariencia bella, constitución mediana, rostro brillante a pesar de todos sus sufrimientos, pulcro y limpio; se irritaba por la más pequeña causa. Tenía aversión por el frío o más bien miedo de tomar frío y siempre estaba precavido por esto. Tenía a veces dispepsia y ésta estaba pero en verano. Habitualmente comenzaba con un dolor punzante en la región hepática y luego de 2 o 3 días comenzaba con diarrea. Estos sufrimientos estaban peor acostado y entonces él prefería caminar. En su niñez fué un niño inquieto. Sentía la cabeza pesada y tenía un dolor en la frente. No podía dormir después de medianoche y tenía que dejar la cama entonces. En el tiempo lluvioso tenía obstrucción nasal y debía respirar por la boca. Tenía algunas ulceraciones en la nariz y en el paladar blando y tenía coloración roja. El olor de estas úlceras era horriblemente ofensivo y el paciente mismo tenía ese olor. Las úlceras tenían una secreción espesa, filante. Sentía alguna quemazón en éstas y el paciente parecía preferir el calor. Le disgustaba el verano. Tenía algunos dolores reumáticos aquí y allá y eso era todo.

16/6. Kali Bichromicum 1M, una dosis diaria y cuando sintió algún alivio al cuarto día, la medicina fué suspendida.

28/6. No hubo mejoría posterior. Kali Bic. 200 todas las mañanas por tres días y luego placebo.

14/7. Notó alguna mejoría en ese entonces. Las úlceras del paladra y nariz estaban mejor y el olor era menos ofensivo. No se medicó y se le dió placebo. Aparecieron algunos dolores reumáticos.

27/7. El paciente tuvo influenza y se evitó medicar, se dió placebo solamente.

6/8. No hubo mejoría. Kali Bich. 200 tres dosis, pero como luego de 10 días no hubo mejoría se dió Kali Bich. 1M.

7/9. Las úlceras desaparecieron casi totalmente de la nariz. Pero los dolores reumáticos habían aumentado y tenía algo de fiebre todos los atardeceres. Arsenicum Album 200, cuatro dosis y al final de darse la segunda, se curó la fiebre. La fiebre retornó luego de dos semanas y se dió otra dosis de Arsenicum 200. No se recibió información por tres meses, parecía que no había problemas. Pero como yo le expliqué al paciente, que la no aparición del chancro sifilítico indicaba que no había curación radical del paciente aún; volví a ser consultado. Entonces prescribí Kali Ars. 10M de acuerdo con los síntomas miasmáticos, pero este también falló en hacer volver el chancro y se le dió una dosis de Sulphur 1M. Este trajo el chancro luego de dos semanas. Éste fué gradualmente desapareciendo luego de tres semanas sin necesidad de usar medicina alguna. Pero la cicatriz del chancro no desapareció. Evidentemente no estaba completamente curado aún, pero desafortunadamente el tratamiento se interrumpió, ya que el paciente no tenía intención de continuarlo.

Consideraciones

1°) No puede haber nunca una adenopatía, salvo que la Sífilis se combine con la Psora; y no puede haber una curación radical de la Sífilis salvo que no quede ninguna marca, cuando no hay adenopatía aún. Pero cuando ya hubo adenopatía y complicaciones, la cura radical significa mucho más. En el caso presente, la Sífilis estaba combinada con la Psora.

2°) Las inyecciones habían suprimido sólo la sífilis y había implantado el miasma Sifilítico en la constitución.

3°) Tuve que basar la primera prescripción en las úlceras, ya que era la enfermedad y no hubo curación hasta que fué hecha la 2a. prescripción de Kali Ars., ya que ésta última medicina es la que hizo volver el chancro. Cuando fué usado Kali Ars., parecía que la Psora no le permitía actuar en toda su extensión y entonces se usó Sulphur.

4°) Los síntomas de una verdadera curación en el caso de una úlcera, es la desaparición de su cicatriz y la restauración del color y consistencia de la piel circundante.

Mientras esto no suceda, no está completamente hecha la curación. En el caso presente por lo tanto, no se efectuó una curación semejante, ya que se interrumpió el tratamiento. Es probable que hubiera necesidad de potencias más altas de Kali Ars.

5°) La impresión referida es correcta, ya que la totalidad sintomática indicaba Kali Ars. Pero en el caso en que la totalidad sintomática indicara otro remedio, se hubiera debido hacer una nueva selección y se hubiera llegado al efecto buscado.

Caso 10: Insanía habitual durante cada embarazo

24/2. Señora... 30 o 31 años.

Inteligente, suave, condescendiente, bien formada, delgada (no lo era antes de su enfermedad), activa y de hábitos religiosos. Estaba embarazada por cuarta vez cuando la ví por primera vez y supe entonces que durante los tres embarazos anteriores, ella tuvo síntomas de insanía. Esto me decidió para tomar el caso; ¡Insanía con cada embarazo! Viendo un caso tan interesante, lo tomé con sumo cuidado. No había historia miasmática. El único hecho importante era que una tía de la paciente se suicidó ahogándose por insanía, que el padre había fallecido después de sufrir 3 años de dispepsia. Su suegro había sufrido asma y falleció de eso.

Se casó a los 13 años. Tuvo leucorrea antes de casarse y fué curada por kaviraj. Luego de 3 o 4 meses de casarse, ella menstruó por primera vez. La descarga era bien escasa, duraba 1 o 2 días y se acompañaba de dolor. Así continuó por 4 o 5 años, siguió
tratamiento ayurvédico que la alivió algo y un tratamiento alopático aumentó la descarga. En ese tiempo quedó embarazada por primera vez. Los síntomas de insanía no se podía tomar, porque el marido estuvo ausente de su casa en ese tiempo y sólo pudo decir que tuvo un desarrollo pleno hacia el cuarto mes y que duró hasta el 7° mes. Sólo después de un mes de dar a luz, la paciente tomó noción de que había tenido un niño.

El segundo embarazo fué luego de cuatro años y durante estos años, no tenía casi menstruación, es decir, sólo unas manchas, no había descarga. Desde el parto sufría constipación, lo cual estaba agravado en la actualidad, deponía cada 4 o 5 días. Un nuevo síntoma apareció en esta época. Tenía catarro nasal y se resfriaba una o dos veces por omes. Tenía cefalea si se exponía al sol y no podía mirar hacia abajo durante la cefalea. Tenía que estar acostada, quieta durante la cefalea y deseaba las ventanas abiertas. Recibió tratamiento alopático y ayurvédico en esa época, sin alivio.

Cuando se embarazó por 2a. vez a los 21 o 22 ñoas, tuvo síntomas de insanía como la primera vez alrededor del cuarto mes y como su esposo estaba en la casa en esa época, pudo describir los síntomas detalladamente. El síntoma principal era la manía de lavar con agua objetos y de tomar repetidos baños. Estaba muy malhumorada y atendía los quehaceres de la casa de modo apresurado. Si alguno decía una palabra desdeñosa, se ponía colérica primero y habitualmente seguía a esto un ataque de llanto. Si alguien le increpaba que ocasionaba problemas, ella solía adquirir una mirada pesada y luego reasumía su modo original. El ataque de llanto era muy prolongado y lloraba en cantidad tan grande que uno podía admirarse cómo lloraba tanto por una mínima causa. La memoria estaba muy deteriorada.

El tercer embarazo a la edad de 25 o 26 años se acompañó de síntomas similares de insanía. El cuarto embarazo fué seguido por mí. Tenía un gran deseo de bañarse, tremendamente irritable y malhumorada, constipación severa y sudor de cabeza y frente.

28/1. Natrum Muriaticum 200. Una dosis todas las mañanas por cinco días y que vuelva dentro de un mes. Tuvo el parto luego de 10 o 12 días de tomar la dosis y el tratamiento fué suspendido por dos meses.

14/4. Natrum Muriaticum 200 una dosis por semana y placebo. La constipación parecía haberse mejorado algo después de un mes y se suspendió la medicina. Pero la mejoría no continuó.

17/6. Natrum Mur. 1M, una dosis y que vuelva dentro de un mes. Ligera mejoría de su constipación solamente.

18/7. Natrum Mur. 10M cuatro dósis diarias en forma incrementada y placebo.

27/7. Cefalea severa martillante y constipación obstinada desde hacía 6 días. Profusa descarga nasal. Placebo.

13/8. Mucho mejor. La constipación casi desapareció. Mentalmente estaba mejor. No se medica.

14/9. Ligera cefalea que a los pocos días desapareció.

21/9. Apareció urticaria con picazón severa. No se medicó.

12/10. Desapareció la mejoría mental. Otra vez malhumorada y aversión a hablar con los demás. También constipación. Natrum Mur. C.M. una dosis.

24/11- Apareció la menstruación por primera vez luego del parto. No había dolores y la descarga era profusa. Placebo.

22/12. La menstruación un poco más profusa y la paciente estaba mejor en todos los aspectos, aunque tenía una erupción con prurito semejante a herpes en la cintura, espalda y axilas.

No se dió más medicina y se esperó a volver a proseguir el tratamiento, el embarazo siguiente. Este ocurrió 2 o 3 años después, pero no hubo síntomas de insanía y el esposo consideró que no era necesario más tratamiento. La paciente estaba bien en todos los aspectos, salvo que persistía su tendencia a resfriarse. Creo que sin tratamiento posterior no se curará completamente la paciente y que puede haber complicaciones debido a esta tendencia.

Consideraciones

1°) En el caso de un tratamiento posterior, creo que Tuberculinum 200 o más potencia pueda ser necesario.

2º) No puedo decir qué conexión tenía el embarazo con la insanía de esta paciente. Pienso que para llegar a una conclusión, debía haber seguido a la paciente más de cerca durante el período de embarazo.

3º) Tenía en vista para ella, Apis, Sepia, Tuberculinum y Kali Carbonicum, duante el curso del tratamiento. Tales pacientes requieren estas medicinas cuando los sísntomas en su totalidad piden por éstos...

4º) El mismo paciente puede requerir más de una medicina a veces, y la medicina siguiente seleccionada, debe ser usada sólo cuando la anterior terminó por completo de actuar y trae síntomas que indican la segunda. Es la indicación de los síntomas que debe decidir la selección en cada momento y si no hubiera habido más predominio de Natrum Mur., habría que haber dado Apis o Sepia, que son remedios complementarios que generalmente se indican después del primero.

5º) La paciente en este caso tenía Psora y Sycosis. La secreción nasal es un sísntoma sycótico, pero la tendencia a un catarro frecuente de nariz es tuberculínico, y por eso es que yo pensaba en el remedio Tuberculinum para el final.

Caso 11: Escarlatina y Parásitos

Señor... 25 o 26 años.. Repostero.

Había sufrido de fiebre, palpitaciones y parásitos. Durante la fiebre tuvo ictericia. En noviembre de 1911 había tenido un ataque de malaria. Fué tratado aloipáticamente y había desaparecido la fiebre con esto. Pero luego de 2 o 3 meses de la recuperación de la fiebre, el paciente comenzó a sentir febrícula a la tarde durante 3 o 4 meses. Había perdido el gusto en la boca y tenía parásitos también. El paciente y su familia creían que esto se debía a que trabajaba cerca del fuego. Se intentaron varios tratamientos alopáticos y ayurvédicos sin resultado y el paciente fué traído con estos síntomas. (Permítanme mencionar aquí que los pocos síntomas referidos hubieran sido suficientes para una prescripción alopática, ya que ésta puede hacerse tan pronto como se tiene el nombre de la enfermedad. Pero el modo de proceder nuestro es bien distinto, y los síntomas mencionados no son en realidad síntomas, sino que son meros efectos de la enfoermedad. Por lo tanto, los pocos síntomas (así llamados), no son suficientes para una selección homeopática).

Síntomas: fiebre, cefalea; más alrededor del cuello y por la mañana, como si estallara la cabeza y el cuello, como si toda la sangre fuera hacia la cabeza, a veces tenía forúnculos sobre la cabeza y éstos descargaban sangre. Ocasionalmente evacuaba sangre en vez de materia fecal. No retenía nada en el estómago, vomitaba todo, también vómitos de sangre. Ictericia. La fiebre comenzaba a la tarde. Aparecía todos los días y duraba 2 o 3 horas. Deposiciones negras, fétidas y a veces con sangre oscura. Gran somnolencia. Jamás se dormía profundamente y si a veces esto ocurría, tenía muchos sueños horribles. Estos sueños lo despertaban de golpe y tenía palpitaciones severas entonces. El ataque de malestar duraba 7 u 8 días y luego había una remisión de un mes. La remisión era más prolongada anteriormente, pero cada vez se acortaban más los períodos. Sufría más durante el verano. Estaba comparativamente mejor durante el invierno y durante el tiempo lluvioso. Temperamento extremadamente irritable. El hígado estaba duro y doloroso, no podía estar acostado del lado derecho, por este dolor. No sentía gusto por ninguna comida, prefería leche. No había transpiración de modo absoluto, ni aún por el ejercicio violento o durante la remisión de la fiebre. Incapaz de trabajar cerca del fuego, pero estaba obligado a esto por su profesión, por lo que colocaba algo delante del fuego para tolerarlo.

15/2. Crotalus 200, una dosis semanal a la tarde, se indicó que suspendiera la medicina si retornaba la fiebre, que siguiera tomándola cuando ésta remitiera y que volviera luego de un mes.

2/3. La fiebre retornó una vez solamente. No hubo otro cambio. Se dieron cuatro dosis de Crotalus 200 para ser tomadas como antes y que me avisara cuando volviera la fiebre.

6/5. Fiebre. Pero la coloración de la piel no era tan marcada como antes. No tenía hematuria ni vómitos y la fiebre apareció luego de un intervalo más largo. Se indica Crotalus 200, dos dosis cada 15 días.

21/8. Mucha menos fiebre y la coloración de la piel era muy ligera. El dolor en la región hepática era mucho menor y el paciente se sentía con más fuerzas. Se indicó Crotalus 500 una dosis, para tomar una por mes.

17/11. Fiebre con síntomas de malaria. No era como las fiebres anteriores, sino que semejaba Natrum Muriaticum. Se indicaron dos dosis en la potencia 30 y éstas completaron el curso.

Consideraciones

El paciente no tenía esperanzas de vivir si no hubiera seguido un tratamiento homeopático. Los otros médicos culpaban la fiebre al "hígado". Yo puedo preguntarles: si la "fiebre" la causaba el "hígado", ¿qué provocaba al "hígado"? El hecho es que ni la fiebre provocaba al hígado, ni el hígado provocaba la fiebre, sino que existía la "enfermedad" en la base de esto y también en la base de todos los sufrimientos del paciente. No es un defecto en la función, ni en la estructura de algún órgano físico la causa de las enfermedades, sino que es la enfermedad interna la que vicia los órganos y los vuelve incapaces de funcionar correctamente, primero vicia sus funciones y luego sus estructuras.

Caso 12: Asma

17/9. Señor.... 35 o 36 años... oficial ferroviario...

Bien constituído, obeso, rubio, había sufrido de asma los últimos 12 años. Había seguido toda clase de tratamiento sin alivio, hasta que al final dijéronle que era incurable. Sólo me llamaron una noche cuando el ataque era muy severo, justo como para impedir que se muriera. Él jamás pensó en seguir un tratamiento homeopático; yo le dí una dosis de Carbo Vegetabilis. Y se durmió a los pocos minutos. Él admitió después que nunca había sentido un alivio tan inmediato, a pesar de los litros de aceite de hígado de bacalao que tomó. Este alivio tan rápido y la insistencia de su abuelo, lo indujeron a ponerse bajo mi tratamiento. Yo tomé el caso como sigue: evidentemente, el paciente me tomaba por tonto cuando yo le hacía preguntas que no estaban relacionadas directamente con el asma, porque él no podía encontrar conexión alguna entre la historia de su pasado y la de sus padres, con el asma.

Síntomas: Durante el ataque, el paciente tenía que estar sentado, inclinado hacia adelante. Tenía transpiración en la frente y necesitaba ser apantallado contínuamente. Tenía una sensación indescriptible de desesperación, como si se muriera, como si se sofocara. Cada respiración parecía ser la última. Tenía una expectoración profusa a la mañana y esto habitualmente le daba algún alivio. Tenía quemazón en las manos, pies y cabeza, y tenía que lavarse esas partes con agua fría. El paciente se debilitaba día a día y simultáneamente aumentaba su desesperación por vivir. Se encolerizaba por la causa más mínima y no se calmaba fácilmente. No se pudo sacar mucho más de su historia y nada de la de su familia. Lo único que pude recoger, era que había sufrido de sarna entre los dedos y pliegues de codo y rodillas en su niñez, esto había exudado pus y se agravaba con el tiempo lluvioso. Las marcas eran aún visibles en los lugares mencionados.

19/9. Carbo Veget. 200, una dosis todas las mañanas. Sintió gran alivio luego de la tercer dosis y el paciente estuvo bien luego de 20 o 25 días. La expectoración había aumentado y esto hacía pensar que estaba en el camino de la curación. Pero el 16/10 se me informó que el paciente había tenido un ataque severo por la noche. Se dió Carbo Veget. 200 pero no hubo alivio. Luego de 4 días, se dió Sulphur 30 y 200 sin que actuara.

3/11. Carbo Veget. 500 y placebo por unos días.

15/11. Tuvo una agravación tan severa el paciente que casi se muere. Yo busqué el error de mi prescripción porque debía haberlo, si no, el paciente no debería estar así, moribundo. Revisé la historia, pero no podía encontrar donde estaba errada mi prescripción. Interrogado cuidadosamente, el paciente me dijo que sus hemorroides había reaparecido. Entonces no había error, ya que reapareció un síntoma antiguo y yo no podía congratularme de tenerlo anotado en la historia. Por lo tanto, le adminisiitré enseguida, (16/11) Natrum Sulph. 1M, en dosis incrementadas para ser tomadas todas las mañanas. Al segundo día, el ataque de asma era mucho menor, al tercer día, el ataque había desaparecido y al cuarto no volvió a aparecer. Le dí placebo.

8/12. El paciente me refirió que le iba a volver el ataque porque sentía pesadez en el pecho y éste era un síntoma habitual que anticipaba el asma.

9/12. Natrum Sulph. 1M una dosis a la mañana. No tuvo más asma luego de éste. Pero las hemorroides continuaron sin mejorar. Luego de tres o cuatro meses, le día Nitric Acid. 200 de acuerdo con la totalidad sintomática. Yo esperaba completar el tratamiento anti-psórico y anti-sycótico, pero la oportunidad desapareció porque el paciente era un oficial ferroviario, fué transferido a otro lugar y él tuvo una falta de amabilidad, pues no volvió, luego que yo le alivié de sus sufrimientos inmediatos. El tratamiento, por lo tanto, se suspendió.

Consideraciones

1°) El asma catarral es habitualmente Sycótico y la curación se basa en un tratamiento anti-sycótico. Pero donde no es posible encontrar el simillimum, se debe dar remedios de acuerdo con la totalidad de los síntomas (distinguiendo de la totalidad, los síntomas Sycóticos) y algún remedio anti-sycótico debe ser interpolado ocasionalmente. Esto puede no traer una curación radical en todos los casos, pero un beneficio sustancial, se puede obtener.

2°) Donde el asma no es catarral, a menudo debo usar Tuberculinum o Bacillinum en lugar de otros remedios de acción profunda anti-psórica, para curar radicalmente a un paciente. En efecto, jamás curé tales casos sin estos remedios y soy incapaz de decir qué experiencia tienen otros.

3°) Los casos de asma son muy difíciles, ya que a menudo hay una combinación de miasmas en éstos. Además, mientras los síntomas generales son los últimos, sus particularidades están casi ausentes. Es difícil en estos casos encontrar el simillimum.

Caso 13: Caries de hueso

4/12. Señor.. 40 o 41 años... comerciante de especies....

Había hecho algunos trabajos agrícolas también. Había sufrido de caries del dedo grande del pié derecho y de dos dedos adyacentes; los últimos, hacía 10 o 12 años. Esto comenzó con una pequeña ampolla y gradualmente comenzó a exudar una descarga sanguinolenta. Se usaron varias clases de pomadas pero no le hicieron nada. Finalmente tuvo que someterse a una operación. Esto lo mantuvo bien por un tiempo. Pero luego de dos o tres meses, tuvo la ampolla de nuevo y la misma descarga volvió. Se le recomendó una segunda operación y estuvo bien dos o tres meses.

Se le practicó una tercera operación y algunas medidas para purificar la sangre. Pero no hubo mejoría a pesar de eso y cuando la ampolla apareció por cuarta vez, al romperse apareció una úlcera; el paciente fué aconsejado para seguir un tratamiento homeopático ya que este podía darle un alivio permanente y también salvarlo de operaciones siguientes. Cuando vino a mí el 24/12, tomé los síntomas siguientes, respecto de las úlceras: Olor fétido, pus blanco sucio, terrible quemazón y puntadas agravadas por aplicaciones de agua fría y el frío de cualquier forma; mejor por el calor, excesiva sensibilidad de la zona, dolía por el tacto ligero y el dolor era como si un viento frío soplara sobre el pie. Tenía que tenerlo envuelto con un paño caliente y se sentía mejor con eso. El exudado era profuso y contínuo y el paño estaba manchado con pus. Esto era todo lo referente a la úlcera. Y los síntomas constitucionales del paciente eran: Gran sensibilidad al frío, tanto que lo sentía en cada hueso en invierno, había una tendencia a resquebrajarse la piel de la cara y manos, temperamento muy irritable, violento y obstinado. Al preguntarle, admitió que la orina tenía un olor muy fétido.

No había dificultar para seleccionar Nitric Acidum y se dió en la potencia 30 una dosis diaria. La úlcera fué lavada y limpiada con agua para liberarla completamente de aplicaciones alopáticas. Se prohibió toda clase de aplicaciones, pero como el paciente no podía quedarse sin hacer nada, sólo se le permitió que usara el aceite que acostumbraba aplicarse en su persona. La medicina fué suspendida a la semana.

11/1. La quemazón era muy severa y el paciente estaba muy inquieto. No se medicó.

14/1. Recibí la información que la quemazón era más severa y que el paciente estaba más inquieto. Se le dieron dos dosis de Arsenicium Album 200 con un intervalo de 8 horas, para aliviarle la quemazón. Esto le dió algún alivio.

20/1. No había cambios en la úlcera. La descarga era tan profusa como antes. Nitric Acidum 200. Una dosis día por medio. Tres dosis y placebo.

5/2. La secreción parecía poco menos y no había otro cambio. No se medicó.

20/2. No había mejoría y se repitieron tres dosis de Nitric Acidum 200.

6/3. No tuvo cambios. Se dió una dosis de Sulphur 200.

20/3. Sin cambios aún. Se medicó una dosis de Nitric Acidum 200.

8/4. La secreción, el dolor y la quemazón era mucho menos. El olor menos fétido. Placebo.

24/4. La úlcera estaba mucho mejor, pero como esto no era nada nuevo, no se pudo sacar alguna conclusión.

11/10. Luego de 6 largos meses, apareció una ampolla en el mismo lugar. Y yo esperé ver qué síntomas desarrollaba y no mediqué.

19/10. Recibí la información que la ampolla no había desaparecido. Se dió una dosis de Nitric Acidum 1M. y no requirió más medicinas. El tratamiento fué suspendido luego de curarse la úlcera, ya que el paciente no tenía interés por un curso completo de tratamiento miasmático. El paciente no sufrió de la pérdida de su pierna. Sólo el dedo afectado quedó algo curvado y esto se debe por completo a las intervenciones quirúrgicas a que fué sometido.

Consideraciones

1º) Sin el olor característico de la orina, no se hubiera podido pensar en Nitric Acidum y se hubiera pensado en Hepar Sulphur, aunque Hepar tiene pus comparativamente más espesa y con menos olor. Si no hubiera habido síntomas urinarios en este caso y si no se hubiera elegido Nitric Acidum, se hubiera cometido un error.

2°) Las caries o necrosis es un síntoma de una enfermedad profunda y el efecto de la combinación de la Psora con la Sífilis. La imbricación en tales casos de los dos miasmas, se debe a menudo al abuso de mercurio. En el caso presente no hubo respuesta hasta que se le dió 500 y esto muestra lo profundo de la enfermedad.

3°) En este caso, sólo se removió el efecto de la enfermedad y el paciente no fué curado. La curación de un paciente significa un curso de 3 o 4 años de tratamiento antipsórico y sifilítico, pero el paciente no lo deseó.

Caso 14: Prolapso uterino

12/10.. Señora... 38 o 39 años.

Constitución mediana, obesa, había sufrido desplazamiento y prolapso uterino luego de su último parto, hacía 3 años.

Siguió algunos tratamientos alopáticos sin alivio. Ella usaba pesarios y ésto le permitía hacer movimientos y caminar más fácilmente. Siguió un tratamiento ayurvédico para aliviarse de otros trastornos, sin mejoría. La paciente vió al Dr. Junan de Calcuta para ver si el tratamiento homeopático podía ayudarla, pero a pesar de las esperanzas que éste le dió, no pudo comenzarlo porque no disponía de dinero para establecerse en Calcuta, por un tiempo largo. Fué por esa razón que no se puso en manos del Dr. Junan y me vino a ver. Lo primero que le pregunté fué si aceptaba dejar de usar los pesarios oy sólo cuando ella lo aceptó, le tomé la historia. Los síntomas eran los siguientes: Quemazón contínua de su cuerpo, le gustaba acostarse sobre el piso de mosaicos, el frío del piso le aliviaba la quemazón, difícilmente podía estar acostada en la cama, sólo lo podía tolerar en invierno y con un abrigo liviano y nunca antes de tomar un baño, tenía quemazón en el abdómen y el vértex. La quemazón en el abdomen era tan severa a veces, que tenía que colocarse aplicaciones húmedas, las que le aliviaban por un tiempo. La condición mental era mala. Tenía una actitud de quietud y a veces le sobrevenía un deseo irresistible de llorar. Sólo por delicadeza evitaba llorar (lo que ocurría con gran dificultad) para que no pensara mal de ella. Sentía quemazón en el útero también y durante el prolapso sentía un vacío en toda la pelvis. Le era posible caminar o moverse lentamente pues un movimiento rápido le acarreaba un dolor indescriptible en el útero; además tenía una descarga espesa habitualmente. El pesario por supuesto, le daba algún alivio para sus trastornos uterinos, pero este alivio desapareció tan pronto como yo le indiqué la suspensión de su uso. Había un síntoma peculiar: la paciente no toleraba la vista de la leche, ni hablar de ella, menos tomarla. La sola vista de la leche le traía una nausea severa. A veces tenía ataques de diarrea, aunque habitualmente era constipada. No tenía apetito para nada. Todos sus problemas, tanto mentales como físicos, generalmente eran tan severos al atardecer y a la noche, aunque algún alivio tenía tan

pronto como salía de su dormitorio. La descarga menstrual era escasa. Y eso era todo.

De acuerdo con los síntomas anotados, se le dió Pulsatilla 1M el 24/10 y placebo.

27/11. No hubo alivio. Pulsatilla 1M, 4 dosis, una por día.

26/12. No hubo cambios. Ni agravación ni mejoría. Sulphur 1M, una dosis.

15/1. No hubo cambios, Pulsatilla 1M, una dosis semanal. 4 dosis en total, se instruyó para que las suspendiera tan pronto notara algún cambio.

16/2. No hubo respuesta. Pulsatilla 10M y placebo para un mes.

15/3. No hubo cambios tampoco y esto me puso ansioso. La paciente también mostraba signos de impaciencia y me presionaba para que le permitiera el uso de pesarios.

Pero esto era imposible, si deseaba continuar el tratamiento. Entonces le dí una dosis de Kali Sulph. 500.

26/3. Había algún alivio a esta fecha. La paciente estaba mejor mentalmente y la quemazón aparecía menos.

7/4. La mejoría se mantenía, como la fecha anterior y no hubo progreso posterior, ni agravación. Se repitió Kali Sulphur 500.

26/4. Se sentía mejor en todos sentidos y había tenido una descarga menstrual copiosa en el día anterior. Jamás en su vida había tenido una descarga tan profusa. Placebo.

27/4. El útero se había introducido dentro de la pelvis, durante el último tiempo y en la fecha estaba en su lugar.

1/5. Volvió el prolapso otra vez, pero mucho menor que antes.

26/5. Tuvo otra vez la menstruación, ésta era sufieciente, pero comparativamente en menor cantidad que la vez anterior.

1/6. El útero estaba en su lugar.

13/7. Volvió a surgir el prolapso otra vez y se dió una dosis de Kali Sulph. 1M y placebo para 3 meses.

No se necesitaron más medicamentos, ya que se sintió perfectamente bien.

Consideraciones

No hubo respuesta luego del uso de Pulsatilla, a pesar que todos los síntomas indicaban este medicamento y que se dió en distintas potencias. Esto podía ser debido a la Psora. Por eso parecía que debía haber respuesta luego del uso de Sulphur 1M el 26/12. Como no hubo respuesta luego de esto, son posibles dos explicaciones. 1°) quizá Sulphur en otra potencia hubiera exitado la reacción (pues en este caso, Pulsatilla sola jamás hubiera curado a la paciente, ya que la Psora tenía gran predominio, como lo mostraba la falta de reacción), o que 2°) era posible que no hubiera reacción aún después de Sulphur porque no había indicación sintomática de éste.

2º) El curso de reacción de este caso es muy instructivo. La mejoría comenzó primero en la mente y luego siguió gradualmente en la superficie; A) de la "mente" a la "menstruación" y de la "menstruación hacia el prolapso".

Caso 15: Tuberculosis

12/4. Señor... 35 o 36 años...

Delgado, apariencia enfermiza, emaciado y completamente desprovisto de apariencia de salud. Terriblemente irritable y colérico, aunque inteligente y con buena memoria. Era maestro de escuela y había sido relevado de sus obligaciones 6 meses atrás por su hermana que lo sustituía. Siguió varios tipos de tratamientos sin mejoría. Estos eran sus síntomas: en la época de estudiante, acostumbraba masturbarse y esto sólo fué suspendido cuando llegó a él un panfleto de una medicina patentada y por el aviso de un amigo, que fué que tomó noción de la seriedad de sus efectos para su vida futura. La advertencia de su amigo y la lectura del panfleto lo desesperó y lo encerró en un agobiente abatimiento. El mundo pareció perder todo encanto para él. Su hermano mayor había muerto de tuberculosis. Una tía sufría de insanía y estaba recluída en un asilo, mientras que su madre había fallecido hacía un año, luego de sufrir dispepsia crónica. Esta era su historia familiar y él tenía un presentimiento que moriría de alguna de estas afecciones. En ese entonces tenía 20 o 21 años. Pasaba su tiempo desalentado y cavilando acerca de su futuro. Se casó a los 24 años y nunca fué feliz en su matrimonio. No era que intencionalmente se sintiera enemistado con su esposa, ya que esto le traía culpa, sino que era incapaz de contener la irritabilidad, su desaliento y la desesperanza acerca de su futuro. Cuando tenía 28 o 29 años, nació un hijo que falleció luego de convulsiones a los 10 meses. Esto último agravá su melancolía y el mundo se hizo miserable para él. Cuando vino a verme, tenía dos hermanas vivas. La condición mental era tal como lo he referido y su condición física estaba peor. tenía un dolor contínuo en la espalda y cintura y emisiones nocturnas casi todas las noches y la emaciación era persistentemente progresiva en relación con esto último. Su sola apariencia indicaba la condición interior. Tenía los ojos hundidos y bordeados de ojeras oscuras, estaba pálido y abatido. Tenía una tos constante, agravada por el aire frío, por el ejercicio y por la ligera irregularidad en la dieta y movimientos. El sueño jamás era reparador, sino lleno de sueños. No tenía paz ni alivio por un momento en las 24 horas del día.

Por lo tanto, luego de tomar la historia referida, le hice un exámen físico de su corazón, pulmones, etc. y le aseguré que no tenía tisis o algo semejante. Esta aseveración fué tomada sin embargo como una mentira, particularmente cuando había en sus antecedentes el fallecimiento de su hermano mayor por una enfermedad parecida y porque todos los médicos le dijeron que él también la tenía, como resultado de la masturbación.

Fué solo por la historia, la apariencia del enfermo y las persistentes emisiones nocturnas por lo que los médicos le diagnosticaron tisis, sin hacer un exámen cuidadoso del caso. Dejé de lado estos diagnósticos y realicé una prescripción de Staphisagria 200 el 18/4, para tomar una dosis diaria durante una semana y que volviera luego.

25/4. No hubo cambios, placebo para 15 días.

10/5. No hubo cambios. Staphisagria 1M una dosis diaria durante 3 días y placebo y que volviera luego de 3 semanas.

2/6. Las emisiones nocturnas eran un poco menos y el paciente parecía con un poco de más esperanza con respecto a su curación. Definitivamente dejó la curación en mis manos. Placebo para un mes.

16/6. Las emisiones nocturnas que habían disminuído estaban como al principio. Tuberculinum 200 y placebo para 3 semanas.

7/6. Mucho mejor. Las emisiones habían desaparecido y la apariencia del enfermo era mejor. Placebo.

22/6. Tuvo algunas emisiones en el interín y yo le dí Staphisagria 1M otra vez y placebo para 3 semanas.

9/7. Mucho mejor, pero no había mejoría de la tos. Placebo.

Luego de esto, el paciente presentó un cuadro nuevo. No había otro problema que la tos, pero Dios sabe cómo y por qué, comenzó a tener una febrícula todos los atardeceres. A la mañana, la temperatura era 37.2°C y al atardecer llegaba a 39°C y a veces hasta 40°C. La duración de la temperatura era de 2 a 3 horas solamente. No había prácticamente síntomas que particularizaran la temperatura, de tal modo que el paciente mismo no sentía que la tenía. La mejoría de apariencia gradualmente desapareció y el paciente y su esposa perdieron toda esperanza. Esperé hasta el 12/8 y cuando encontré que el progreso iba hacia el empeoramiento en vez de la mejoría, sentí que era necesario alguna medicina.

12/8. Tuberculinum 500 una dosis y placebo para un mes.

10/9. Tenía menos tos y la temperatura era de 37°C a la mañana y 39°C a la tarde. Placebo para un mes.

8/10. Casi igual como en la fecha anterior. Tuberculinum 1M una dosis y placebo para un mes.

10/11. La temperatura era 36.5°C a la mañana y 38°C a la tarde y tos mucho menos. Placebo.

9/12. Sin temperatura, 37°C a la mañana y 37°C a la tarde. Mucho menos tos. Placebo para 2 meses.

15/2. Ligera tos y sin temperatura. Tuberculinum 10M una dosis. Luego de esto, se repitió Tuberculinum 10M tres dosis con intervalos de tres meses y Tuberculinum C.M. dos dosis con intervalos de cuatro meses entre ambas.

Esto curó al paciente completamente. Yo estuve realmente contento con su curación y su esposa tuvo un niño que vive. Es necesario decir que durante el curso del tratamiento no convivió con su esposa.

Consideraciones

1°) El caso era realmente difícil y sin duda, sin la paciencia de ambos lados no hubiera sido posible su curación.

2°) El verdadero médico, jamás debe desesperar al paciente, sino que debe tratar que recobre sus sentidos con consejos amigables y debe darle invariablemente esperanzas respecto a su curación, por mal que esté el caso. El paciente debe sentir la simpatía del médico en su corazón, porque esto contribuye en gran medida para la corrección de deficiencias y crea una fuerza de voluntad, la cual contribuye a la curación. Esperanza es vida, y su falta, muerte. Por lo tanto, dé esperanza a su paciente y déjelo vivir, pero no lo desespere y no lo lleve a la muerte. En el caso presente, yo pienso que las palabras de desaliento de los médicos, le produjeron mayor daño que la enfermedad que él sufría.

3°) La masturbación en su juventud había hecho un verdadero daño a su salud, pero la condición tuberculínica que era más antigua en su constitución y la cual sólo había acentuado su tendencia, era el hecho más importante en este caso. Esto explica por qué Staphisagria sola falló en la curación. Staphisagria sólo cubría los efectos de la masturbación y tan pronto como éstos desaparecieron, apareció la base tuberculínica, la verdadera base presentó el cuadro luego del 9/7, la cual definitivamente indicaba Tuberculinum.

4°) La base tuberculínica es muy peligrosa, principalmente por lo solapado de sus síntomas. Note la pobreza de síntomas luego del 9/7. Había sólo "fiebre" sin síntomas que la particularizaran.

5°) Esta pobreza de síntomas a menudo indica que la diatesis es heredada.

6°) Se vé en estos casos, que difícilmente se curan sin Tuberculinum en potencias tales como la 200, 500, 1M, 10M, 50M, CM y aún más altas, en dosis repetidas con intervalos de 2, 3, 4, 5 y 6 meses, de acuerdo con lo que demanda el caso.

7°) Tales pacientes deben permanecer completamente lejos de sus esposas durante el curso del tratamiento. Ellos tienen deseos sexuales aumentados en relación con su diatesis y se debe tener especial cuidado para evitarlos. Es necesario que las esposas vivan lejos de la casa donde viven los pacientes.

8°) Casi siempre es muy difícil conseguir una segregación semejante. Hay médicos científicos que dicen y enseñan a la gente que con sus inyecciones se curarán totalmente, lo cual difícilmente consiguen y esto lo aseguran de modo absoluto y en contra de todo, mientras pierden el tiempo con inyecciones, la pérdida es definitiva.

9°) Las esposas e hijos de pacientes tuberculínicos deben seguir un curso de tratamiento miasmático, pero esto jamás es posible. Sin embargo, el verdadero homeópata debe puntualizarlo, cada vez que tenga ocasión.

10°) La selección de la meidicina en tales casos depende siempre de las características individuales y no todos los casos requieren Tuberculinum.

Caso 16. Una combinación de los tres miasmas Psora - Sycosis - Sífilis.

9/2. Señor... 31 años...

Cambió su carácter en edad muy temprana, con la compañía de jóvenes amigos. La disipación la mantuvo de modo completo por 4 o 5 años. La muerte de su padre que ocurrió cuando él era muy jóven, le permitió heredar una gran fortuna. Así, no tuvo dificultad para satisfacer lo que su voluntad deseaba, no le faltaba dinero, ni tenía guardianes. Acostumbraba pasar la mayor parte del tiempo en Calcuta y estaba en su villa sólo ocasionalmente, por cortos períodos, en conexión con sus negocios. Pasaba sus días libres en Calcuta, acompañado por amigos quienes sólo lo ayudaron a ir a la ruina. Pero la disipación tiene límites y pronto es seguida por una reacción y cuando su hígado alcanzó esa condición alarmante, fué aconsejado por el Dr. Niltratan Sarkar, para que dejara sus prácticas despreciables y a todos sus compañeros de diversiones. Realmente esto era muy difícil para el pobre hombre, pues se había vuelto indispensable para él, ese tipo de vida. Pero cuando una mañana llegó a vomitar una gran cantidad de sangre pura, tomó conciencia de la situación real. La arrogancia era tanta como su dinero, él creyó que el dinero le traería la salud, pero cuando los períodos difíciles aparecieron a pesar de todo el tratamiento costoso, él sintió que quizá el dinero no era suficiente para devolver la salud. Él en realidad había tenido gonorrea y sífilis, pero como un tiempo largo de sufrimiento hubiera interferido con los placeres de la vida, fué a los omédicos para que le resolvieran estos problemas con inyeccione, tan pronto como ellos pudieran. En efecto, él acostumbraba decir a sus médicos "cuanto antes lo curaran, tanto más generosamente los recompensaría", y así él había pagado 1,000 rupias a un médico en un día, por haberle traído bondadosamente una poderosa inyección de Alemania, de modo especial. Le dijo que la inyección era tan poderosa que jamás quedaba en el sistema gonorrea o sífilis, luego de su uso, para el resto de su vida. Pero como todas estas enfermedades, aparecen con lo más perverso de sus síntomas, invalidando la aseveración de los médicos e ignorando la "potencia" de las inyecciones. Esto será detallado después, pero en el interín, el paciente sufría de dispepsia, de tal modo, que le era imposible vivir en Calcuta. Los médicos de modo unánime, declararon que debía dejar Calcuta de inmediato y que un cambio de clima era absolutamente necesario. Al respecto, puedo decir exactamente lo que me refirió el paciente: "Cuando estos médicos de Calcuta encuentran un paciente que puede pagar, comienzan a succionarlo. Si, ellos lo succionan hasta llevarlo a las puertas de la muerte, entonces le aconsejan un cambio de clima, con toda la gravedad de su suficiencia profesional y así se liberan de toda responsabilidad. Ellos por supuesto, no dejan de establecer que han hecho lo mejor que pudieron por el paciente, pero que un cambio de clima es lo único necesario ahora, ellos lo aconsejan por el interés del paciente, aunque esto signifique perderlo, porque como médicos, ellos no pueden dejar de dar un consejo desinteresado, Pero no sé...si hay un tonto como yo, etc...."

Por lo tanto, el paciente volvió a su lugar nativo para un cambio, tal como le aconsejaron. Afortunadamente, el cambio de clima le hizo bien y él decidió no retornar jamás a Calcuta. Su abuelo que era un renombrado abogado, le recomendó un tratamiento ayurvédico u homeopático para su estado. El paciente estaba ahora preparado para seguir los consejos de su abuelo y de su abuela, porque sus amigos de Calcuta, tan queridos y cercanos, quienes se alimentaron largo tiempo a su costa y quienes mantenían sus diversiones con su dinero, ahora difícilmente tenían tiempo para averiguar acerca de su condición. Algunos de ellos habituaban mandarle cartas, tratando de disuadirlo para que regresara a su vida anterior, pero su enfermedad actual le hacía ignorar estos consejos. Por lo tanto, siguió los de su abuelo y se trató con el método ayurvédico, pero mo este falló y el paciente estaba postrado, llegó a mí:

Historia: (Una traducción exacta de lo dicho por el paciente). "Yo era un verdadero bribón y no hubo placer sexual en la tierra que no haya probado. Ahora sólo dependo de su amabilidad y simpatía". Aquí le indiqué que se centrara en su historia. "Contraje gonorrea a los 21 años y sífilis 5 o 6 meses después. Esto fué removido por inyecciones y pomadas, pero mi salud se quebrantó en ese momento. Por lo tanto, tomé toda clase de medicinas, incluídas las patentadas en aquél tiempo. El Dr. Sarkar era mi médico. Por supuesto, otros médicos renombrados me trataron a veces. A los 27 años yo era un hombre viejo. Cuando tenía 24 años, una mañana arrojé una gran cantidad de sangre, tomé algunas precauciones luego de esto, pero com mis amigos me aconsejaron que la bebida alcohólica curaría mis trastornos, no dejé de tomar. Sólo a los 26 años dejé por completo el vino y las mujeres. Hace alrededor de 4 años que no intervengo en ningún tipo de diversiones poro mi salud."

Le indiqué que me refiriera sus síntomas y fueron estos: Además siento un dolor de cabeza indescriptible. A veces me parece que gran cantidad de abejas me picaran. Esto generalmente es más severo después de dormir. Me encolerizo fácilmente y cualquier contradicción me excita un impulso irresistible de golpear a quien lo haga, de tal modo que no puedo tolerar una contradicción delante mío. Se hizo hábito en mí el uso de palabras groseras contra todos y a veces abuso de mi mujer y de la servidumbre por nada. Pero enseguida me arrepiento y a veces lloro, tan pronto como me calmo, luego del ataque de cólera. Hay una tendencia a orinar seguido y luego de la descarga que es escasa, hay una quemazón severa en el canal urinario. No duermo de noche. Toda la historia de mis fechorías anteriores viene a mi mente y me mantiene despierto. Me siento terriblemente miserable. A la mañana siento borborigmos en el abdómen y esto es seguido por 8 o 10 deposiciones flojas. Gradualmente se hacen más y más flojas y la última es como agua. El gorgoteo es tan severo que me asusta realmente. Tengo transpiración por el menor ejercicio, es de olor fétido, huele como ajo. Las evacuaciones tienen el mismo olor. Tengo deseos de comer, pero no puedo digerir nada. A menudo, resto de comidas sin digerir pasan con las evacuaciones. Siento quemazón en las manos y pies y en el vértex. No puedo tolerar el frío. Prefiero el aire libre, pero no tolero el frío. El aire libre me acarrea cefalea y fiebre. Los borborigmos y las evacuaciones flojas continúan hasta las 9 o 10 de la mañana y luego no hay trazos de éstas y entonces el apetito es como el de un hombre normal.

En ese momento tomo mi comida. Me baño ocasionalmente y no todos los días y no siento inclinación para eso. Me siento peor durante el tiempo lluvioso, ya que en esa época siento catarro en el pecho y nariz y tengo respiración asmática. Esto es más severo a la noche y tengo que sentarme en la cama y toser. La vista es mala, me parece ver a través de una nube y que varios colores flotan delante de mis ojos. Tengo también hemorroides que se agravan durante el tiempo lluvioso y el invierno. Hay dolor severo, cortante en el recto y también profusa hemorragia. Esto es mucho menos en verano. En este momento, los problemas mayores los siente en la región urinaria y en el estómago. En verano tengo una erupción en el abdómen y en el margen del ano. Esta erupción tiene una descarga muy fétida y espesa. El olor es exactamente como carne podrida. Siento picazón en esa zona y la picazón es seguida de dolor."

A esta altura, lo interrumpí y le dije: "una verdadera curación de todos sus problemas es posible sólo cuando haga volver la gonorrea y la sífilis suprimidas. Pero en su condición actual de salud, un tratamiento constitucional no es posible, porque usted no tiene vitalidad para reaccionar a los medicamentos de acción profunda. Para el presente, usted requiere un alivio inmediato de su dispepsia. Cuando se haya aliviado de los problemas del estómago y cuando haya recuperado algo de salud, cuidándose además de su dieta y los movimientos, será posible un tratamiento curativo. Tal tratamiento para conseguir una verdadera curación, es necesario, pues de lo contrario nunca se sentirá bien en su vida, mientras su estómago sólo se corrija. Por lo tanto, permítame conocer cuales son sus molestias del estómago".

A esto me contestó el paciente: "si es posible curar mi caso haciendo volver la gonorrea y la sífilis y si éstas pueden curarse con sus medicinas, no tengo objeción. Pero, por favor, sálveme ahora de mi dispepsia ante todo".

Entonces tomé los síntomas de su dispepsia y lo alivié en 15 o 16 días con Thuya 30 y 200 y luego Sulphur 30 y 200. Y le recomendé una dieta estricta por tres meses y cuando mejoró algo su fuerza, le expliqué el misterio del tratamiento de enfermedades crónicas y su curación y comencé a tratarlo el 14 de junio, luego de tomar la siguiente historia: (como fué tomada la segunda vez, luego de curarle la dispepsia).

"Todos los síntomas excepto la dispepsia y la postración mental, persisten. Tengo además los síntomas siguientes: palpitaciones de modo repentino. A veces reumatismo. Con el tiempo lluvioso y frío, aparece un dolorimiento en el cuerpo. Tengo absoluta falta de memoria. No puedo recordar hechos de uno o dos meses atrás. Por favor, haga algo por mis problemas asmáticos ya que llega el tiempo lluvioso."

Luego de estudiar cuidadosamente el caso, prescribí Medorrhinum 1M el 18/6 con la instrucción de que me comunicara el resultado luego de 15 días y le dí además placebo.

3/7. No había descarga gonorréica aún pero había descarga nasal. Otra dosis de Medorrhinum 1M y placebo.

11/7. Reapareció la gonorrea y el paciente me dijo que se sentía exactamente igual como al principio, aunque la perspectiva de curarse le daba aliento a su mente. Placebo.

27/7. La descarga casi había desaparecido. Otra dosis de Medorrhinum 1M.

3/8. La descarga había reaparecido, pero no tan profusa como antes. Placebo.

14/8. La descarga casi cesó. Medorrhinum 10M, una dosis y placebo.

27/9. No volvió a aparecer la gonorrea, pero en su lugar apareció un severo ataque de asma. Era peor alrededor de las 21 o 22 horas y de madrugada. Se dió Natrum Sulphuricum 200 una dosis todas las mañanas hasta que el asma mejorara. Esto fué luego de 5 o 6 días.

16/10. Volvió a aparecer el asma tan severa como antes. Natrum Sulph. 500 una sola dosis. El asma se hizo más severa el 18 y 19 y luego gradualmente desapareció, pero en su lugar apareció un eczema sobre todo el cuerpo, excepto la cara y el pecho. Era terrible a la vista. Todo el cuerpo estaba cubierto con el eczema y tenía una descarga de olor pútrido y abundante y el paciente sentía picazón.

18/12. Psorinum CM una dosis todas las mañanas por tres días.

7/4. El eczema que había desaparecido volvió en esa fecha. Psorinum CM. una dosis.

11/7. El eczema había desaparecido en forma total y el paciente estaba mucho mejor mentalmente. Se dió placebo, ya que no tenía síntomas prácticamente para una nueva prescripción, aunque la sífilis impregnaba todavía el sistema. El paciente se sentía bien salvo que tenía sudor fétido a la noche y vértigo, pero no eran síntomas suficientes. Por lo tanto, esperé con la expectativa de que la sífilis apareciero tarde o temprano con sus síntomas propios.

24/9. Apareció una ulceración en la membrana mucosa nasal, la que gradualmente aumentaba. Tenía dolor en la fosa izquierda y descarga de pus y sangre. Pero salvo estos síntomas, además del sudor y el vértigo, no había más, por lo que esperé 15 días.

9/10. La ulceración tenía ahora características y le dí a Kali Bichrom. 200 en dosis crecientes. Hubo alivio a la semana.

22/10. La ulceración casi desapareció. Placebo para 15 días.

8/11. Kali Bichrom. 1M una dosis y placebo para un mes.

5/11. La úlcera de la nariz había desaparecido, pero tenía una descarga nasal y había repetidos ataques de resfrío. Le dí una dosis de Mercurius Sol. 10M. Pero a pesar de esperar tres meses, el chancro no volvió. Y como el paciente empezó a mostrar falta de interés para continuar el tratamiento, tuve que cerrar el caso con una dosis de Tuberculinum 1M como lo requería su tendencia a resfriarse.

Consideraciones

1°) Cuando se toma un caso crónico, si el paciente está sufriendo síntomas agudos o exacerbaciones agudas de su enfermedad crónica, deben usarse primero remedios superficiales, para dominar la condición aguda. Medicamentos de acción profunda y en altas potencias, jamás deben ser usados de entrada en tales casos, pues se pueden producir severas agravaciones y hacer peligrar la vida del paciente.

2°) Cuando hay varios miasmas en un caso, el remedio que debe seleccionarse es el que indican los síntomas del miasma predominante en el momento dado. Si esto es hecho. el miasma así atacado será dominado y otro miasma se volverá predominante, es entonces cuando hay que hacer una nueva selección de acuerdo con los síntomas que aparezcan y así hasta curar el caso.

3°) En casos donde la manifestación primaria de un miasma ha sido suprimida, ésta debe hacerse volver y para eso es necesario el uso de potencias altas. Pero las potencias en tales casos deben fijarse de acuerdo con la vitalidad del paciente.

4º) Donde el miasma es heredado, no adquirido, no es posible hacer volver la manifestación primaria, pero en tales casos también, la reaparición de los síntomas antiguos en el orden inverso a su aparición, dará una indicación de una verdadera curación.

5º) En el caso presente, todos los miasmas del paciente no fueron erradicados, pero esto se debió enteramente a la falta de paciencia por parte del enfermo.

Caso 17: Epilepsia

12/1. Señora... 20 o 21 años...
No tenía hijos aún, más bien obesa, constitución normal, se veía sana y nadie podía pensar que tuviera alguna enfermedad. Menstruó por primera vez a los 11 años y a los 13 años comenzó a tener varios tipos de dolores durante la menstruación. Le administraron medicinas caseras al principio y luego medicinas ayurvédicas y finalmente se hizo un tratamiento alopático en Calcuta. Pero nada le ayudó. A los 16 años,. el período cesó por completo y su familia pensó que estaba embarazada. Los sígnos y síntomas de embarazo se desarrollaron gradualmente y cuando ella suponía que estaba en el noveno mes tuvo leche en sus mamas. Pero cuando pasó el 10º mes, no se produjo el parto, su familia comenzó a sospechar que no estaba embarazada y que debía tener una enfermedad. En ese tiempo empezó a tener ataques de desmayos. Estos ataques aparecían repentinamente con movimientos convulsivos de manos y pues y los globos oculares se volvían hacia arriba. Al principio tenía 8 o 9 por mes, pero esto se fué incrementando hasta 15 o 16 por mes.

Recibió entonces un tratamiento ayurvédico por segunda vez. Esto sucedía cuando tenía 19 años, y no tuvo efecto. Entonces recibió por largo tiempo una medicina alopática patentada "Aletris Cordial". Esta redujo el tamaño del abdomen, pero ni restauró la descarga menstrual, ni le permitió embarazarse. Los dolores abdominales siguieron y aparecieron otros síntomas, como palpitaciones, falta de apetito, etc., mientras que los ataques de desvanecimientos se hicieron más frecuentes y severos. Así continuó hasta el 12 de enero y en esa fecha vino a verme y fueron tomados los siguientes síntomas:

Tenía excesivo deseo de bañarse, habituaba a tomar 2 o 3 baños por día. Tenía un pronunciado deseo de aire libre y fresco. Se sentía mejor con el frío, aunque los dolores menstruales mejoraban con aplicaciones de calor. Modo lloroso. No podía a veces retenerse de llorar. Sueño no reparador. Habituaba salir de la pieza a la noche y lavarse todo el cuerpo con agua fría. Apetito extremadamente pobre. Jamás le gustó la leche ni la carne. Tenía preferencia por acostarse del lado derecho. Se le caían los cabellos. Melancolía. Gusto amargo en la boca y quemazón en el cuerpo.

14/1. Pulsatilla 1M una dosis diaria por una semana y luego placebo.

14/2. Había mejorado solo ligeramente la constipacion y no había otro cambio. Placebo para un mes.

14/3. No había cambios. Pulsatilla 10M una dosis y placebo.

5/4. La quemazón en el cuerpo era menor. La constipación y la mente estaban mejor. Placebo para un mes.

7/5. Tuvo una profusa descarga menstrual el 2/5. El primer día de descarga, algo de dolor. Jamás tuvo una descarga tan profusa en su vida. La quemazón de su cuerpo casi había desaparecido y la condición mental había mejorado mucho. Los ataques epilépticos eran 5 o 6 por mes. Placebo para 15 días.

21/5. No hubo más progresos y los ataques otra vez aparecieron 2 o 3 días. Sulphur 1M una dosis y placebo.

18/6. No hubo cambios. Pulsatilla 10M, otra dosis pero no hubo cambios luego de un mes y medio de haberla tomado.

29/6. Una dosis de Kali Sulph. 1M, la mejoría comenzó luego de esta dosis y ocasionalmente tenía dolor de abdómen. Esperé dos meses y le dí otra dosis de Kali Sulphur 1M el 4/10. No fué necesaria otra medicina y estuvo perfectamente bien luego de ésta.

Conclusión

Al escribir acerca de la enfermedad crónica, sus causas y curación, he tratado de analizar y explicar los principios de la Homeopatía del modo más simple y mejor que he podido. Y consideraré mi esfuerzo ampliamente premiado si mis lectores encuentran las explicaciones de esta materia suficientes para sus propósitos. Quisiera advertirles que la Homeopatía es "verdad" y el alcance de la verdad requiere absoluta libertad de prejuicios y desatado fervor. "La indolencia, el afecto por lo fácil y la obstinación, impiden un efectivo servicio al altar de la Verdad". Es sólo a través de un cuidadoso estudio y de un completo análisis de las Grandes Verdades establecidas en el *Organon* y *Enfermedades Crónicas* de Hahnemann y la *Filosofía* de Kent, que uno puede entender el sentido del tratamiento crónico y la explicación de este tema es lo que he intentado en mi pequeño libro, esto no significa que tome sus lugares, sino que es de esperar que sirva de introducción para estudios superiores, tales como los estudios de estos maestros.

Además de un cuidadoso estudio de la Filosofía de la Homeopatía, la aplicación práctica de ésta es una condición indispensable para la adquisición de este Arte y para alcanzar el éxito. Y esto sugiere la necesidad de un cuidadoso estudio de la Materia Médica de las drogas, ya que son las verdaderas armas a manejar contra la "Enfermedad". El estudio de la Materia Médica no significa un trabajo de memoria, como lo estableció Kent. Significa encontrar en cada droga, qué es lo que hace "una" droga y no otra. Y si se realiza un estudio así de cada una, deberá aparecer una imagen en nuestra mente, como en un espejo y seremos capaces de encontrar la droga particular que el caso que tengamos en nuestras manos, requiera.

Las medicinas requeridas para el tratamiento de los casos crónicos, son todas de acción profunda más o menos. Y ellas no tienen la misma rapidez de acción, así como no todas son capaces de actuar en el mismo plano. Algunas son de acción más profunda, otras menos, mientras unas actúan en un plano más profundo que otras. Así, no hay medicina en la Materia Médica que pueda reemplazar a otra. Cada una tiene de modo absoluto su propia esfera de acción. Por ejemplo, Aloe y Aurum Met. son ambas anti-Psóricas, pero la acción de la última es mucho más profunda, es de acción más profunda que la primera. Y necesariamente, la última, que es de acción más profunda, es de acción más prolongada también. De tal modo, Aloe no puede hacer el trabajo de Aurum o viceversa. Lycopodium y Carbo Veg. son casi iguales, en todos los aspectos, salvo algunos síntomas, pero cualquiera de ellas por ejemplo es muy diferente respecto a su profundidad y tiempo de acción. He visto que la acción de una dosis de Iodum 10M ha continuado en un paciente durante 4 meses, mientras que una dosis de Lycopodium o Carbo Veg. en la misma potencia, termina su acción mucho antes. Además, si la acción de los medicamentos es del mismo tipo, no pueden hacerlo en el mismo plano, por ejemplo Belladonna y Calcarea, Natrum Mur. y Sepia, Colchicum y Arsenicum.

Algunas medicinas son de acción muy profunda, pero se agotan rápidamente, por ejemplo: Amm. Carb., Magnesia Phosph., Colocynthis, etc. Hay otras que no son tan profundas aunque de acción más prolongada, por ejemplo: Stannum, Staphisagria, Kreosotum, etc. Y hay otras cuyo abuso, aún con una sola dosis puede implantar en la economía un largo sufrimiento, por ejemplo: Lachesis, Crotalus, etc. Así podemos ver que no hay un síntoma solo que haga diferente un remedio de otro. No es solo la diferencia sintomatológica que debemos encontrar y aprender del estudio de la Materia Médica. Es un estudio de lo dicho más arriba el que es necesario. Y un estudio así, es muy interesante. Lo guiará gradualmente de los libros hacia quienes lo rodean, hacia sus amigos y conocidos y finalmente, a todos los individuos, a toda la raza humana. Será capaz gradualmente de encontrar el cuadro del remedio de todos los que lo rodean. Usted entonces dejará de ver a los señores Tom, Dick y Harry y en cambio verá a los señores Sepia, Natrum y Pulsatilla. Cuando el estudio de la Materia Medica llegue a este estado, usted se explicará por qué dos individuos son amigos íntimos y por qué otros dos jamás lo son. Los primeros dos son quizá Natrum y Sepia, mientras que los otros dos quizá Rhus y Apis. Kent tenía la mente abierta de ese modo y la Homeopatía se asimiló directamente en él. De tal manera, un error dal prescribir se vuelve prácticamente imposible. Si uno puede aprender a prescribir los remedios así, está destinado a estar libre de errores. Para un estudio semejante de la Homeopatía, es necesario tener la mente abierta.

Pero el mundo se mofa de usted cuando habla con un sentido homeopático de los señores Sepia, Natrum y Pulsatilla, en vez de Tom, Dick y Harry; se reirá y hablará como de uno que perdió la razón. Pero aunque esto sea posible, el homeópata que ha asmiliado la gran Verdad de la Homeopatía, ha "asimilado directamente del Divino Creador, quien ha ayudado a las criaturas a preservarse", por lo que está lejos del plano de la burla y sólo puede repetir, "Padre, olvida esto, no saben lo que hacen".

INDICE

Prólogo por el Dr. Alfonso Masi Elizalde............................ 1
INTRODUCCIÓN.. 10
   Capítulo I: La causa de la enfermedad.......................... 10
   Capítulo II: La causa real de la enfermedad.................... 13
   Capítulo III: La enfermedad y el paciente........................ 22
   Capítulo IV: La enfermedad de la mente y el cuerpo......... 36

PARTE I: ENFERMEDAD-SU NOMBRE, APARICIÓN Y
         CAUSA
   Capítulo I: Enfermedad aguda y crónica........................... 53
   Capítulo II: La causa de la enfermedad crónica................ 59
   Capítulo III: Supresión... 82
   Capítulo IV: Curación.. 89
   Capítulo V: El comienzo de la curación........................... 93
   Capítulo VI: Los síntomas de la verdadera curación.......... 103

PARTE II: TRATAMIENTO
   Capítulo I: El paciente y la toma de la historia................. 109
   Capítulo II: Análisis de los síntomas (1)........................... 122
   Capítulo III: Análisis de los síntomas (2)........................... 130
   Capítulo IV: La primera prescripción............................... 136
   Capítulo V: Estudio del efecto de la primera prescripción.... 147
   Capítulo VI: La observación del paciente luego del uso
                 de la primera dosis.. 150
   Capítulo VII: La segunda prescripción.............................. 162
   Capítulo VIII:Las peculiaridades del tratamiento crónico..... 167
   Capítulo IX: El momento de repetir la dosis...................... 172

PARTE III: ALGUNOS HECHOS IMPORTANTES
   Capítulo I: La toma de la historia..................................... 179
   Capítulo II: El misterio de la selección homeopática............ 186
   Capítulo III: Auxiliares externos: ¿Auxiliares u obstáculos?... 190
   Capítulo IV: Indicaciones al paciente durante el curso
                 del tratamiento.. 192
   Capítulo V: El remedio homeopátaico y su plano de acción..... 195
   Capítulo VI: El paciente crónico y el cambio de clima............ 198
   Capítulo VII: Psora-Sífilis-Sicosis. Cómo reconocerlos........... 201

PARTE IV: LOS MIASMAS CRONICOS
Capítulo I: Psora... 208
Capítulo II: Sicosis........,... 221
Capítulo III: Sífilis.. 224
Capítulo IV: Psora - Sicosis - Sífilis, sus combinaciones.....
                Pseudo - Psora - Tuberculosis....................... 229

PARTE V: HISTORIÁS DE CASOS CRÓNICOS
Capítulo único: Los distintos casos................................. 233
        Caso 1) Reumatismo y parálisis derecha........ 235
        Caso 2) Leucorrea - Diarrea y Cefalea........... 241
        Caso 3) Cólicos y Cefalea................................ 244
        Caso 4) Hemorroides y tumor uterino............ 247
        Caso 5) Un caso de los llamados Kala-Azar.... 253
        Caso 6) Tuberculosis debida a la remoción
                de ganglios edematizados por
                medios quirúrgicos........................... 256
        Caso 7) Diabetes y Fístula............................ 259
        Caso 8) Hemoptisis.. 262
        Caso 9) Sífilis adquirida y trastornos
                debidos a ésta................................... 262
        Caso 10) Insanía habitual durante cada
                embarazo... 266
        Caso 11) Escarlatina y parásitos...................... 269
        Caso 12) Asma... 271
        Caso 13) Caries de Hueso................................ 274
        Caso 14) Prolapso uterino................................ 277
        Caso 15) Tuberculosis...................................... 280
        Caso 16) Una combinación de los tres miasmas
                Psora - Sycosis - Sífilis...................... 284
        Caso 17) Epilepsia... 292
        Conclusión... 294